AF568403

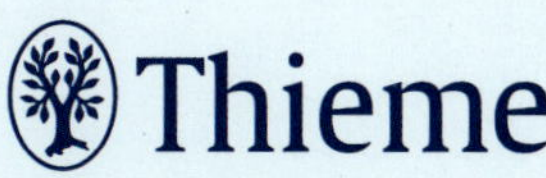
Thieme

Easy Flossing

Sven Kruse

Unter Mitarbeit von
Johannes Ermel

160 Abbildungen

Georg Thieme Verlag
Stuttgart • New York

Sven **Kruse**
Praxis für Physiotherapie
Haarweg 80
58675 Hemer
Deutschland

Bibliografische Information der Deutschen Nationalbibliothek
Die Deutsche Nationalbibliothek verzeichnet diese Publikation in der Deutschen Nationalbibliografie; detaillierte bibliografische Daten sind im Internet über http://dnb.d-nb.de abrufbar.

Ihre Meinung ist uns wichtig! Bitte schreiben Sie uns unter

www.thieme.de/service/feedback.html

Wichtiger Hinweis: Wie jede Wissenschaft ist die Medizin ständigen Entwicklungen unterworfen. Forschung und klinische Erfahrung erweitern unsere Erkenntnisse, insbesondere was Behandlung und medikamentöse Therapie anbelangt. Soweit in diesem Werk eine Dosierung oder eine Applikation erwähnt wird, darf der Leser zwar darauf vertrauen, dass Autoren, Herausgeber und Verlag große Sorgfalt darauf verwandt haben, dass diese Angabe **dem Wissensstand bei Fertigstellung des Werkes** entspricht.
Für Angaben über Dosierungsanweisungen und Applikationsformen kann vom Verlag jedoch keine Gewähr übernommen werden. **Jeder Benutzer ist angehalten**, durch sorgfältige Prüfung der Beipackzettel der verwendeten Präparate und gegebenenfalls nach Konsultation eines Spezialisten festzustellen, ob die dort gegebene Empfehlung für Dosierungen oder die Beachtung von Kontraindikationen gegenüber der Angabe in diesem Buch abweicht. Eine solche Prüfung ist besonders wichtig bei selten verwendeten Präparaten oder solchen, die neu auf den Markt gebracht worden sind. **Jede Dosierung oder Applikation erfolgt auf eigene Gefahr des Benutzers.** Autoren und Verlag appellieren an jeden Benutzer, ihm etwa auffallende Ungenauigkeiten dem Verlag mitzuteilen.

Rüdigerstr. 14
70469 Stuttgart
Deutschland
www.thieme.de

Printed in Germany

Zeichnungen: Angelika Brauner, Hohenpeißenberg; Markus Voll, München
Mit Übernahmen aus: Schünke M, Schulte E, Schumacher U. Prometheus. LernAtlas der Anatomie. Illustrationen von M. Voll und K. Wesker. Stuttgart: Thieme.
Umschlaggestaltung: Thieme Gruppe
Fotos: Christian Knospe, Fröndenberg
Umschlagfoto: Christian Knospe, Fröndenberg
Satz: SOMMER media GmbH & Co. KG, Feuchtwangen
gesetzt aus Arbortext APP-Desktop 9.1 Unicode M180
Druck: Westermann Druck Zwickau GmbH, Zwickau

DOI 10.1055/b-004-140 277

ISBN 978-3-13-240830-2 1 2 3 4 5 6

Auch erhältlich als E-Book:
eISBN (PDF) 978-3-13-240831-9
eISBN (epub) 978-3-13-240832-6

Vorwort

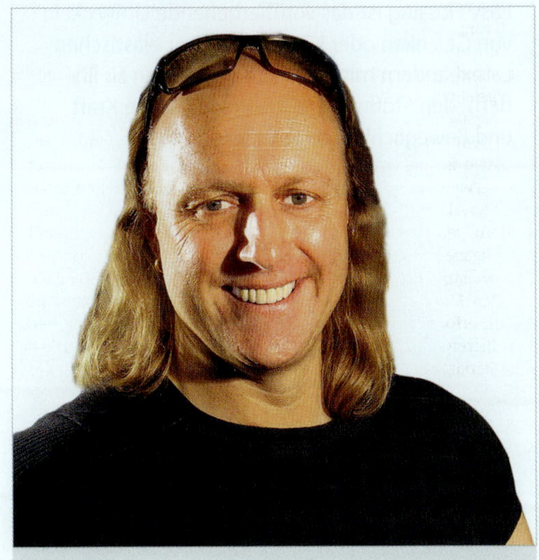

Sven Kruse

Seit Jahrzehnten betreue ich als Physiotherapeut Athleten unterschiedlichster Disziplinen, darunter zahlreiche Olympiateilnehmer. Der Schwerpunkt meiner Tätigkeit im Leistungssport liegt allerdings beim Eishockey. Verletzt sich dabei ein Sportler, ist vor allem eins gefragt: Schnelligkeit. Schnelligkeit bei der Entscheidung, was zu tun ist, und Schnelligkeit bei der Entscheidung, ob der Sportler wieder aufs Eis darf. Auch beim Behandeln hat man nicht viel Zeit, denn jede Verzögerung kann nicht nur den Spielverlauf, sondern auch den Heilungsverlauf negativ beeinflussen. Manchmal muss man sich dabei auch auf sein Gespür und seine Erfahrung verlassen und Dinge tun, die man zuvor so noch nicht gemacht hat. Man muss gewissermaßen experimentieren.

So begann auch meine Erfahrung mit dem Flossing. Als ich im Rahmen meiner Crossfit-Ausbildung im Jahr 2013 die festen Latexbänder kennenlernte, die dort v. a. zum Mobilisieren eingesetzt wurden, wurde ich schnell neugierig. Einerseits waren mir die Bänder nicht ganz unbekannt, weil amerikanische Eishockeyspieler diese Bänder immer wieder beim Aufwärmen einsetzten. Andererseits erinnerte manches daran an eigene Erfahrungen, die ich im Kraftsport mit Fahrradschläuchen (S. 12) gemacht hatte. Schon bei nächster Gelegenheit probierte ich an mir selbst und einigen Athleten aus, welche Wirkung das Abbinden mit diesen Bändern auf den Organismus hat. Die Bänder habe ich mir 2014 in den USA besorgt, wo deren Verwendung in Athletenkreisen schon länger in Mode war.

Beim Weltkongress der Physiotherapeuten in Singapur im Jahr 2015 kam schließlich der Kontakt mit der Firma Sanctband zustande, einem führenden Hersteller von Therapie- und Trainingsprodukten in Asien. Importeur der Bänder in Deutschland ist die Firma Wagus, vertreten von Inhaber und Geschäftsführer Bernd Becker. Gemeinsam hatten wir die Idee, Bänder für das Flossing herzustellen, die mehreren Ansprüchen genügen sollten: Wir wollten stabile, hautverträgliche Bänder, die möglichst von allen Patienten vertragen werden. Die Bänder sollten eine optimale Länge haben, um möglichst vielseitig einsetzbar zu sein. Und die Bänder sollten unterschiedliche Stärken aufweisen, um den unterschiedlichen Bindegewebstypen und Einsatzzwecken gerecht zu werden.

Nach mehreren Versuchen einigten wir uns darauf, die Bänder in vier Stärken herstellen zu lassen. Mit 2,50 m Länge und 5 cm Breite wurde ein Maß gefunden, das den Einsatz der Bänder an oberen und unteren Extremitäten und auch am Rumpf ermöglichte. Später kamen schmalere Bänder (2,5 cm) hinzu, die für das Flossen von Fingern und Zehen geeignet sind. Schließlich Bänder mit 7,5 cm Breite und inzwischen sogar Bänder mit 3,5 m Länge für besondere Einsatzzwecke.

Begleitend zum vermehrten Einsatz der Flossbänder unterrichtete ich zunächst Mitarbeiter und seit 2015 auch andere interessierte Ärzte und Therapeuten. Die Easy Flossing Academy bildet inzwischen mit einem eigens geschulten Lehrteam im gesamten deutschsprachigen Raum, in Polen, den Niederlanden, Spanien, Slowenien, Griechenland, mehreren asiatischen Ländern und Südafrika regelmäßig Therapeuten aus, die mit Easy Flossing ihr therapeutisches Spektrum erweitern wollen.

Bedanken möchte ich mich bei meiner Mitarbeiterin Cordula Schönthaler, die für mich alle organisatorischen Aufgaben übernommen hat. Auch Mitarbeiter aus meinem Praxis und Lehrerteam haben ihren Anteil an dem Gelingen des Buchprojekts. Mit ihren Fragen und Anregungen und mit z. T. erheblichem Aufwand haben sie mir bei der Recherche und Erstellung des Kursmanuskriptes, das diesem Buch zugrunde liegt, geholfen. Dem Thieme Verlag und insbesondere dem Lektor Johannes Ermel danke ich für gute Zusammenarbeit und die große Geduld, die angesichts meiner beruflichen Belastung und wegen der vielen Verpflichtungen bei der Bearbeitung des Manuskriptes erforderlich war. Auch bei den Modellen, die bei den Aufnahmen geduldig die Anlagen der Flossingbänder ertrugen, möchte ich mich bedanken und wünsche allen Lesern viele Therapieerfolge mit Easy Flossing.

Iserlohn, im September 2017

Easy Flossing **M!**

Easy Flossing ist das vorübergehende Umwickeln von Gelenken oder Körperteilen mit elastischen Latexbändern mit dem Ziel, Schmerzen zu lindern, den Stoffwechsel anzuregen sowie Kraft und Beweglichkeit zu verbessern.

Inhaltsverzeichnis

1 Einführung

Flossbänder gehören inzwischen zum Handwerkszeug vieler Physiotherapeuten. Am Anfang belächelt, von manchen gar als Scharlatanerie bezeichnet, ist das Arbeiten mit den festen Latexbändern in der Fachwelt inzwischen längst etabliert. Dazu beigetragen haben neben dem verblüffenden Erfolg der Methode die breite Akzeptanz in sportmedizinischen und physiotherapeutischen Fachkreisen und die immer größere Bekanntheit der Technik, die zu einer vermehrten Nachfrage bei Sportlern und Patienten geführt hat.

Nachdem ich meine ersten Erfahrungen mit Flossing gemacht hatte, habe ich gemeinsam mit der Firma Sanctband und dem deutschen Importeur, der Firma Wagus, die ersten eigenen Flossbänder entwickelt. Mit der Zeit wurden diese Bänder immer mehr unseren Bedürfnissen angepasst. Dabei lag unser Augenmerk von Beginn an darauf, den unterschiedlichen Anforderungen und Zielsetzungen gerecht zu werden. Inzwischen stellt Sanctband die Flossbänder in unterschiedlicher Ausführung her (▶ Abb. 6.1). So findet man für jede Indikation und jeden Patienten immer ein geeignetes Band – Easy Flossing eben.

In dem vorliegenden Buch stelle ich mein Konzept vor und erkläre die unterschiedlichen Anwendungsbereiche (▶ Tab. 1.1). Die Effektivität der Technik hängt stark von dem richtigen Einsatz der Bänder ab. Das stellen meine Kollegen und ich in der Praxis und bei zahlreichen Lehrgängen täglich fest. In Kap. 6 erkläre ich Ihnen, wie Sie das jeweils geeignete Band auswählen und ein optimales Behandlungsergebnis erzielen.

Lag der Schwerpunkt beim Flossen zunächst darauf, bewegungsabhängige Schmerzen zu verringern und die Beweglichkeit zu verbessern, setzen mein Team und ich Flossing heute auch zur Verbesserung der Bewegungskoordination, zur besseren Kraftgenerierung, unmittelbar nach Verletzungen und zu vielen anderen Zwecken ein. In Kap. 5.2 finden Sie die entsprechenden Indikationen.

Hinweis

Auch wenn wir in diesem Buch versuchen, sämtliche Anlageformen in Wort und Bild genau darzustellen, ersetzt dies nicht die Schulung bei einem erfahren Lehrer unseres Teams.

Tab. 1.1 Indikationen und Wirkungen von Easy Flossing.

Indikationen	Wirkungen
Bewegungseinschränkungen	Verbessern der Gelenkbeweglichkeit
Schmerzen am Bewegungsapparat	Schmerzreduktion
Koordinationsstörungen	Verbessern der inter- und intramuskulären Koordination und der Propriozeption
hohe Verletzungsanfälligkeit/Rezidivprophylaxe	Verbessern der Rekrutierung von Muskelfasern
posttraumatische Funktionsstörungen	Verbessern der Propriozeption
Adhäsionen von Narben und Bindegewebe	Lösen von Adhäsionen und Crosslinks
Unterstützen der Wundheilung, Regeneration	Ausschwemmen von Mediatoren
Schwellungen unterschiedlicher Genese (posttraumatisch, Ödeme)	Verbessern des Lymphabflusses (Drainagefunktion)

Die Liste der hier aufgezählten Indikationen für Easy Flossing nennt die häufigsten Anwendungsbereiche. Sicherlich gibt es weitere Indikationen, bei denen Flossing mit Erfolg eingesetzt werden kann. Die genannten Wirkungen haben wir in der täglichen Arbeit mit dem Flossband beobachtet. Für die meisten gibt es bisher keine wissenschaftlichen Belege, weil das Flossen eine noch relativ neue Technik ist. Die wahrscheinlichen Wirkmechanismen werden in Kap. 4 genauer beschrieben.

Ein weiteres Ziel dieses Buches ist es, Ihnen die Wirkung unserer Methode zu erklären. Daher freue ich mich, Ihnen erstmals die Ergebnisse einer Studie präsentieren können, in der wir die Wirksamkeit der Methode bei Epicondylitis wissenschaftlich belegen konnten (Nair et al. 2015). Aktuell wird diese Studie zur Veröffentlichung vorbereitet. Es gibt inzwischen auch eine Arbeit aus Neuseeland, in der die Wirkung von Flossing auf die Beweglichkeit des oberen Sprunggelenks und die Sprunghöhe untersucht wurde (Driller und Overmayer 2016). Dabei kamen die Autoren zu der Erkenntnis, dass das Flossingband sowohl für die Prävention von Verletzungen als auch für die Verbesserung der Leistungsfähigkeit eingesetzt werden kann. Es bleibt abzuwarten, welche Erkenntnisse weitere Studien, die sicher bald folgen werden, zutage fördern.

Neben den genannten Studien gibt es zahlreiche Veröffentlichungen, insbesondere aus dem Gebiet der Faszienforschung, die die Wirkung der Methode schlüssig begründen. Nicht zuletzt gibt uns der Erfolg des Easy-Flossing-Konzepts recht. Täglich berichten uns Patienten und Athleten, wie gut ihnen Flossing geholfen hat.

1.1 Geschichte

Schon in der Antike bandagierten sich die Sportler und Gladiatoren vor Wettkämpfe Arme und Beine. Gefertigt wurden die Bandagen häufig aus Leder oder aber aus textilen Materialien. Sie dienten einerseits dem eigenen Schutz, sollten aber auch die Wirkung eigener Angriffe verstärken. Bei Sportarten wie dem Boxen oder Karate schützten Bandagen auch heute noch die Fäuste vor Verletzungen.

Eine andere Verwendung von Bandagen findet man bei der Versorgung von Verletzungen. Nach Prellungen und Verstauchungen unterstützen Wickel und Bandagen die Heilung und sollen auch verhindern, dass die betroffene Extremität weitere Schäden erleidet.

Mit abgestufter, flächiger Kompression mithilfe von Binden oder speziell angefertigten Bandagen und Strümpfen unterstützt man außerdem den venösen Rückstrom und hilft, lymphpflichtige Lasten aus dem Gewebe zu entfernen. In diesem Fall unterstützen die Bandagen die Regeneration oder dienen der Prävention von Ödemen.

Der japanische Mediziner Yoshiaki Sato hat bereits in den 60er-Jahren damit angefangen, im Training seine Extremitäten abzubinden, um mit weniger Gewicht einen höheren Erfolg zu erreichen. Zu Beginn der 70er-Jahre kamen im Kraftsport immer öfter Kompressionsbandagen zum Einsatz, die das Schmerzempfinden reduzierten und eine bessere Kraftentwicklung ermöglichen sollten (→ Fallbeispiel).

Fallbeispiel **B**

Ich selbst habe in den 80er- und 90er-Jahren als Kraftsportler erstmals erfahren, wie Schmerzen nach dem Abbinden von Extremitäten plötzlich verschwinden. Im Training hatte ich große Schmerzen, wenn ich mich mit dem Gewicht auf den Schultern aus der Hocke aufrichten wollte. Nicht nur die Squats waren schmerzhaft, selbst beim Treppabgehen störte mich ein schmerzhaftes Stechen im Kniegelenk. Erst nachdem mir mein Trainer das Gelenk mit einem zerschnittenen Fahrradschlauch fest umwickelt hatte, konnte ich die Bewegungen wieder schmerzfrei ausführen. Auch andere Sportler experimentierten damals mit Fahrradschläuchen. Ähnliche Erfahrungen muss auch Kelly Starrett gemacht haben, als er begann, Athleten systematisch mit Latexbändern die Extremitäten abzubinden, und dabei den Begriff „Flossing“ etablierte.

Den positiven Effekt auf die Kraftentwicklung macht man sich seit einiger Zeit beim Okklusionstraining (auch „Blood Flow Resistance Training“, ▸ Abb. 1.1) zunutze, dessen Wirkung inzwischen mehrfach belegt werden konnte (Bierhaus 2004; Yamanaka et al. 2012). Dabei werden Extremitäten zu Beginn des Trainings für bis zu 15 min mit elastischen Bändern abgebunden. Dies hat den Effekt, dass der Einstrom arteriellen Bluts distal der abgebundenen Stelle reduziert wird, während der venöse Abtransport für die Dauer des Abbindens vollständig unterbrochen wird. Infolgedessen ändert sich das biochemische Milieu. Unter diesen Bedingungen ist ein effektives Hypertrophietraining schon mit relativ geringen Intensitäten (zwischen zehn und 40 Prozent der Maximalkraft) möglich. Verantwortlich dafür sind endokrine und zelluläre Reaktionen, die Veränderung des Laktat-

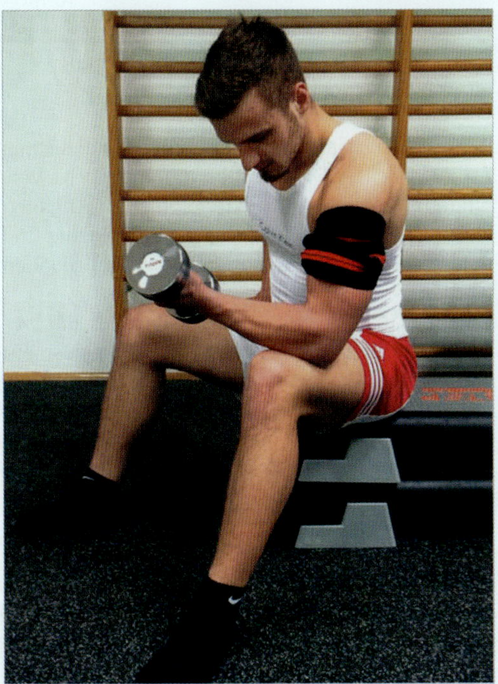

Abb. 1.1 Beim Okklusionstraining bindet sich der Trainierende spezielle Bänder um Arm oder Bein.

spiegels, eine vermehrte Gefäßneubildung und mechanische Effekte (Dermietzel et al. 2017).

Ende der 90er-Jahre des vergangenen und zu Beginn des 21. Jahrhunderts wurde der Kompression vor allem ein leistungssteigernder und regenerationsfördernder Effekt zugeschrieben. 1998 lief die französische Fußballnationalmannschaft mit Gummistrümpfen auf in der Hoffnung, dadurch eine bessere Leistung zu erzielen. Später folgten die Schwimmer, die mit ihren engen Anzügen tatsächlich Rekord um Rekord erzielten (Raguzzoni 2017). Weltbekannt wurde Paul Biedermann, als er 2009 bei der Schwimm-WM in Rom mit einem solchen Anzug den Weltrekord über 200 und 400 m Freistil holte. Heute ist diese Methode der Leistungssteigerung im Schwimmsport bei Wettkämpfen verboten. Wegen des regenerationsfördernden Effekts werden die Anzüge im Training von Schwimmern, Gewichthebern und Kraftsportlern aber immer noch verwendet.

Kelly Starrett schließlich war der Erste, der zusammen mit Glen Cordoza in dem Buch „Werde ein geschmeidiger Leopard“ (im Original erschienen 2013 unter dem Titel „Becoming a Supple Leopard“) den Begriff Flossing in der aktuellen Bedeutung in die Literatur einführte (Starrett 2014). Hatte man bis dahin beim Begriff „Flossing“ an den Einsatz von Zahnseide zum Reinigen der Zahnzwischenräume gedacht, bezeichnete Starrett damit das Abbinden von Gelenken und Extremitäten mit elastischen Latexbändern. Eigentlich verwendet er den Begriff „Vodoo-Flossing“, möglicherweise weil er sich die Effekte beim Flossing anfangs selbst nicht richtig erklären konnte.

Alles nur Zauber also? Keineswegs! Um zu verstehen, warum sich durch Kompression solch unterschiedliche Effekte wie Schmerzlinderung, Verbesserung der Mobilität und Regeneration oder Leistungssteigerung erzielen lassen, ist ein Ausflug in die Physiologie des Bindegewebes hilfreich.

2 Bindegewebe

2.1 Aufbau und Funktion

Das Bindegewebe ist das formgebende Gewebe des menschlichen Körpers. Eine wesentliche Aufgabe ist es, die vielen unterschiedlichen Organe und Gewebe miteinander zu verbinden und ihnen eine Struktur zu geben (Stecco 2016).

Bindegewebe besteht im Wesentlichen aus drei Teilen: Zellen, Fasern und Grundsubstanz (Extrazellulärmatrix) (▸ Abb. 2.1). Die verschiedenen Anteile haben unterschiedliche Funktionen:

- Zellen regeln den Stoffwechsel
- Fasern bestimmen die mechanischen Eigenschaften
- Grundsubstanz sorgt für Verformbarkeit und Viskosität

Je nach Anteil der drei Grundbestandteile hat das Bindegewebe unterschiedliche Eigenschaften. Es gibt lockeres, zellreiches (Fettgewebe) und faseriges Bindegewebe (Sehnen, Bänder). Die Festigkeit dieser Gewebe wird in erster Linie von der Konsistenz der Grundsubstanz bestimmt, die von viskös bis fest (Knochen) sehr unterschiedlich sein kann (Stecco 2016).

2.1.1 Zellen

Der Mensch besteht aus einer nahezu unendlichen Zahl von Zellen. Diese stehen miteinander in Verbindung, bilden Zellverbände, die zu Organen differenzieren und durch die Makromoleküle und Fasern der Zellzwischenräume zusammengehalten werden.

Grundsätzlich verfügt jede Zelle über die wesentlichen Funktionen lebender Organismen: Stoffwechsel, Bewegung, Vermehrung (Zellteilung) sowie Kommunikation (Reizfortleitung). Trotz dieser Komplexität kann man vier grundlegende Zelltypen unterscheiden, weil verschiedene Zelltypen sich auf bestimmte Aufgaben spezialisiert haben (▸ Tab. 2.1). Aus diesen vier elementaren Zelltypen gehen alle Gewebe in unserem Körper hervor (Mueller und Maluf 2002).

Bindegewebszellen können besser als andere Zellen viele unterschiedliche Stoffe bzw. Fasern synthetisieren und diese in den Interzellularraum abgeben. Aus diesen Stoffen bilden sich dann spezifische Binde- und Stützgewebe wie beispielsweise Knochen, Knorpel und Gelenkkapseln, aber auch die Substanzen, die den Raum zwischen den

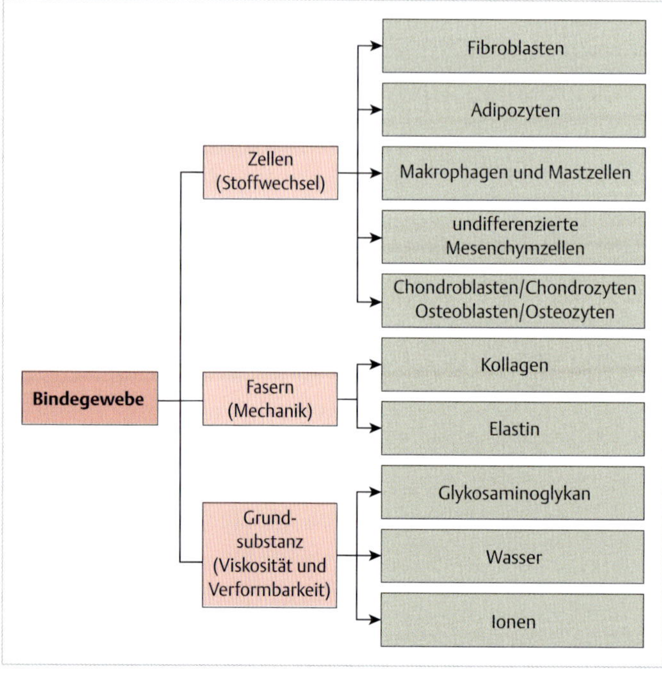

Abb. 2.1 Die verschiedenen Bestandteile des Bindegewebes (nach Stecco 2016).

Tab. 2.1 Die vier elementaren Zelltypen des menschlichen Organismus.

Zelltyp	Hauptaufgabe
Nervenzelle	Informationsübertragung
Muskelzelle	Kontraktion
Epithelzellen	Ausbreitung auf Oberflächen, Aufnahme von Nährstoffen, Ausschüttung chemischer Stoffe (Hormone, Enzyme und andere Botenstoffe)
Bindegewebszellen	Synthese von unterschiedlichen Stoffen und Fasern, Abgabe in den Interzellularraum

Zellen ausfüllen und ihm seine Form geben: die extrazelluäre Matrix. Grundsätzlich unterscheidet man spezifische (ortsständige) und freie Bindegewebszellen.

Spezifische Bindegewebszellen

Spezifische Bindegewebszellen sind in der Regel ortsständig, können aber wandern und produzieren Bindegewebsfasern und die Grundsubstanz. Sie verfügen über Fortsätze, mit denen sie Kontakt zu benachbarten Zellen oder Matrixproteinen herstellen (▶ Abb. 2.2). Im Embryonalstadium sind sie noch wenig differenziert und können als Mesenchymzellen im Prinzip alle spezifischen Bindegewebe bilden. Später findet eine immer stärkere Ausdifferenzierung ortsständiger Bindegewebszellen statt. Diese bilden für jedes Gewebe einen unterschiedlichen „Fasermix“ (▶ Tab. 2.2).

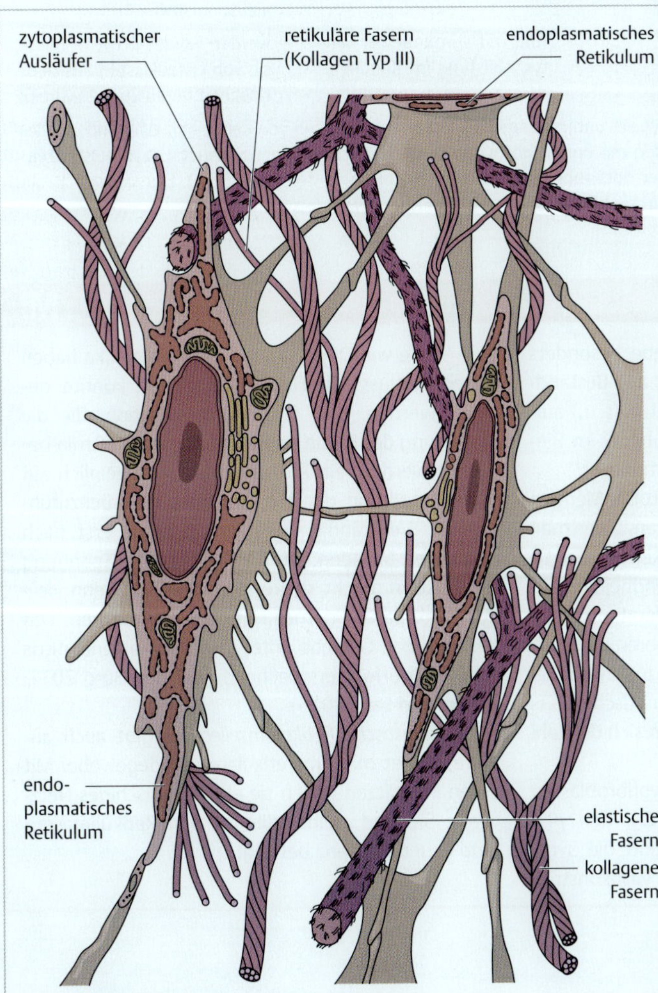

Abb. 2.2 Typischer Aufbau einer Bindegewebszelle am Beispiel eines Fibroblasten (links). Mit den Fortsätzen können die Zellen in Kontakt mit benachbarten Zellen und Matrixproteinen treten.

Tab. 2.2 Spezifische Bindegewebszellen.

Zelltyp	Vorkommen	Funktion	Besonderheit
Fibroblasten, Fibrozyten	in faserarmen und faserreichen Geweben mit ausreichendem Sauerstoffangebot	Produktion von Fasern und Grundsubstanz, Freisetzung von Kollagenasen, die stabilisierende Verbindungen im Gewebe aufbrechen können	relativ hoher pH-Wert, niedriger Säuregrad des Gewebes hoher Energieverbrauch enthalten Stressfasern, die aus Aktin- und Myosinfilamenten bestehen und kontrahieren können
Myofibroblasten	u. a. Milz und Gefäßwand, bei Entzündungen und Verletzungen überall im Körper	wichtige Rolle bei der Wundheilung (Proliferationsphase)	enthalten große Mengen an Stessfasern
Chondroblasten/ Chondrozyten	in sauerstoffarmen Geweben wie Knorpel, Disken, Menisken, Band- und Sehneninsertionen	Produktion von Fasern und Grundsubstanz vorwiegend interstitielles Wachstum (von innen heraus)	niedriger pH-Wert, saures Gewebe
Osteoblasten	an den Rändern von Knochengewebe	bildet Knochengewebe	hoher Energieumsatz, benötigt viel Sauerstoff
Osteozyten	im Knochengewebe	ruht mit verminderter Syntheseleistung im Knochengewebe	werden wieder aktiv, wenn sie von Osteoklasten aus dem Knochen herausgelöst wurden

Die Bezeichnung „...blast“ und „...zyt“ weist auf unterschiedliches Alter bzw. Funktion von Zellen hin. Während „...blast“ (z. B. Osteoblast, Chondroblast) junge Zellen mit hoher Stoffwechselrate bezeichnet, kennzeichnet „...zyt“ (Osteozyt, Chondrozyt, etc.) ältere Zellen mit geringer oder ruhender Syntheseleistung (van den Berg 2011). Fibrozyten z. B. sind Fibroblasten mit geringer Syntheseleistung, sie können in Fibroblasten umgewandelt werden.

Fibroblasten

M!

Fibroblasten sind für das Bindegewebe besonders wichtige Zellen. Sie produzieren fast alle Bestandteile, aus denen die Extrazelluläre Matrix (s. u.) aufgebaut ist. Man findet Fibroblasten überall im Bindegewebe, teils mit spezifischen Funktionen:

Myofibroblasten können sich dank großer Mengen kontraktiler Filamente im Zellinneren, die man Stressfasern nennt, wie glatte Muskelzellen aktiv zusammenziehen. Sie sind bei der Wundheilung besonders wichtig, weil sie in der Proliferationsphase das neu gewachsene Gewebe stabilisieren und mithelfen, die Wundränder zusammenzuziehen. Bei entzündlichen Prozessen wie rheumatischen Erkrankungen oder M. Dupuytren erhöht sich die Zahl aktiver Myofibroblasten.

Stimuliert wird die Aktivität von Myofibroblasten durch Wachstumsfaktoren, durch CO_2, den pH-Wert in der Extrazellulären Matrix und die sympathische Reflexaktivität. Aber auch vasokonstriktive Stoffe wie Oxytocin und Antihistaminika haben einen Einfluss. An Faszien-Präparaten konnte gezeigt werden, dass für eine Kontraktion, die die Spannung der Faszie erhöht, mindestens 20 min benötigt werden; ein Prozess, der wahrscheinlich auf die Kontraktion der Myofibroblasten zurückzuführen ist. Vollständig entspannt sind sie erst nach mehreren Stunden. Der Einfluss auf die Spannung der Faszien macht sich erst bemerkbar, wenn viele Myofibroblasten gemeinsam aktiviert werden. Das Dehnen von Gewebe unter Myofibroblasteneinfluss ist wenig erfolgversprechend (van den Berg 2011; Myers und Earls 2015).

Fibroblastische Retikulumzellen (es gibt auch andere) findet man im retikulären Bindegewebe. Mit ihren Fortsätzen bilden sie ein engmaschiges Netzwerk. Sie sind an der Bildung von Retikulinfasern und Grundsubstanz beteiligt.

Weitere Zellen, die sich im Bindegewebe befinden

Freie oder mobile Zellen des Immunsystems werden mit dem Blut in das Bindegewebe transportiert und können sich wie die Fibroblasten dort frei bewegen. Sie stammen von Knochenmarkszellen ab und übernehmen in erster Linie Aufgaben der Abwehr (Schleip 2016).

Mastzellen

Kommen in fast allen Gewebearten vor, gehäuft u. a. in der Haut. Mastzellen setzen primäre Mediatoren wie Histamin, Heparin oder Leukotrien frei, die die Gefäßwände erweitern und deren Permeabilität erhöhen. Dadurch verbessert sich die Durchblutung des Gewebes. Außerdem setzen Mastzellen Stoffe frei, die wiederum die Bildung sekundärer Mediatoren wie Prostaglandin E2 fördern. Auch Prostaglandin E2 bewirkt eine Gefäßdilatation und erhöht die Durchlässigkeit der Gefäßwand. Diese Veränderungen unterstützen die Wundheilung (van den Berg 2011).

Makrophagen

Makrophagen sind langlebige, relativ große Abwehrzellen, die unterschiedliche körpereigene und körperfremde Zellen und Objekte regelrecht auffressen könnnen. Osteoklasten sind spezielle Makrophagen, die nur im Knochen vorkommen.

Leukozyten

Leukozyten gelangen durch die Gefäßwand ins Gewebe und beseitigen Fremdkörper und Zellreste. Man unterscheidet Granulozyten und Agranulozyten. Die Mehrzahl der Agranulozyten sind Lymphozyten, die v. a. im Lymphsystems besonders häufig anzutreffen sind. Nach Verletzungen und bei Entzündungen erhöht sich ihr Vorkommen im Bindegewebe.

Easy Flossing bei chronischen Entzündungen **M!**

Easy Flossing hat eine ähnlich heilungsfördernde Wirkung wie tiefe Massagen. Der gegenüber oberflächlichen Massagetechniken länger anhaltende Effekt tiefer Friktionen („Deep Friction" nach Cyriax) beruht entweder auf der Freisetzung zell- bzw. gefäßaktiver Substanzen wie Histamin oder er kommt durch das gezielte Setzen kleiner Verletzungen zustande. Bei der Kombination von Easy Flossing mit manuellen Weichteiltechniken und aktiven Bewegungen gibt es vermutlich ähnliche Effekte. Außerdem werden möglicherweise auch freie Bindegewebszellen in größerer Menge ins Gewebe „gelockt", was die körpereigene Abwehr fördert und die Heilung unterstützt (siehe Kap. 4.2).

Zum Einsatz kommen diese Techniken bei der Therapie chronischer Beschwerden in schlecht durchbluteten Geweben. Die Stimulation einer Entzündung als erste Phase der Wundheilung kann so die Heilung einleiten und deren vollständigen Ablauf fördern. Auch die vermehrte Durchblutung trägt zur Heilung bei (van den Berg 2011).

Die schnelle Wirkung von Easy Flossing beruht vermutlich sowohl auf neurologischen Reflexen (z. B. Axonreflex, siehe Kap. 4.1.3) als auch auf humoralen Mechanismen. Bestärkt werden wir in dieser Annahme durch die positive Rückmeldung von Athleten und Patienten, die nach der Behandlung mit dem Flossband oft über eine spontane merkliche und auch messbare Besserung der Beweglichkeit, weniger Schmerzen und das Nachlassen anderer Beschwerden berichten.

2.1.2 Fasern

Wie bereits erwähnt bestimmen Fasern die mechanischen Eigenschaften des Bindegewebes. Grunsätzlich unterscheidet man zwei Arten (▸ Tab. 2.3):

- kollagene Fasern
- elastische Fasern

Tab. 2.3 Aufbau und Funktion der Bindegewebsfasern.

Bezeichnung	Aufbau	Funktion
kollagene Fasern	Tripelhelix aus Aminosäuren, unverzweigte Fasern aus Mikrofibrillen	hohe elastische Steifigkeit, Stabilität, Reißfestigkeit abhängig von der Kollagenart und der dominanten Belastung
elastische Fasern	kurze Verbindungen von Aminosäuren, stark verzweigt	hohe Verformbarkeit und Flexibilität

Easy Flossing und Bindegewebssynthese **M!**

Weil die Bestandteile von Bindegewebsfasern kontinuierlich in den Bindegewebszellen synthetisiert werden, ist eine ausreichende Versorgung der Zellen mit Enzymen, Vitaminen und Spurenelementen essenziell wichtig. Mit dem Schwammeffekt trägt Flossing dazu bei, dass diese Stoffe auch bei schlechter Durchblutung, nach Verletzungen und nach hohen Belastungen in ausreichender Menge in den Zellen ankommen.

Kollagene Fasern

Kollagene Fasern bestehen aus Fibrillen und Mikrofibrillen (▶ Abb. 2.3). Die Grundstruktur, das Tropokollagen, bildet drei umeinandergedrehte Proteinketten (Tripelhelix), die als gestreckte Moleküle die helikale Grundstruktur der Fasern bilden. Der Aufbau ähnelt dem eines Stahlseils und hat wie dieses eine hohe elastischische Zugfestigkeit. Kollagenstränge können daher viel Kraft aufnehmen, ohne wesentlich ihre Länge zu verändern. Nach der Belastung kehren sie in ihre ursprüngliche Form zurück. Es gibt sehr viele unterschiedliche Kollagentypen, je nachdem, welcher Belastung das jeweilige Gewebe ausgesetzt ist. Kollagen ist neben Wasser der zweitgrößte Bestandteil des Bindegewebes (van den Berg 2011).

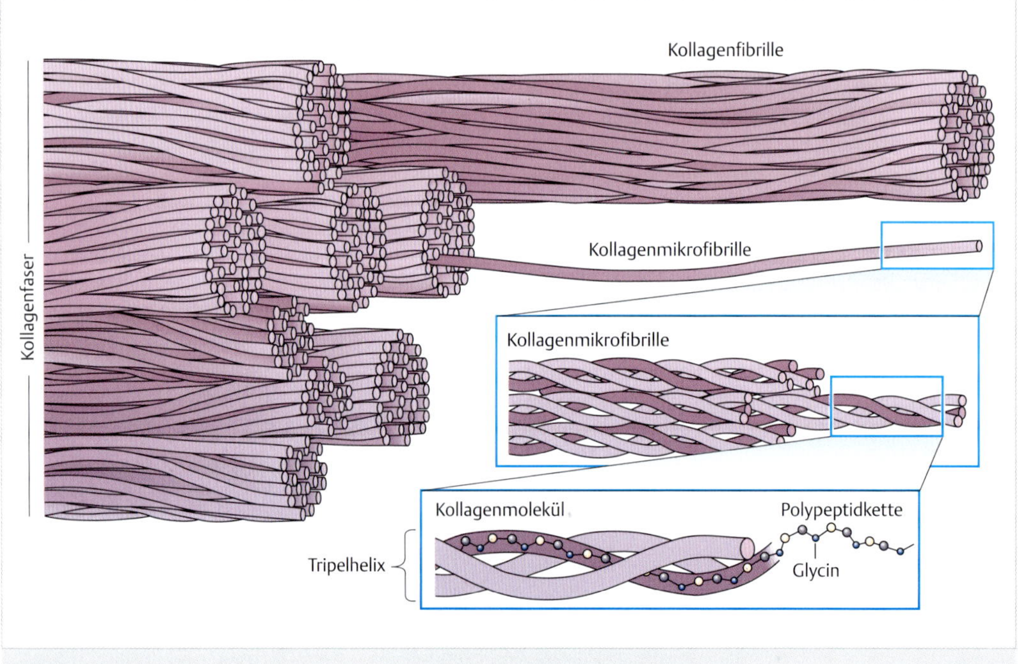

Abb. 2.3 Aufbau einer Kollagenfaser.

Die Nachgiebigkeit von Kollagenfasern beruht auf dem wellenförmigen Verlauf der Kollagenfasern und -fibrillen (▶ Abb. 2.4a). Dieser Verformbarkeit sind jedoch Grenzen gesetzt. Ein wichtiger Aspekt hierbei sind Geschwindigkeit und Größe der auf das Gewebe einwirkenden Kraft: Je langsamer und kontinuierlicher die Belastung im Gewebe steigt, umso besser kann sich das Gewebe der Belastung anpassen und sich verformen. Es adaptiert (van den Berg 2011).

Einfluss von Dehnung auf Kollagenfasern

Laut Stecco haben Carano und Siciliani 1996 nachgewiesen, dass sich der Turnover von Kollagenfasern durch Dehnung der Fibroblasten beschleunigen lässt. Dabei scheint intermittierendes Dehnen effektiver zu sein als kontinuierliches Dehnen. Verantwortlich für den beschleunigten Turnover ist die vermehrte Freisetzung von Kollagenase durch Fibrozyten auf Druck- und Dehnungsreize hin. Das Enzym Kollagenase zerschneidet Kollagenstränge, sodass eine Neustrukturierung mit nachgebildetem Kollagen möglich wird. Nach 10–15 Minuten nimmt dieser Effekt ab.

Easy Flossing und Turnover von Kollagenfasern **M!**

Easy Flossing verstärkt die Kompression und Dehnung von Fibroblasten, es wirkt großflächig auf das Bindegewebe ein. Daher hat Easy Flossing vermutlich auch einen positiven Effekt auf den Turnover von Kollagenfasern. Der Beweis dieser These muss noch durch geeignete Studien erbracht werden.

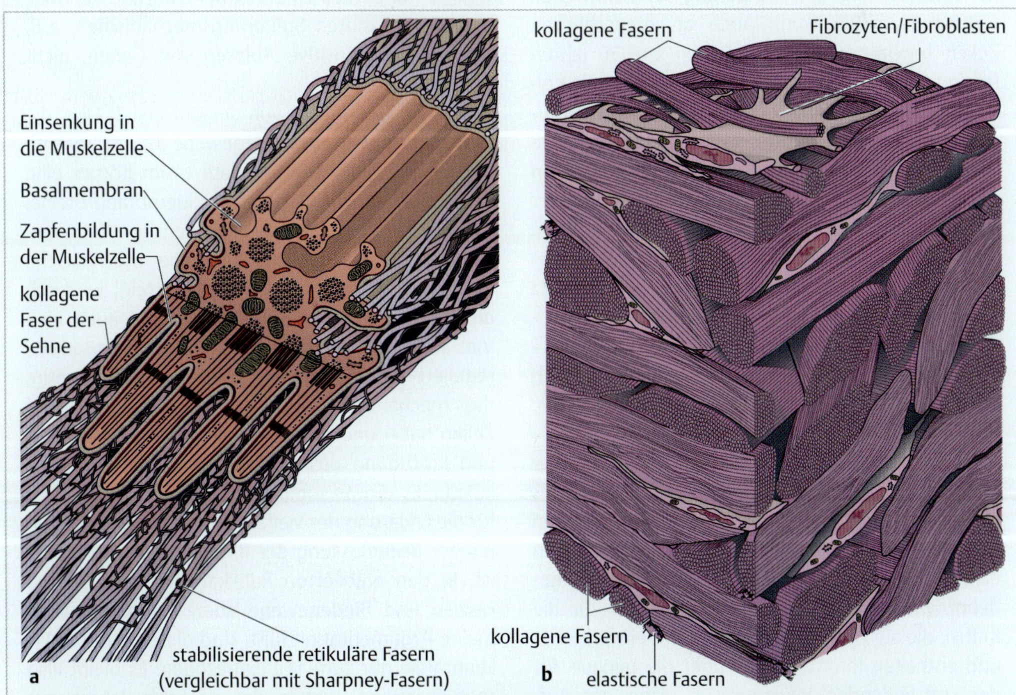

Abb. 2.4 Kollagene Fasern richten sich nach der vorherrschenden Belastung aus.

a Am Muskel-Sehnen-Übergang erkennt man sehr schön die parallele Ausrichtung der kollagenen Fasern. Die leichte Wellenform der einzelnen Fasern (engl: „Crimp") ermöglicht eine Nachgiebigkeit der Sehnen, die in gewissem Maß auf Zugbelastungen nachgeben. Dies reduziert die Belastung an den Übergängen zu Knochen und Muskelfasern.

b Der Verlauf der Kollagenfasern in der Membrana fibrosa ist typisch für ungeformtes, straffes Bindegewebe, das Belastungen aus verschiedenen Richtungen ausgesetzt ist.

Form follows function

Bei der Morphogenese (Formbildung) des Menschen im Rahmen seiner individuellen Entwicklung (Ontogenese) richten sich Kollagenfasern im Gewebe entsprechend der vorherrschenden Belastung aus. Regelmäßige Zugspannung aus derselben Richtung hat eine parallele Faserausrichtung zur Folge. Es entsteht geformtes, straffes Bindegewebe, wie man es z. B. in Sehnen und einigen Bändern findet. Erfolgt die Belastung immer wieder aus unterschiedlichen Richtungen, orientieren sich die Fasern in allen Richtungen im Raum, ähnlich einem dreidimensionalen Maschengitter. Man findet solche Fasern im ungeformten, straffen Bindegewebe von Kapseln, Faszien und um Muskeln und Nerven (▶ Abb. 2.4) (van den Berg 2011).

Welche Mechanismen genau die Organisation der Kollagenfasern und anderer Bestandteile des Bindegewebes beeinflussen, ist noch nicht endgültig geklärt. Unbestritten ist z. B., dass Art und Qualität des Bindegewebes von Sehnen und anderer Gewebe von der mechanischen Beanspruchung abhängen (Kjaer 2004). Welche Kräfte dabei noch eine Rolle spielen, ist weniger klar. Möglicherweise gehört dazu auch der → piezoelektrische Effekt.

Hinweis

Piezoelektrischer Effekt. Der aus der Physik bekannte Effekt, dass kristalline Strukturen auf wechselnden Druck mit einer Änderung der elektrischen Ladung reagieren, kann auch an menschlichen Zellen beobachtet werden. Schon vor 50 Jahren fanden Forscher heraus, dass das relativ stabile Kollagenmolekül (Tropokollagen) piezoelektrische Eigenschaften aufweist und dass sich die Ladungsverteilung abhängig von Zug- und Druckkräften ändert (Athenstaedt 1967). Die Ausrichtung der Kollagenmoleküle, die den Faserverlauf der Sehne bestimmt, orientiert sich dabei an der Polarisationsrichtung. Selbst an den Zähnen, die im Gegensatz zu einer Sehne ja so gut wie keine Mobilität aufweisen, konnte dieses Organisationsprinzip nachgewiesen werden. Ob die Effekte aber auch bei zeitlich schneller ablaufenden Prozessen eine Rolle spielen, ist nicht bekannt.

Myers zitiert zwar im Zusammenhang mit der Remodellierung des Bindegewebes Dr. James Oschman, einen Protagonisten der energetischen Medizin: „Fast alle Gewebe des Körpers erzeugen elektrische Felder, wenn sie komprimiert oder gedehnt werden; [diese sind] repräsentativ für die Kräfte, die auf die beteiligten Gewebe einwirken …, und enthalten Informationen über die genaue Art der stattfindenden Bewegung. … Eine der Aufgaben dieser Informationen ist es, die Form zu kontrollieren.“ (Mueller und Maluf 2002) Allerdings weiß auch er, dass sich eine solche Behauptung aus heutiger Sicht nicht mehr halten lässt, nicht zuletzt weil sie nur den einen Effekt benennt und die mittlerweile bekannten Steuerungsmechanismen, z. B. das mechanosensitive Ablesen von Genen, nicht miteinbezieht.

Frau Dr. Heike Jäger von der Universität Ulm, die schon lange über das Bindegewebe forscht, machte mich darauf aufmerksam, dass es im Körper eine Reihe von mechanosensitiven Membranproteine, wie Integrin-Komplexe, mechanosensitive Kationenkanäle und Transporter, gibt, die mechanische Reize von außen in die Zelle vermitteln, wodurch die Zellstruktur, der Stoffwechsel und auch eine Vielzahl von Genen im Zellkern mechanosensitiv reguliert werden. Es ist daher prinzipiell richtig, dass mechanischer Druck einen großen Einfluss auf Zellen hat – und damit auch auf die Regeneration und Kräftigung des Bindegewebes und der Muskulatur. Es könnte sogar sein, dass hier ein Schlüssel für die Erklärung der vielfältigen Wirkungen mechanischer Beeinflussung des Bindegewebes zu finden ist. In den etablierten Publikationen zum Thema Faszien und Bindegewebe aber, auf denen auch meine Argumentation fußt, sind diese neuesten Erkenntnisse nur zum Teil einbezogen. Es bleibt also sehr spannend, was in den nächsten Jahren aus dem Gebiet der Gewebephysiologie bekannt wird.

Altersbedingte Veränderungen des Bindegewebes verzögern **M!**

Physiologisch unterscheiden sich in Abhängigkeit von Belastung und Alter die Produktion und Ausrichtung der Kollagenfasern (vgl. Kap. 3.5.3). Die veränderte Ordnung und Konzentration der Kollagenfasern haben einen großen Einfluss auf die mechanischen Eigenschaften der Extrazellulären Matrix (EZM), ihren Ernährungszustand und letztlich auch auf die Funktion. Durch einen aktiven Lebensstil und gezielte Gymnastik können die altersbedingten Veränderungen im Bindegewebe verzögert werden (Schleip 2013).

Retikuläre Fasern

Retikuläre Fasern bestehen hauptsächlich aus Kollagen Typ III. Sie sind dünner als andere Kollagenfasern und weniger auf Zugbelastung spezialisiert. Meist sind sie netzförmig angeordnet und gewährleisten so eine gute Verformbarkeit des Gewebes. Man findet retikuläre Fasern fast überall im Körper als Bestandteil von Retikulin, das ein fein vernetztes Stützgerüst für viele Organe bildet. Bei der Wundheilung schließt Kollagen Typ III die Wunde und wird später durch andere Kollagentypen ersetzt (van den Berg 2011; Schleip 2016; Stecco 2016).

Elastische Fasern

Unter elastischen Fasern versteht man die Makromoleküle, die der Extrazellulären Matrix (EZM) ihr viskoelastisches Verhalten ermöglichen. Wie Elastin sind sie amorph gummiartig und machen es möglich, dass ein Gewebe nach Verformung seine ursprüngliche Gestalt annimmt. Neben Elastin sind hier Fibillin, Fibullin und anderen Glykoproteine zu nennen. Ihr Anteil im Bindegewebe ist wesentlich geringer als der von kollagenen Fasern. Nach einer Dehnung verkürzen sich elastische Fasern auf ihre ursprüngliche Länge, sobald die Spannung auf die Fasern nachlässt.

Man findet elastische Fasern dort, wo es auf eine hohe Verformbarkeit und Dehnbarkeit ankommt: im lockeren Bindegewebe, im elastischen Knorpel (Ohr, Nase), in der Haut, der Gefäßwand und in geringer Zahl in Bändern und Sehnen. Das Lig. flavum und einige andere Bänder bestehen fast ausschließlich aus elastischen Fasern (van den Berg 2011; Schleip 2016).

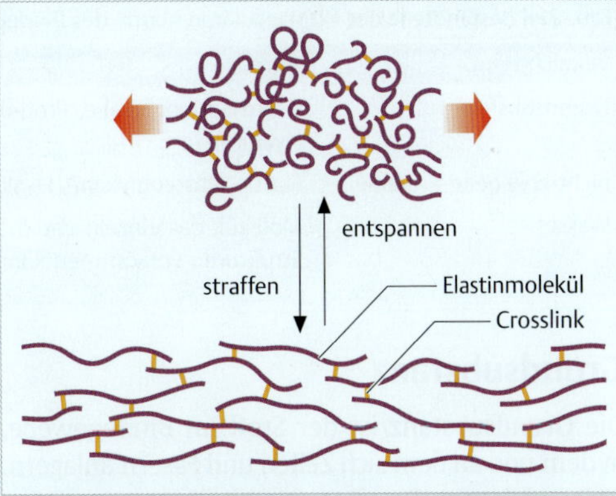

Abb. 2.5 Unter Spannung strafft sich das dreidimensionale elastische Fasernetzwerk.

2.1.3 Extrazelluläre Matrix

Die Extrazelluläre Matrix (EZM) bildet das Grundgerüst für alle Zellen des Körpers. Dieses Gerüst überträgt mechanische Kräfte auf die unterschiedlichen Gewebe und gibt dem Körper seine Form. Zellen können sich an das Gerüst anheften und innerhalb dieser Struktur bewegen (Stecco 2016).

Hinweis **i**

Der Begriff Matrix wird gleichbedeutend mit Extrazellulärer Matrix bzw. EZM verwendet.

Die EZM besteht aus der mehr oder weniger klebstoffartigen Grundsubstanz und aus Wasser (▶ Tab. 2.4). Bindegewebszellen produzieren alle Bestandteile der Grundsubstanz – bis auf das Wasser – selbst. Die Matrix bildet ein stabiles Netzwerk, das in der Lage ist, unterschiedlichen Belastungen standzuhalten. Das gebundene Wasser verleiht dem Gewebe das Volumen und ist wichtig für die mechanischen Eigenschaften der Makromoleküle und damit auch die Funktion der EZM.

Tab. 2.4 Bestandteile der Extrazellulären Matrix des Bindegewebes.

Bezeichnung	Aufbau	Funktion
Grundsubstanz	Glykosaminoglykane, Proteoglykane, Hyaluronan	hält Fasern und Gewebe zusammen, bindet Wasser, „Schmierstoff" (Stecco 2016)
nicht-kollagene Proteine	Elastin, Proteoglykane, Hyaluronan	verbinden extrazelluläre Bestandteile
Wasser	Molekül, das einzeln und in vernetzten Strukturen vorkommen kann	Transport- und Lösemittel, Wärmepuffer, Informationsträger und -speicher (in flüssigkristalliner Form)

Grundsubstanz

Die Grundsubstanz ist der Stoff im Bindegewebe, in dem und an dem sich Zellen und Fasern anlagern. Nicht kollagene Proteine (Verbindungs- und Vernetzungsproteine) sorgen für den Zusammenhalt von Zellen und Fasern. Makromoleküle in der Grundsubstanz gewährleisten, dass Kollagenfasern in ihr mit geringer Reibung gleiten können. Ihre Beweglichkeit wird begrenzt durch die interfibrillären Querverbindungen (s. u.) (Stecco 2016). Je nach Art von Zusammensetzung und Mengenverhältnis der Bestandteile unterscheidet sich die Beschaffenheit der jeweiligen Bindegewebsarten (Schleip 2016).

Die wichtigsten Moleküle der Grundsubstanz sind Glykosaminoglykane (GAG), Proteoglykane und als spezifisches GAG Hyaluronan. GAG haben die Form einer Flaschenbürste und sind an die fadenförmigen Proteoglykane gebunden (▸ Abb. 2.6). Wegen ihrer starken negativen Ladung sind sie in der Lage, viel Wasser zu binden. So entsteht wasserhaltiges Gel, das die Spannung (Turgor) und Elastizität des Bindegewebes bestimmt. Man spricht in diesem Zusammenhang von der Viskoelastizität (Kap. 3.3) des Bindegewebes – eine wichtige Voraussetzung dafür, dass das Gewebe nach Krafteinwirkung seine ursprüngliche Form annimmt, aber auch, dass es sich Belastungen anpassen kann. Außerdem ist aufgrund des gebundenen Wassers ein reibungsarmes Gleiten von Kollagenfasern möglich, was ebenfalls die Resorption einwirkender Kräfte ermöglicht und hilft, Überbelastungen zu verhindern. Ist viel Wasser in der Grundsubstanz gebunden, bildet die Matrix ein Kolloid. Das bedeutet, dass in dem relativ flüssigen Medium Zellen und Fasern gleichmäßig verteilt und gut beweglich eingebettet sind (▸ Abb. 2.7). Enthält die Grundsubstanz weniger Wasser, ist die Konsistenz der Matrix gelartig oder fest (Stecco 2016).

Thixotropie **M!**

Bindegewebe und insbesondere die Grundsubstanz verfügen über eine besondere mechanische Eigenschaft: unter dem Einfluss von Druck, Wärme oder Scherkräften ändert sich die Konsistenz, sie wird flüssiger. Aus der gelartigen Grundsubstanz wird für eine gewisse Zeit eine weiche, solartige Masse (Schleip 2003). Man kennt diese Eigenschaft übrigens auch von Ketchup, der erst dann ungehindert aus der Flasche fließt, wenn man diese mehrfach geschüttelt hat.

Aufgrund der „Verflüssigung" verbessert sich die Mobilität. Allerdings müssen die Stimuli ausreichend lange, vermutlich mehr als zwei Minuten, auf das Gewebe einwirken (van den Berg 2011). Thixotropie trägt vermutlich zum mobilitätssteigernden Effekt von Flossing und anderen Therapien bei, die mechanisch auf das Bindegewebe einwirken. Ob dieser Effekt von Dauer ist, ist umstritten. Er kann aber in jedem Fall genutzt werden, um den Körper auf spezifische Belastungen vorzubereiten.

Hyaluronan

Hyaluronan benetzt die Faszien wie Tautropfen. Bewegt man sich, wirkt es wie ein Gleitmittel, das die Reibung zwischen faszialen Schichten stark herabsetzt. Fehlt es, nimmt die Reibung zu, die Bewegungsqualität und das Bewegungsausmaß nehmen ab.

Man findet Hyaluronan praktisch überall im Körper, wo es auf geschmeidige Beweglichkeit ankommt. Das sind neben den Faszien auch die Synovialmembranen von Gelenkkapseln und Bursen sowie die faszialen Hüllen von Nerven und Gefäßen. Auch der Glaskörper des Auges oder die Nabelschnur enthält viel Hyaluronan.

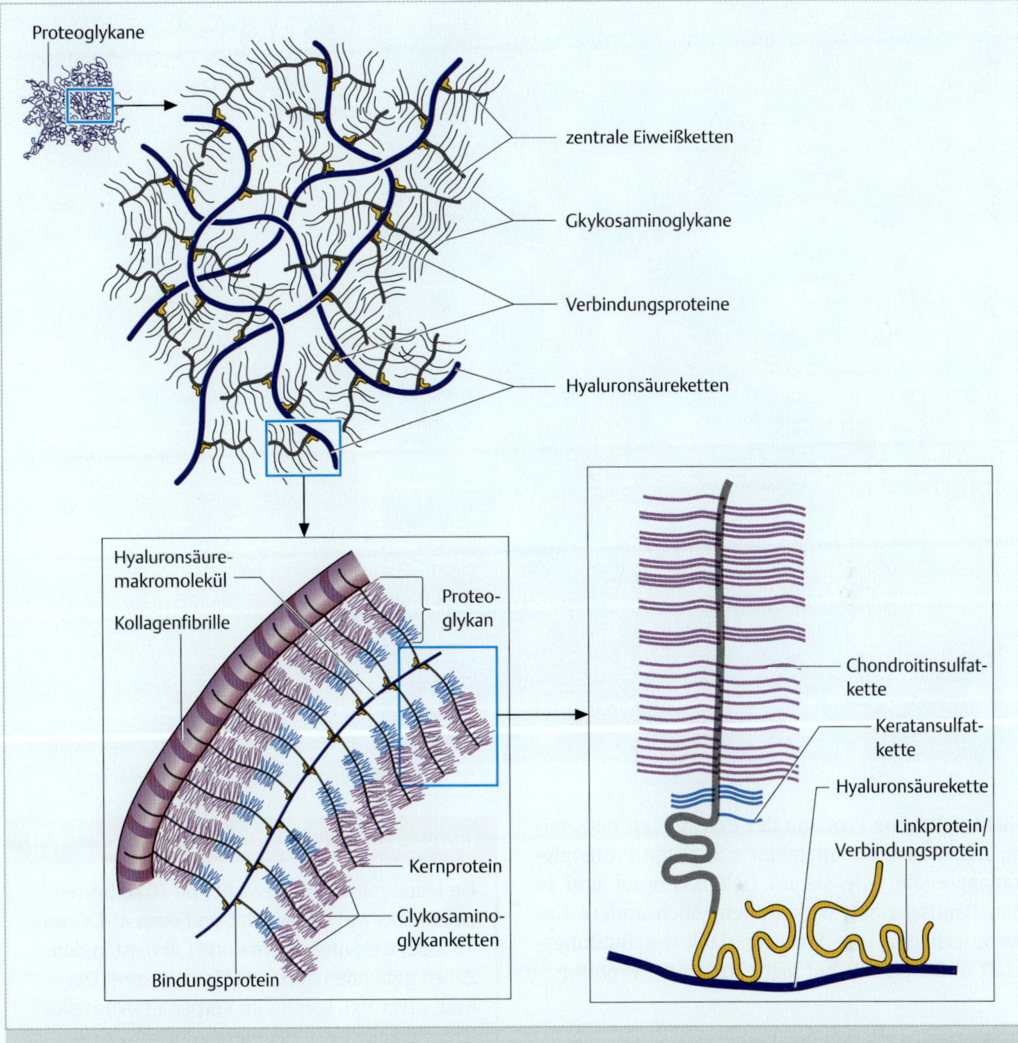

Abb. 2.6 Proteoglykane haben die Form einer Flaschenbürste.

Hyaluronan wirkt nicht nur als Gleitmittel. Es unterstützt auch die Heilung nach Muskelverletzungen und spielt eine Rolle bei der Wundheilung. In belasteten Geweben kann fragmentiertes Hyaluronan eine angiogenetische, entzündliche und immunstimulierende Wirkung entfalten (Stecco 2016).

Hyaluronan **M!**

Hyaluronan (Syn.: Hyaluronsäure) wird in den Fibroblasten aus Glukose gebildet und ist nicht wie andere GAG (Glykosaminoglykane) an Proteoglykan gebunden. Als sehr langes und festes Molekül bindet es Proteoglykane über Adhäsionsproteine und bildet mit diesen sehr große Makromoleküle. Aufgrund seiner zuckerähnlichen Zusammensetzung kann Hyaluronan besonders viel Wasser binden, eine wichtige Voraussetzung, damit es seine Funktion im Körper erfüllen kann.

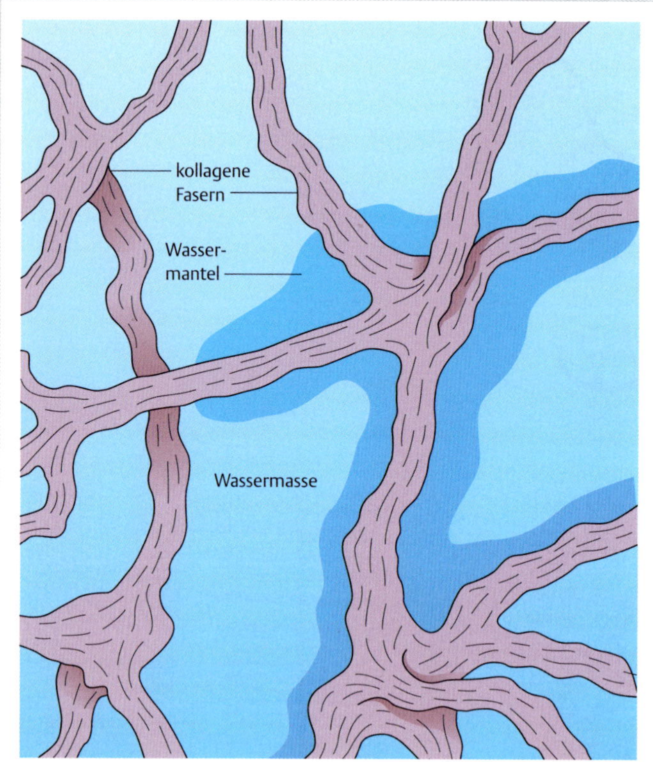

Abb. 2.7 Gebundenes Wasser bildet um Bestandteile der Grundsubstanz wie kollagene Fasern einen Wassermantel.

Nicht kollagene Proteine der EZM bilden netzartige Strukturen. So entstehen z. B. große Proteoglykanaggregate, wie sie im Gelenkknorpel und in den Bandscheiben vorkommen. Auch andere Gewebe erhalten ihre Struktur dank der Bindungskraft unterschiedlicher nicht kollagener Proteine.

Wasser

Der gewichts- und volumenmäßig größte Anteil des Bindegewebes ist Wasser. Der Wassergehalt des menschlichen Körpers beträgt ca. 60–70 %. Bei Männern ist der Anteil im Durchschnitt etwas höher, weil diese in der Regel weniger Fettgewebe haben. Fettgewebe hat prinzipiell einen geringen Wassergehalt (ca. 10 %) (van den Berg 2011).

Wasser im menschlichen Körper M!

Ein Mann mit einem Gewicht von 70 kg besteht zu 60–70 % aus Wasser, das sind etwa 45 l. Etwa 70 % der Gesamtwassermenge (30 l), ist in den Zellen gebunden (intrazelluläres Wasser). Der Rest, etwa 15 l, kommt im Körper als extrazelluläre Flüssigkeit vor. Das extrazelluläre Wasser verteilt sich folgendermaßen (van den Berg 2011; biologie-online.eu 2017):

- interstitielles Wasser: ca. 67 % (ca. 10 l)
- intravaskuläres Wasser (Gefäße): ca. 20 % (ca. 3 l)
- transzelluläres Wasser (verschiedene Organsysteme wie Augen, Gelenke, Bauchraum, intrakranielle Räume etc.): ca. 13 % (ca. 2 l)

Wasser kommt im Interstitium in Form freier Moleküle vor, als Molekülverbund oder – über Wasserstoffbrücken – gebunden an Bestandteile der Grundsubstanz. Flüssiges Wasser gibt es bei einer Körpertemperatur von ca. 37 °C zu gleichen Teilen in halbkristalliner und in flüssigkristalliner Form (van den Berg 2011).

Die größte Wassermenge bindet die Grundsubstanz in Ruhe (Honoré et al. 2015). Bewegungen und Belastungen verdrängen das Wasser aus der Grundsubstanz, bei Entlastung wird es wiederaufgenommen. Durch diesen → Schwammeffekt (siehe Kap. 4.2) kommt es lokal zum Austausch von Stoffen, die im Wasser gelöst sind (Schleip 2013).

Während das gebundene Wasser Geweben wie Knorpel und Bandscheiben die Eigenschaft verleiht, Gewicht zu übernehmen und Stöße zu dämpfen, verhindert die Grundsubstanz zusammen mit dem Wasser in Gelenkkapseln, dass Belastungen mit zu großer Geschwindigkeit auf kollagene Fasern einwirken und diese zerstören. In Sehnen und Bändern übernehmen elastische Fasern diese Aufgabe (van den Berg 2011).

Funktionen

Wasser übernimmt im Körper unterschiedliche Funktionen: Es dient dem Transport gelöster Stoffe, es hilft bei der Wärmeregulation, es ist an chemischen Prozessen beteiligt (Oxidation, Reduktion), gibt dem Gewebe Volumen und Form und kann als flüssigkristalline Struktur Informationen speichern und übertragen. Nicht zu unterschätzen ist die mechanische, druckabsorbierende Funktion von Wasser: indem es sich um und innerhalb der Glykosaminoglykane und Proteoglykane anlagert, können Gewebe wie Gelenkknorpel und Bandscheiben hohen Kompressionskräften widerstehen.

Außerdem verändern Volumenänderungen unter Belastung auch die elektrische Ladung der Glykosaminoglykane und Proteoglykane in der Grundsubstanz. Es kommt zu Spannungsänderungen im Sinne einer piezoelektrischen Aktivität (siehe Piezoelektrischer Effekt (S. 20)). Ein Effekt, der in der regenerativen Phase der Wundheilung von entscheidender Bedeutung ist (van den Berg 2011).

Easy Flossing und Flüssigkeitsaustausch im Gewebe **M!**

Weil Flossing große Mengen Wasser aus dem Gewebe herauspresst, strömt beim Abnehmen der Bänder wieder „frisches“ Wasser ins Gewebe (siehe Kap. 4.2). Somit unterstützt Easy Flossing neben dem Flüssigkeitsaustausch im Interstitium auch die Syntheseaktivität der Bindegewebszellen, den Stoffaustausch und die piezoelektrische Aktivität.

2.2 Ernährung des Bindegewebes

Mit Ausnahme der Gelenkknorpel ist das Bindegewebe sehr gut durchblutet und innerviert. In manchen Geweben, wie in Teilen der Bandscheiben, den Disken und Menisken, sowie Band- und Sehneninsertionen am Knochen gibt es Bereiche, die nicht durchblutet und nicht innerviert sind, sodass in diesen Bereichen die Diffusionsstrecken meist größer sind.

Die prinzipiellen Mechanismen der Ernährung sind Diffusion und Osmose sowie aktiver und passiver Transport durch Membranproteine. Bei der Diffusion erfolgt der passive Transport gelöster Stoffe vom Ort hoher Konzentration zum Ort niedriger Konzentration durch eine durchlässige (permeable) Membran. Bei der Osmose handelt es sich um eine gerichtete Diffusion. Es gelangen nur bestimmte Teilchen einer Lösung durch eine semipermeable (teilweise durchlässige) Membran, die den Bereich hoher Konzentration von dem niedriger Konzentration trennt. In gut durchbluteten Geweben sind die zu überwindenden Strecken für die gelösten Teilchen sehr kurz. Je schlechter die Durchblutung, umso länger benötigen Nährstoffe mittels Diffusion oder Osmose, um an ihr Ziel zu gelangen. In solchen Geweben ist eine ausreichende Viskosität Voraussetzung für eine ausreichende Versorgung mit Nährstoffen. Dafür muss das Gewebe genug Wasser enthalten. Bewegung erleichtert den Transport (Schleip 2004).

Easy Flossing und Bindegewebsernährung **M!**

Flossen hat einen Einfluss auf die Ernährung des Bindegewebes (Trophik), weil aufgrund des hohen Druckes von außen in Verbindung mit Bewegung viel Flüssigkeit umverteilt wird (siehe Kap. 4.2) (Schleip 2004).

2.3 Klassifikation des Bindegewebes

Nach Stecco unterscheidet man zellreiches, faseriges und embryonales Bindegewebe (▶ Tab. 2.5). Während zellreiches Bindegewebe bevorzugt in spezialisierten Geweben wie Fett-, Knochen- und Knorpelgewebe lokalisiert ist, findet man faseriges Bindegewebe fast überall im Körper. Es hüllt Organe ein, und verbindet Bauelemente des Körpers miteinander und trennt unterschiedliche Zellgruppen. Das embryonale Bindegewebe findet man ausschließlich im Mesenchym und gallertartigen Bindegewebe von Embryos. Die Zellen des embryonalen Bindegewebes (Mesenchymzellen) haben die Fähigkeit, sich in jeglichen Zelltyp zu verändern (Pluripotenz) (Stecco 2016).

2.3.1 Lockeres Bindegewebe

Lockeres Bindegewebe besteht vor allem aus Grundsubstanz und enthält wenig Fasern und Zellen. Es ist das am meisten im Körper vorhandene Bindegewebe und dient vor allem als Füllsubstanz zwischen den Organen und stützt die Haut und andere Membranen. Enthält es viele Fettzellen, spricht man von Fettgewebe. Kollagen bildet im lockeren Bindegewebe ein lockeres Netz, elastische Fasern beeinflussen die mechanischen Eigenschaften (s. o.). Seine gelartige Beschaffenheit gewährleistet das Gleiten von Muskeln und Organen (Stecco 2016).

2.3.2 Dichtes oder faseriges Bindegewebe

Dichtes Bindegewebe enthält sehr viele Fasern. Die Fasen gewährleisten die Übertragung von Kräften und verbinden Organe oder Muskeln miteinander. Abhängig von der mechanischen Beanspruchung richten sich die Fasern im dichten Bindegewebe unterschiedlich aus (s. o.). So kann man geformtes und ungeformtes faseriges Bindegewebe unterscheiden (▶ Abb. 2.8). Im geformten Bindegewebe verlaufen die Fasern vorwiegend parallel. Man findet es in Sehnen, Bändern und Aponeurosen. Keine klare Ausrichtung der Fasern findet man im sogenannten ungeformten Bindegewebe, das oft mehrschichtig organisiert ist. Ungeformtes Bindegewebe bildet aponeurotische und epimysiale Faszien und Gelenkkapseln.

Faserausrichtung in Bändern, Sehnen und Faszien **M!**

Im dichten, parallelfaserigen Bindegewebe verlaufen alle Fasern parallel zu den jeweils auf die Struktur einwirkenden Kräften. Bänder enthalten viele elastische Fasern, was ihnen eine gewisse Dehnbarkeit verleiht. Sehnen hingegen sind arm an viskoelastischen Molekülen und übertragen so die Kraft der Muskulatur optimal auf den Knochen. Aponeurosen bilden eine Sonderform der Sehnen. Tiefe Faszien, die Muskeln miteinander verbinden, sind mehrschichtig aufgebaut. In den verschiedenen Schichten verlaufen die Fasern zwar parallel, sind aber von Schicht zu Schicht unterschiedlich ausgerichtet.

Tab. 2.5 Bindegewebsarten (nach Stecco 2016).

	Vorkommen	Funktion
zellreiches Bindegewebe	Fettgewebe, Knochen, Knorpel	spezialisiert auf bestimmte Funktionen
faseriges Bindegewebe	Bänder, Sehnen, Faszien	umgibt Organe und Körperhöhlen, verbindet und formt den Körper
embryonales Bindegewebe	Embryo (Mesenchym)	pluripotent, da undifferenziert

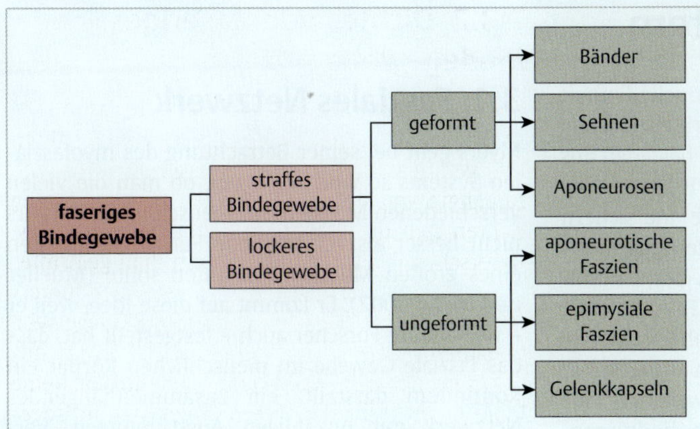

Abb. 2.8 Klassifikation des faserigen Bindegewebes (nach Stecco 2016).

3 Myofasziales System

Das myofasziale System ist die funktionelle Einheit von Muskelgewebe und den zugehörigen Faszien. Faszien gibt es im ganzen Körper. Sie bestehen aus ungeformtem, straffem faserigem Bindegewebe (s. o.), umhüllen Muskeln und Organe und sichern so deren Form und Integrität. Gleichzeitig gewährleisten sie das reibungsarme Gleiten der umhüllten Strukturen. Daneben haben Faszien eine Schutzfunktion. Insbesondere die oberflächliche Faszie (Fascia superficialis), die sich unmittelbar unter der Haut befindet, bildet eine wirkungsvolle Barriere gegen mechanische Einflüsse, eindringende Krankheitserreger und Mikroorganismen.

Einheit aus Faszien und Muskeln M!

Faszien bilden mit der Muskulatur des Bewegungsapparates das myofasziale System. Sie umhüllen Muskeln, verbinden diese mit den Knochen und unterteilen sie in viele funktionelle Einheiten (Muskelbündel, Fasern). In der Abbildung erkennt man den kontinuierlichen Übergang vom Knochen zur Muskelfaser und die Trennung der Untereinheiten durch fasziales Gewebe (▶ Abb. 3.1). In einer erweiterten Definition werden auch andere Bindegewebsstrukturen wie Sehnen, Ligamente, Aponeurosen, Gelenkkapseln, Gefäßhüllen, Epineurium und Meningen, das Periost sowie alle endomysialen und intermuskulären Bindegewebsfasern als Faszien bezeichnet (Athenstaedt 1967).

Untersucht man Muskelfasern unter dem Mikroskop, wird noch mehr klar, warum man Muskelgewebe und Fasziengewebe als Einheit betrachten muss. Das Kollagengewebe der die Muskelfasern umhüllenden Faszien ist so eng mit dem Muskelgewebe verwoben, dass eine Trennung kaum möglich ist. Kräfte, die in der oder auf die Muskelfaser wirken, wirken genauso im faszialen Gewebe wie umgekehrt (Mueller und Maluf 2002).

3.1 Fasziales Netzwerk

Myers geht bei seiner Betrachtung des myofaszialen Systems so weit zu fragen, ob man die vielen verschiedenen Muskeln des menschlichen Körpers nicht besser als verschiedene Funktionseinheiten eines großen Muskels betrachten sollte (Mueller und Maluf 2002). Er kommt auf diese Idee, weil er – wie andere Forscher auch – festgestellt hat, dass das fasziale Gewebe im menschlichen Körper ein Kontinuum darstellt: ein zusammenhängendes Netzwerk mit unzähligen Ausstülpungen, Verzweigungen und Verdickungen, das sich vom Scheitel bis zur Sohle erstreckt und analog zum Gefäß- oder Nervennetz den gesamten Organismus durchdringt und umhüllt und sich bis in die kleinsten Strukturen fortsetzt.

Schleip und Müller haben festgestellt, dass das bindegewebige fasziale Netzwerk mehr durch Zugspannung als durch Kompressionsbelastung geformt wird und sich die klare Unterscheidung der verschiedenen Anteile (muskuläre Hüllen, Septen, Aponeurosen, Sehnen, Bänder etc.) in der Nähe großer Gelenke nahezu auflöst, weil die verschiedenen Bindegewebsarten fast fließend ineinander übergehen (Schleip 2013).

3.1.1 Fernwirkungen im Fasziennetz

Weil Faszien den Körper wie ein Netzwerk durchziehen, machen sich Spannungsänderungen und Restriktionen eines Muskels, eines Organs oder der Faszien selbst nicht nur regional bemerkbar, sondern haben auch Einfluss auf weit entfernte Körperregionen und dort befindliche Organsysteme, Muskeln und Faszien. Es findet also eine Art Kommunikation und Beeinflussung weit voneinander entfernter Körperteile statt (Stecco 2016; van den Berg 2011). Myers hat für die Übertragung der Spannung im myofaszialen System den Begriff der anatomischen Zuglinie („Anatomy Trains") eingeführt (Mueller und Maluf 2002). Seiner Ansicht nach verlaufen die Spannungen bevorzugt entlang dieser Linien. Mich persönlich überzeugen die Kraftübertragungslinien bei Myers nicht vollstän-

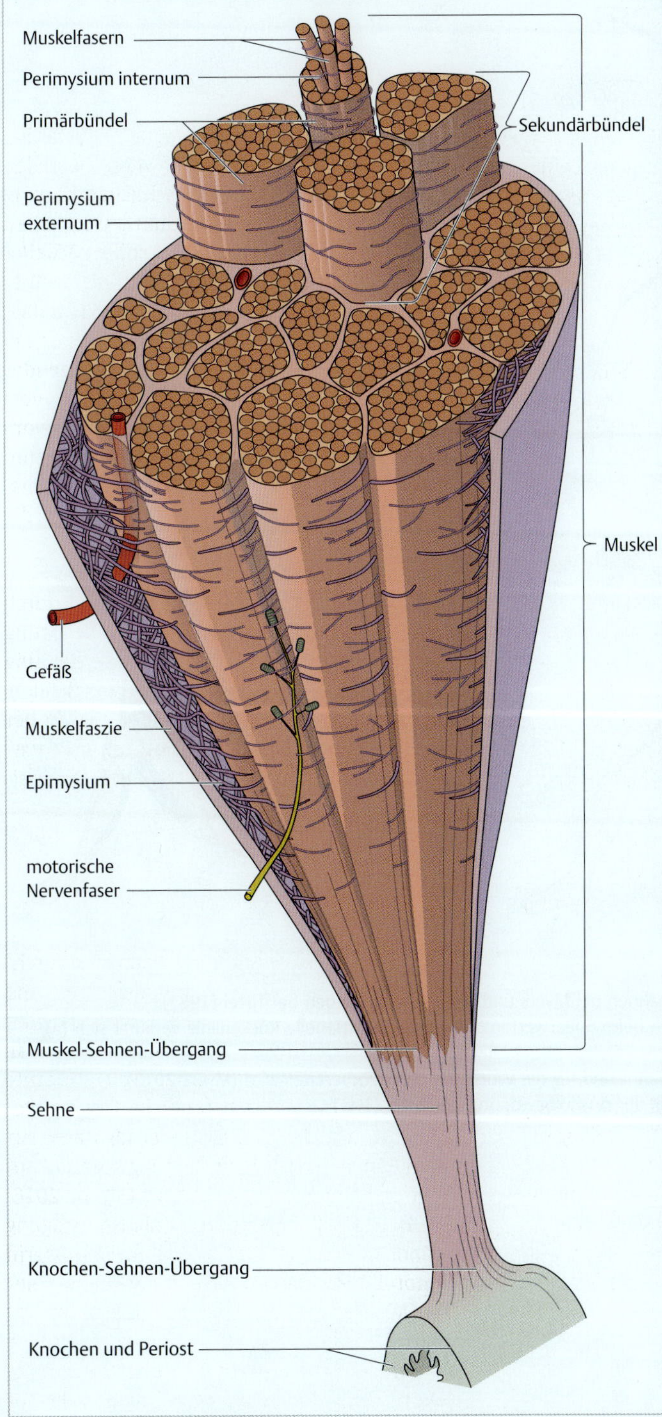

Abb. 3.1 Jeder Muskel ist von einer Muskelfaszie umgeben. Diese hat einen mehrschichtigen Aufbau. Das Epimysium grenzt den Muskel ab und gibt ihm seine Form. Es ist über zahlreiche fibröse Septen fest mit dem Muskel verbunden. Die Muskelfaserbündel sind vom Perimysium umgeben, die Muskelfasern vom Epimysium. Der hohe Wasseranteil im Bindegewebe der Faszien gewährleistet das reibungsarme Gleiten aller Fasereinheiten und des Muskels gegenüber seinen benachbarten Strukturen.

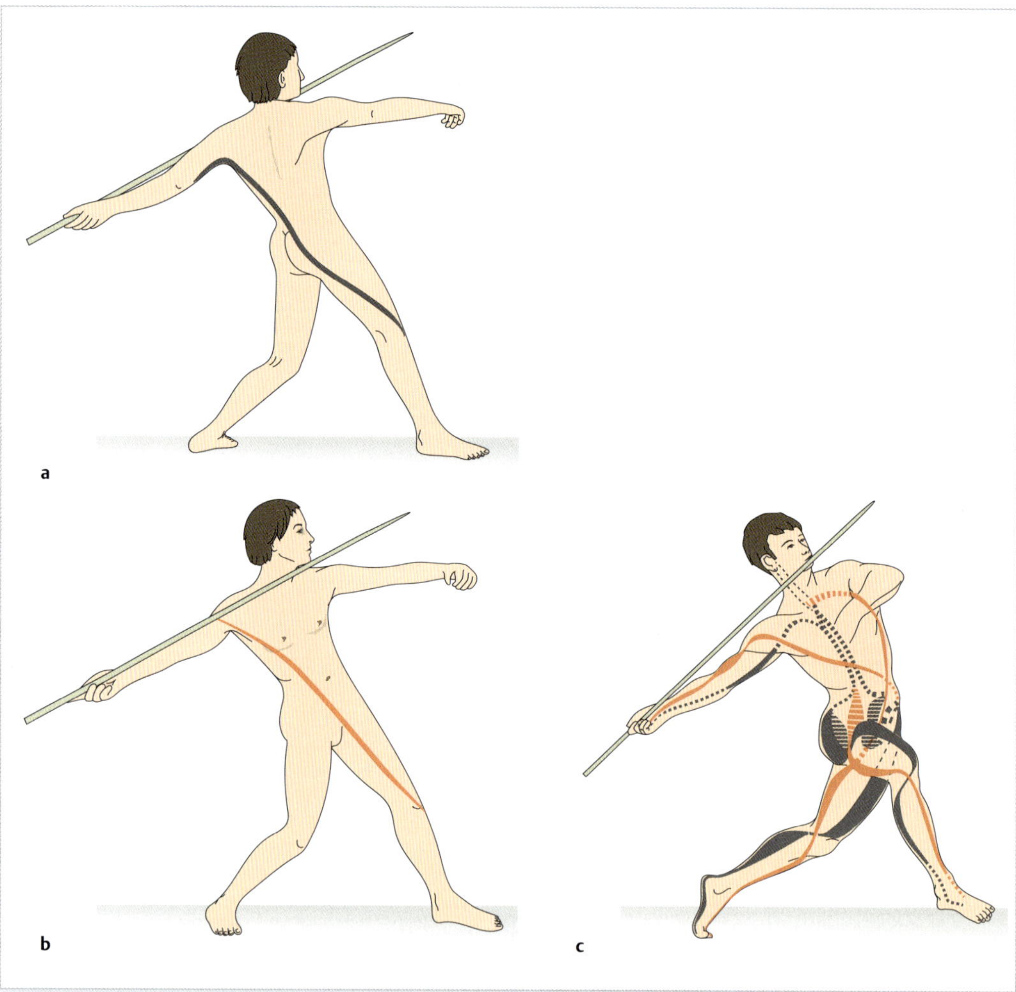

Abb. 3.2 Vergleich der myofaszialen Leitbahnen bei Myers und der Muskelschlingen bei Tittel (1981).

a Beanspruchung der funktionellen Linien beim Speerwerfen. Die rechte funktionelle Rückenlinie verkürzt sich (a), während

b die rechte funktionelle Frontallinie gedehnt und für die Wurfbewegung vorbereitet wird (Myers 2015).

c Muskelschlingen eines Speerwerfers bei der Ausholbewegung bei Tittel (1981).

dig, weil viele davon linear verlaufen. Besser nachvollziehen kann ich die von Tittel schon vor über 60 Jahren beschriebenen, oft spiralförmigen Muskelschlingen. Zwar spielten damals die Faszien, so wie wir sie heute kennen, noch keine Rolle. Der Verlauf der Linien entspricht aber genau dem der faszialen Kraftübertragung (► Abb. 3.2).

Hinweis

Bei der Therapie von Beschwerden des myofaszialen Systems sollte man immer in größerem Zusammenhang nach Ursachen oder Wirkungen von Restriktionen forschen. Dies gilt insbesondere dann, wenn Beschwerden trotz wiederholter Therapie nicht besser werden.

3.1.2 Myers Anatomy Trains

Die von Myers beschriebenen myofaszialen Leitbahnen sind „myofasziale Kraftübertragungslinien" innerhalb des muskuloskelettalen Systems (Mueller und Maluf 2002). Seiner Ansicht nach gibt es innerhalb der Faszien der Skelettmuskulatur durchgehende Verbindungen über mehrere Körperabschnitte hinweg. Sie sind gekennzeichnet durch einen gleichgerichteten Verlauf der Faserverbindungen, die alle in einer Gewebsschicht verlaufen und so eine direkte Kraftübertragung gewährleisten. Kommt es im Verlauf einer myofaszialen Leitbahn zu einer Störung der Kraftübertragung, kann dies Auswirkungen auf weit entfernte Abschnitte haben. Es ist daher von großem Nutzen, den Verlauf dieser Zuglinien zu kennen, will man Beschwerden des muskuloskelettalen Systems ursächlich und effektiv therapieren. Zwar wird über die Existenz solcher Verbindungen in

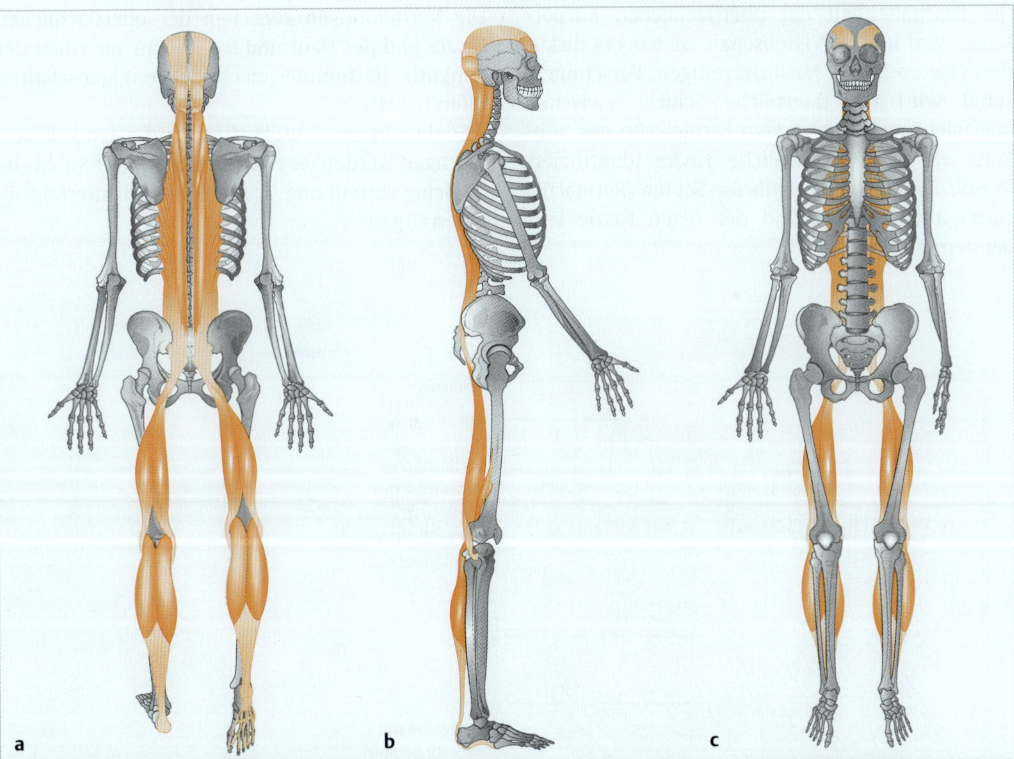

Abb. 3.3 Die oberflächliche Rückenlinie (engl: Superficial Backline). Die abgebildete myofasziale Kette ist eine der von Myers (2010) beschriebenen anatomischen Zuglinien (engl: „Anatomy Trains"). Der Verlauf der von Myers proklamierten Linien ist nicht belegt, nur für wenige gibt es eine wissenschaftliche Evidenz (Schleip 2016).

der Wissenschaft gestritten, es scheint aber eine gewisse Evidenz für das Vorhandensein wenigstens einiger der von Myers beschriebenen Zuglinien zu geben (Freiwald et al. 2016) (▸ Abb. 3.3).

3.2 Anatomie der Faszien

Betrachtet man Faszien im engeren Sinne genauer, so erkennt man einen mehrschichtigen Aufbau (▸ Abb. 3.4). Direkt unter dem oberflächlichen Fettgewebe unter der Haut liegt die oberflächliche Fascia superficialis. Darunter befindet sich eine Fettschicht, unter der sich dann die unmittelbar an die Muskulatur grenzende Fascia profunda befindet. An wenigen Stellen im Körper (Adhäsionspunkten, s. u.) sind die oberflächliche und die tiefe Faszie direkt miteinander verbunden.

3.2.1 Subkutangewebe

Die Beschaffenheit der oberflächlichen Körperfaszie wird in der Wissenschaft kontrovers diskutiert (Stecco 2016). Nach derzeitigem Forschungsstand wird die faserreiche Schicht zwischen oberflächlichem und tiefem Fettgewebe der Subkutis als die oberflächliche Faszie identifiziert (▸ Abb. 3.4). Sie ist über fibröse Septen (Retinacula cutis) mit der Haut und der tiefen Faszie verbunden.

Retinacula cutis **M!**

Die Retinacula cutis werden auch als Hautbänder bezeichnet. Sie verbinden die Haut mit der oberflächlichen Faszie und diese mit den tiefen Faszien der Muskulatur. Während die oberflächlichen fibrösen Septen (Retinacula cutis superficialis, auch „skin ligaments“ genannt) im oberflächlichen Fettgewebe einen eher vertikalen Verlauf haben, sind die Retinacula cutis profundus im tiefen Fettgewebe schräg angeordnet. Gemeinsam mit der oberflächlichen Faszie bilden die Retinacula ein dreidimensionales flexibles, aber auch widerstandsfähiges Netzwerk, das die Haut und die Subkutis mit der tiefer liegenden Muskulatur verbindet und mechanische Belastungen aus unterschiedlichen Richtungen überträgt (Stecco 2016).

Die Verbindungen zwischen der oberflächlichen Faszie und der Haut und ihr Aufbau verleihen der Subkutis bestimmte mechanische Eigenschaften (Stecco 2016):

- Senkrecht zur Hautoberfläche auftretende Belastungen werden wegen des Aufbaus der Subkutis flächig verteilt und schützen die darunterliegenden Organe.

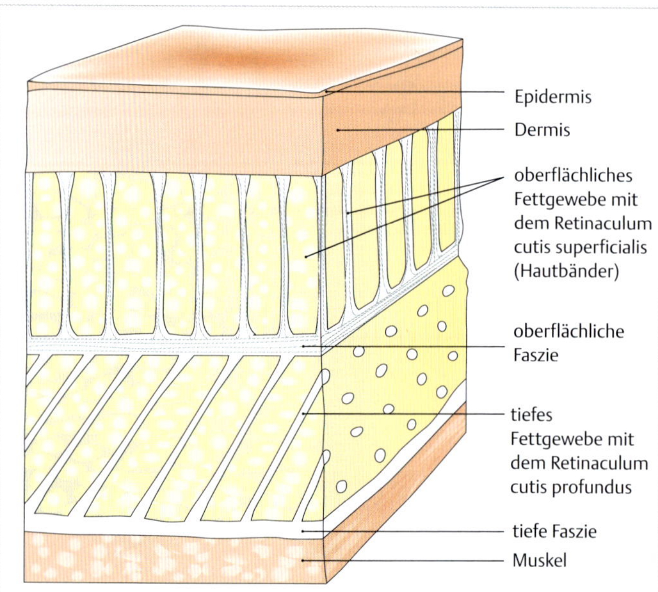

Abb. 3.4 Aufbau des Subkutangewebes (nach Stecco 2016).

- Tangential einwirkende Kräfte werden auf die tieferen Schichten übertragen und gewährleisten eine gleichsinnige Bewegung der Haut und der darunterliegenden Strukturen.

Vermutlich aufgrund der unterschiedlichen Beanspruchung unterscheidet sich die Festigkeit der Verbindung von Haut und darunterliegenden Geweben – und damit auch die Verschieblichkeit – von Region zu Region. Entsprechend variieren auch Dichte und Stärke der Retinacula cutis. Im Oberschenkel findet man die größte Dichte, in der Wade die dicksten Retinacula. An den Armen ist die Verbindung fester als an den Beinen, weil die oberflächliche Fettschicht dünner ist. Am Rücken sind die Retinacula cutis dicker als am Abdomen, weshalb die dorsale oberflächliche Fettschicht widerstandsfähiger ist als die ventrale. In den Handflächen und der Fußsohle ist die Verbindung zwischen oberflächlicher und tiefer Faszie sehr intensiv, tiefes Fettgewebe findet man hier fast gar nicht. Daher ist die Verbindung der Haut mit den darunterliegenden Ebenen sehr fest (Stecco 2016).

Hinweis i

Der geschichtete Aufbau der Haut und der Faszien und die anatomischen Gegebenheiten sind die Voraussetzung dafür, dass mit dem Flossband Einfluss auf das myofasziale System genommen werden kann. Dies gelingt aber nur, wenn das Band ausreichend stark und der Zug bei der Anlage kräftig genug ist, um eine Wirkung auch in tieferen Bereichen zu erzielen. Für Easy Flossing ist daher die Kenntnis der Beschaffenheit der oberflächlichen Faszie und der Subkutis im Behandlungsgebiet wichtig. Nur so kann man gezielt das richtige Band für den jeweiligen Zweck auswählen. Hierfür stehen uns vier verschieden starke Bänder unterschiedlicher Breite zur Verfügung (siehe Kap. 6).

Daneben ergeben sich aufgrund des schrägen Verlaufs der Retinacula cutis profundus unterschiedliche Effekte auf die Grenzschicht zwischen oberflächlicher und tiefer Faszie, je nachdem in welcher Richtung man das Flossband anlegt. Weil aber der genaue Verlauf der tiefen Retinacula im Einzelfall nicht vorausgesagt werden kann, muss die Bandanlage bei ausbleibender Wirkung variiert werden. Sollte also der gewünschte Effekt ausbleiben, wickelt man das Flossband beim nächsten Durchgang in der gegenläufigen Richtung um das Behandlungsgebiet. In vielen Fällen wird die Wirkung dann besser sein.

3.2.2 Oberflächliches Fettgewebe

Unmittelbar unter der Haut befindet sich das oberflächliche Fettgewebe. Große, fast runde Fetttropfen sind in einer oder mehreren Schichten zwischen die senkrecht verlaufenden Retinacula cutis gepackt. Die Dicke dieser Fettschicht variiert von Mensch zu Mensch und hängt von der individuellen Konstitution ab. Am Rumpf ist sie fast gleichmäßig, an den Beinen dicker als an den Armen. Bei Frauen ist der Gehalt an Fettzellen im oberflächlichen Fettgewebe größer als bei Männern. Gleichzeitig sind die Retinacula cutis bei Frauen dünner als bei Männern, weshalb das Subkutangewebe bei Frauen in der Regel weniger stabil ist. Neben Schweißdrüsen und Haarfollikeln findet man in der oberflächlichen Fettschicht Pacini-Rezeptoren (S. 55).

Hinweis i

Bei Frauen kann in der Regel mit schwächeren Bändern geflosst werden, weil deren Subkutangewebe weniger stabil ist als das von Männern.

3.2.3 Fascia superficialis (oberflächliche Faszie)

Die oberflächliche Faszie trennt die obere von der unteren Fettschicht. Sie bildet eine durchgehende Hülle, ist gewissermaßen eine „zweite Haut“ unter der Haut. Ihr faserreiches Bindegewebe besteht aus mehrdimensional vernetzten Kollagenfasern, elastischen Fasern und vereinzelten Muskelfasern. Dicke und Struktur sind abhängig von der Körperregion, der Körperoberfläche und dem Geschlecht. Mikroskopisch kann man bei der oberflächlichen Faszie mehrere Lagen unterscheiden, die zahlreiche Verbindungen aufweisen und zwischen denen unregelmäßig Fettzellen eingelagert sind. Bei Adipösen kann die Dicke dieser Schicht wegen der vermehrten Einlagerung von Fett um rund die Hälfte größer sein als beim Normalgewichtigen (Stecco 2016).

Wegen ihres Aufbaus ist die oberflächliche Faszie bei jungen Menschen sehr elastisch, im Alter nimmt diese Eigenschaft ab. Sie kann in alle Richtungen verschoben werden und kehrt danach in ihre Ausgangsposition zurück. Zusammen mit der tiefen Fettschicht gewährleistet sie, dass Haut und Muskulatur ohne Reibung gegeneinander bewegt werden können. Daneben sichert sie die Integrität der Haut und stützt subkutane Strukturen, insbesondere die unter der Haut befindlichen Venen.

3.2.4 Tiefes Fettgewebe

Im tiefen Fettgewebe findet man leicht verschiebliche, eher oval geformte Fettläppchen zwischen den straffen, schräg verlaufenden Retinacula (Retinacula cutis profundus). In dieser Schicht liegen auch Lymphknoten und subkutane Schleimbeutel. Dicke und Fettgehalt der tiefen Fettschicht variieren je nach Körperregion und Konstitution. Ventral ist sie eher dünner, am dicksten ist sie dorsolateral an Rumpf und Gesäß. Bei adipösen Menschen kann die tiefe Fettschicht bis zu viermal so dick sein wie bei Normalgewichtigen. Wie die oberflächliche Faszie ist auch die tiefe Fettschicht sehr elastisch und ermöglicht so, dass die oberflächliche Faszie gut über die tiefe Faszie von Muskeln und Organen gleiten kann. Allerdings gibt es auch Stellen unter der Haut, an denen die tiefe Fettschicht nur gering ausgebildet ist oder fehlt. Gleichzeitig sind die Retinacula cutis profundus dort dicker als gewöhnlich. Man nennt diese Stellen Adhäsionspunkte oder myofasziale Ankerpunkte (Stecco 2016).

Myofasziale Ankerpunkte und Adhäsion

Myofasziale Ankerpunkte. Das sind bestimmte Punkte im Körper, an denen die tiefe Fettschicht nur gering ausgeprägt oder gar nicht vorhanden ist, während die Retinacula cutis profundus besonders kräftig ausgebildet sind. Dadurch kommt es zu einer festen Verbindung von oberflächlicher und tiefer Faszie, gelegentlich auch von der oberflächlichen Faszie und der Haut. Bei Adipösen erkennt man die Ankerpunkte z. B. an den Dornfortsätzen der Wirbelsäule, den Beckenkämmen oder den Handgelenken: Weil sich dort fast kein Fett unter der Haut ablagert, sind diese Strukturen auch bei dicken Menschen gut zu tasten.

Adhäsion. Das Aneinanderhaften zweier Objekte, Stoffe oder Gewebe bezeichnet man als Adhäsion. Je höher die Adhäsion, umso fester ist die Verbindung. Adhäsion verhindert bzw. erschwert Bewegungen senkrecht zur Berührungsfläche, ermöglicht aber ein Aneinandervorbei- oder -entlanggleiten. Ein bekanntes Beispiel ist das Verhalten der Lunge bei Inspiration, wo die Lunge der Inspirationsbewegung des knöchernen Thorax folgt. Im Organismus sind Adhäsionen somit nützlich; sie können aber auch von Nachteil sein, wenn es infolge von Erkrankungen oder entzündlichen Prozessen zu festeren Adhäsionen, sogenannten

Hinweis

Relevanz von Adhäsionslinien und myofaszialen Ankerpunkten beim Flossen. Flossing wirkt besonders dort, wo wir im Körper Unterbrechungen der Kraftlinien finden, sei es durch Adhäsionen, Crosslinks, Narben, Dehydrierung, Stauungen, Entzündungen, Schmerzen (als Ursache von Ausweichbewegungen) oder eben aufgrund der besonderen anatomischen Gegebenheiten.

Vor allem die längs verlaufenden Adhäsionslinien an den Extremitäten (intermuskuläre Septen) sowie die Adhäsionen der Gelenke können mit Easy Flossing nach unserer Erfahrung gut beeinflusst werden. Oft beeinträchtigen gerade hier Restriktionen die optimale Funktion der Muskulatur oder von Gelenken, insbesondere nach Traumen mit größeren Einblutungen, knöchernen oder ausgeprägten Weichteildefekten. Easy Flossing bewirkt wohl deshalb eine effiziente Lösung von Crosslinks, weil die Spannung des Flossbandes entlang der Adhäsionslinien tangential auf die oberflächlichen Strukturen einwirkt und sich so optimal auf die tiefen Faszien überträgt.

Schleip äußerte sich 2015 in einem Interview im Deutschlandradio zur klinischen Relevanz muskulärer Septen folgendermaßen: „Ich hab fast jede Woche Leute, bei denen der ganze Arm kontrahiert ist. Die durch zu viel Klavierspielen, durch zu viel Sekretärinnenarbeit den Arm kaum noch bewegen können. Früher haben wir dort gearbeitet, wo es am härtesten ist, also an der Muskelbauchmitte von den ganzen Unterarmmuskeln. Jetzt taste ich diese Septen wieder und versuche dort, ohne Operation, diese Crosslinks zu lösen und habe viel schnellere Resultate" (deutschlandfunkkultur.de 2017). Er bezog sich dabei auf das Septum „zwischen den Beugern und Streckern an der Außenseite des Oberarms", das Septum intermusculare brachii laterale.

► Abb. 3.5 zeigt die von mir in der Praxis am häufigsten berücksichtigten myofaszialen Ankerpunkte (ohne die muskulären Septen). Sie decken sich z. T. mit den von Carla Stecco beschriebenen Adäsionslinien (Stecco 2016), weichen aber auch an manchen Stellen von diesen ab.

Verklebungen kommt. Diese beruhen u. a. auf der Bildung pathologischer Crosslinks und schränken die Beweglichkeit entlang der Grenzschicht benachbarter Gewebe ein.

Entlang der Mittellinie des Körpers bilden die longitudinalen Adhäsionslinien ventral (insbes. die Linea alba) eine klare Abgrenzung, entlang der die oberflächliche und tiefe Faszie der rechten und linken Körperhälfte zusammentreffen. Auf der Dorsalseite hingegen kreuzen kaudal von L4 (Fascia thorakolumbalis) und paraskapulär Teile der oberflächlichen Faszie die Mittellinie und verbinden so rechte und linke Körperseite.

Transversale Adhäsionen findet man an allen Gelenken, vor allem auf der Beugeseite. Weil die tiefe Faszie immer an der Gelenkkapsel oder Knochenvorsprüngen ansetzt und das oberflächliche Fettgewebe dünn ist, besteht an den Gelenken eine intensive Verbindung zwischen der Haut und der tiefen Faszie. Dies gewährleistet eine optimale Mitbewegung der Haut bei Gelenkbewegungen. Auf der Streckseite hingegen gewährleistet an größeren Gelenken oft eine subkutane Bursa zwischen oberflächlicher und tiefer Faszie das Gleiten während der Bewegung.

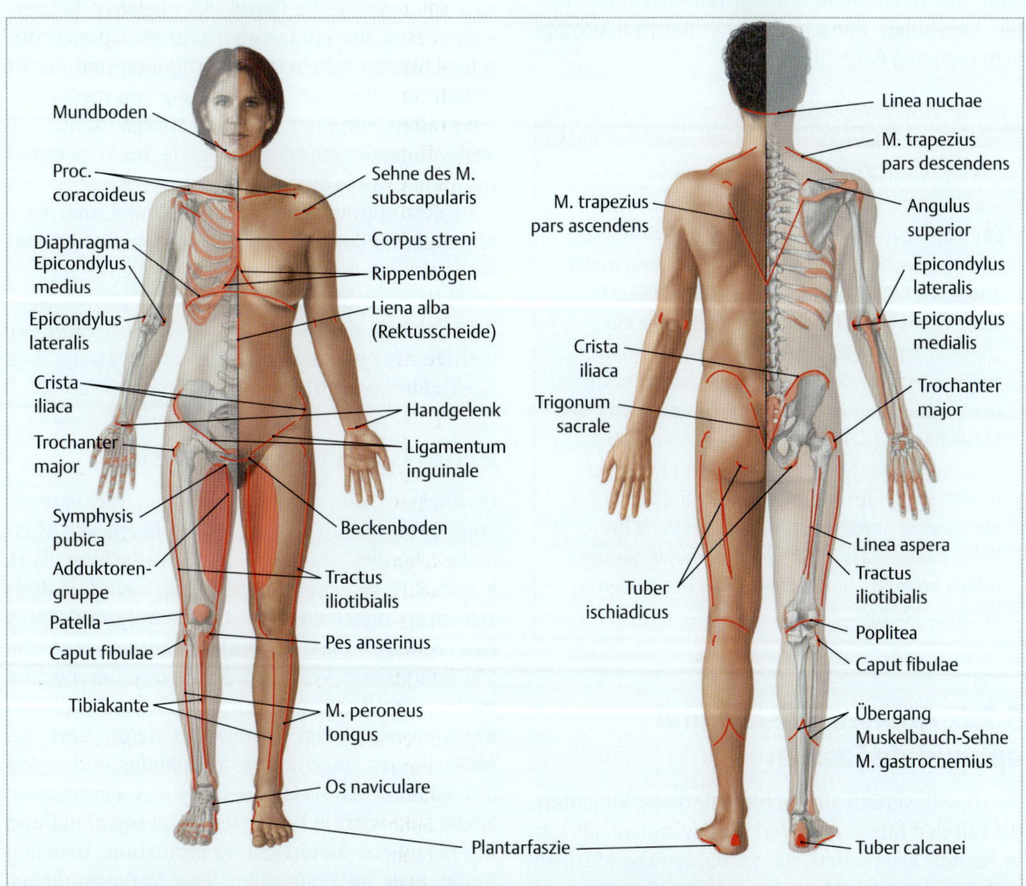

Abb. 3.5 Praxisbezogene knöcherne myofasziale Ankerpunkte. An diesen Punkten und Linien ist Easy Flossing besonders effektiv. Nicht eingezeichnet sind hier muskuläre Septen.

3.2.5 Fascia profunda

Die Fascia profunda, die tiefe Faszienschicht, befindet sich unter der tiefen Fettschicht und grenzt unmittelbar an die darunter befindliche Muskulatur. Auf der muskelzugewandten Seite ist sie fest mit dem Muskelgewebe verbunden. Bewegungen des Muskelgewebes werden so unmittelbar auf die Faszie übertragen. Umgekehrt kann die Spannung der Faszie bei der Muskelkontraktion genutzt werden, weil die mechanischen Kräfte unmittelbar übertragen werden. Auf der muskelabgewandten Seite hingegen bildet die tiefe Faszie eine verhältnismäßig glatte Oberfläche, die aufgrund der Benetzung mit Hyaluronan ein fast reibungsfreies Gleiten gegenüber benachbarten Strukturen ermöglicht (van den Berg 2011).

Effiziente Kraftübertragung **M!**

Die Muskulatur bildet mit den zugehörigen faszialen Hüllen (Endomysium, Epimysium) eine Einheit, die man in Bezug auf die Funktion nicht vonenander trennen kann. Vojta erkannte in der engen Verbindung von Muskel- und Bindegewebsfasern einen Mechanismus, der wie ein „riesiger automatischer Kraftgenerator“ wirkt. Im Verbund mit den Bindegewebsfasern kann der Muskel mehr Kraft entfalten als allein mit den Muskelfasern (siehe Kap. 3.3.1). Die Kraftübertragung auf das Skelett ist dank der engen Verbindung von Muskel und Faszie sehr effizient; gleichzeitig gewährleistet die Gleitebene der tiefen Faszie, dass die Bewegungen mit geringstmöglichem Widerstand innerhalb des Systems erfolgen können.

3.2.6 Aponeurotische und epimysiale Faszien

Prinzipiell werden alle dichten, fibrösen Schichten, die mit den Muskeln in Verbindung stehen, als tiefe Faszien klassifiziert. Sie verbinden die Muskeln miteinander oder Muskeln mit den Knochen und gewährleisten die Übertragung von Muskelkräften. Abhängig von ihrem Aufbau und der Funktion unterscheidet man aber aponeurotische und epimysiale Faszien (Stecco 2016).

- Aponeurotische Faszien umhüllen Muskelgruppen oder dienen Muskeln als Ansatzstelle (z. B. Rektusscheide, Fascia thoracolumbalis, Fascia cruris etc.). Sie können Kräfte über größere Distanzen übertragen.
- Epimysiale Faszien sind eng mit einzelnen Muskeln verbunden, grenzen diese ab und geben den Muskeln ihre Form.

Rumpfmuskeln haben in der Regel nur eine endomysiale Faszie, während Extremitätenmuskeln in doppelte Hüllen gepackt sind: in die eng mit dem Muskelgewebe verbundene endomysiale Faszie und – gemeinsam mit benachbarten Muskeln – in eine aponeurotische Faszie. An manchen Körperstellen sind die epimysialen und die aponeurotischen Faszien miteinander verbunden und derart organisiert, dass die Weiterleitung von myofaszialen Kräften vom Rumpf optimal erfolgen kann (z. B. Verbindung der epimysialen Faszie des M. pectoralis mit der Fascia brachii).

In den epimysialen Faszien befindet sich zwischen den Kollagenfasern Hyaluronan. Es sorgt dafür, dass die Kollagenfasern und die umhüllten Muskelfasern mit geringer Reibung gleiten können. Nimmt der Hyaluronangehalt im Alter ab, werden die epimysialen Faszien steifer (siehe Kap. 3.5.3) (Stecco 2016).

Perimysium und Endomysium

Perimysium und Endomysium sind die Fortsetzung der epimsialen Faszie auf der Ebene von Muskelfaserbündel (Faszikel) und Muskelfaser (vgl. ▸ Abb. 3.1). Wie die epimysiale Faszie sind sie dreischichtig aufgebaut und haben aufgrund ihres Faserverlaufs entscheidenden Einfluss auf die Muskelfunktion. Während das Perimysium wichtig ist für die Übertragung der Muskelkraft auf den Knochen, sorgt das Epimysium dafür, dass die Muskelfasern ungehindert aneinander vorbeigleiten können. Muskelspindeln in der epimysialen Faszie sind wichtig für die Propriozeption und und die periphere motorische Koordination. Daneben findet man im Epimysium freie Nervenendigungen, nicht aber Vater-Pacini- und Ruffini-Körperchen, die es in aponeurotischen Faszien zahlreich gibt.

3.3 Mechanische Eigenschaften

Bindegewebe verfügt über elastische, viskoelastische und plastische Eigenschaften (▶ Tab. 3.1). Im Einzelfall hängt die mechanische Eigenschaft einer Sehne, einer Faszie oder anderer Gewebe von der Zellzahl, der Faserzusammensetzung und dem Wassergehalt ab. Vor allem die Kollagenfasern spielen hierbei eine wichtige Rolle. Deren mechanische Eigenschaften hängen von der Zusammensetzung der jeweils am Bau beteiligten Aminosäuren ab. Abhängig von den jeweiligen Erfordernissen wird das Kollagen so organisiert, dass es den jeweiligen Bedürfnissen optimal entsprechen kann. Kollagenfasern in Sehnen z. B. sind sehr zugfest und können nur in geringem Ausmaß (ca. 5 %) verlängert werden. In Bandscheiben oder Knorpelgewebe können sie bei entsprechender Anordnung aber auch hohem Druck standhalten, Im Knochen gewährleisten sie die Biegefestigkeit. Je höher die Belastung, umso stärker und stabiler werden die Kollagenfaserbündel. Wird die Belastung bei Gesunden überschritten, können Kollagenfasern allerdings auch spontan reißen oder zerstört werden (s. u.). Der Turnover von Kollagen ist sehr langsam (300 bis 500 Tage) (Stecco 2016; van den Berg 2011).

Tab. 3.1 Mechanische Eigenschaften des Bindegewebes.

Bezeichnung	Verhalten nach Belastung
Elastizität	schnelle Rückkehr in die ursprüngliche Form/Länge
Viskoelastizität	Rückkehr in die ursprüngliche Form/ Länge verbunden mit Adhäsionseigenschaften
Plastizität	Verformung

Elastizität, Viskoelastizität, Plastizität **M!**

Elastizität. So nennt man die Eigenschaft eines festen Materials, einer einwirkenden Kraft einen Widerstand entgegenzusetzen, sodass der Körper sich zwar verformt, nach der Entlastung aber in seine Ausgangsform zurückkehrt.

Viskoelastizität. Sie ist die Eigenschaft eines Stoffes, zugleich elastische wie auch visköse Eigenschaften zu haben. Viskosität kennzeichnet die Zähigkeit von Flüssigkeiten, die von der Kohäsion, den Bindungskräften innerhalb eines Stoffes, abhängt. Je höher sie ist, umso zähflüssiger ist das Material (physiolexikon 2007). Die Viskoelastizität des Bindegewebes bezeichnet dessen Eigenschaft, sich durch einwirkende Kräfte zu verformen, nach einer gewissen Zeit aber in die Ausgangsform zurückzukehren – vorausgesetzt, die einwirkende Kraft war nicht zu groß. Sie ist abhängig von Druck, Temperatur und anderen inneren und äußeren Faktoren.

Plastizität: Sie bedeutet Formbarkeit.

3.3.1 Elastizität

Faszien verhalten sich elastisch, wenn sie bei zyklischen oder ausholenden Bewegungen *kurzzeitig* auf Länge beansprucht werden. Dies geschieht beispielsweise im Dehnungs-Verkürzungs-Zyklus beim Rennen oder bei Ausholbewegungen zum Werfen (vgl. ▶ Abb. 3.2b). In der Phase, in der das System vorgespannt wird, verlängern sich die faszialen Anteile, während die beteiligte Muskulatur nahezu konzentrisch kontrahiert (▶ Abb. 3.6). Bei der anschließenden Bewegung federn die Faszien zurück und katapultieren den Läufer bzw. den geworfenen Gegenstand in die gewünschte Richtung und tragen so zur Bewegungsentwicklung bei. Die Vorspannung der Faszien reduziert so den erforderlichen Muskeleinsatz bzw. steigert dessen Effektivität (Mueller und Maluf 2002; Schleip 2013).

Recoil-Effekt

Die mechanische Eigenschaft der Faszien, auf einwirkenden Druck zurückzufedern, bezeichnet man auch als Recoil- (engl. = Rückstoß) oder Katapult-Effekt. Ob dieser Recoil-Effekt gegeben ist, hängt stark vom Training und von der Beanspruchung ab. Da Faszien entsprechend ihrer Beanspruchung ständig umgebaut werden, kann man den Recoil-Effekt mit geeigneten Übungen trainieren (▶ Abb. 3.7). Vernachlässigt man zyklische oder reaktive Belastungen, wird sich diese Eigenschaft der Faszien verringern (Schleip 2013).

Hysterese **M!**

Hysterese beschreibt den Energieverlust in einem Belastungs-Entlastungs-Zyklus (Stecco 2016). Myofasziales Gewebe mit einer geringen Hysterese verliert nur wenig Energie, weil die elastischen Eigenschaften überwiegen. Myofasziales Gewebe mit mehr Hysterese verschluckt gewissermaßen einen Teil der Energie. Die Hysterese kann durch geeignetes Training eines Muskel-Sehnen-Komplexes beeinflusst werden. In der ▶ Abb. 3.7 entspricht die Hysterese der Fläche der jeweiligen Kurve.

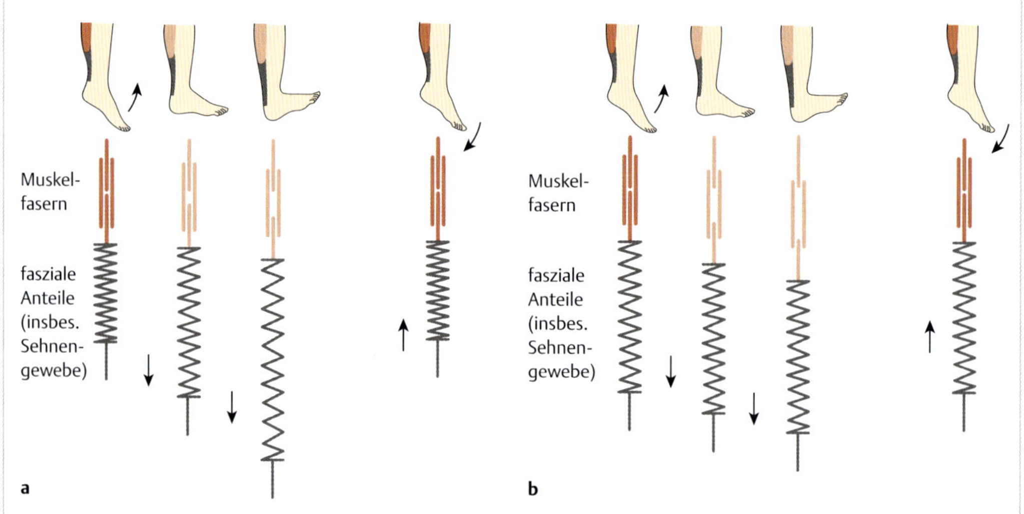

Abb. 3.6 Längenveränderung der faszialen Elemente und Muskelfasern.

a Bei zyklischen oder ausholenden Bewegungen kontrahiert der Muskel nahezu konzentrisch, während die faszialen Anteile vorgespannt werden. Bei der Bewegung ziehen sie sich katapultartig zusammen und tragen so erheblich zur Kraftentwicklung bei.

b Bei einer linearen Bewegung verkürzen die Muskelfasern, die Spannung der faszialen Anteile bleibt nahezu gleich. Die Hauptarbeit wird vom Muskel verrichtet.

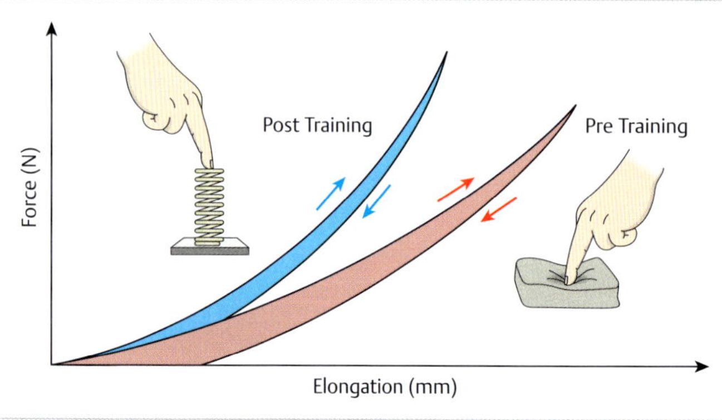

Abb. 3.7 Nach dem Training zyklischer Bewegungen erhöht sich die elastische Kraft der Sehne. Die Muskel-Sehnen-Einheit federt aus Vordehnung besser zurück, die Hysterese nimmt ab (linke Kurve). Findet ein Training mit geringem Gewicht und langsam statt, nimmt zwar die Kraft zu, nicht aber die elastische Speicherkapazität. Die Muskel-Sehnen-Einheit verhält sich eher wie ein Stoßdämpfer, die Hysterese nimmt zu (rechte Kurve) (nach Reeves 2006).

Recoil-Effekt in der Therapie

In der Therapie kann man den Recoil-Effekt nutzen, um den Gewebetonus zu steigern. Hierfür lässt man das geflosste Weichteilgewebe nach gehaltener Vorspannung plötzlich los und nutzt die elastischen Eigenschaften des Gewebes. Der externe Druck durch das angelegte Flossband verstärkt die Wirkung.

3.3.2 Plastizität

Remodellierung des Bindegewebes

Das myofasziale System ist vielfältigen Beanspruchungen ausgesetzt. In erster Linie sind diese mechanisch. Bei Bewegungen treten immer wieder Druck-, Scher- und Zugkräfte auf. Dank seines Aufbaus und aufgrund der Tatsache, dass sämtliche Bestandteile des Bindegewebes (bei guter Ernährung) vom Körper selbst hergestellt werden, findet in der Regel immer eine optimale Anpassung des myofaszialen Systems an die jeweilige individuelle Beanspruchung statt. Myers spricht in diesem Kontext auch von der Plastizität des Bindegewebes und meint damit die Reorganisation bzw. Remodellierung (engl. Remodeling) bindegewebiger Strukturen, insbesondere nach Verletzungen. Mutmaßlich beruht diese Fähigkeit auf dem piezoelektrischen Effekt (siehe Kap. 2.1.2) (Mueller und Maluf 2002). Allerdings ist dieses Thema in der Physiologie noch schlecht aufgearbeitet.

Eine *dauerhafte* Spannung der Faszie verändert deren Form und Gestalt. Faszien sind plastisch und adaptieren bei langsam oder länger einwirkenden gleichgerichteten Kräften im Sinne der Remodellierung (▶ Abb. 3.8). Man kann den Vorgang mit

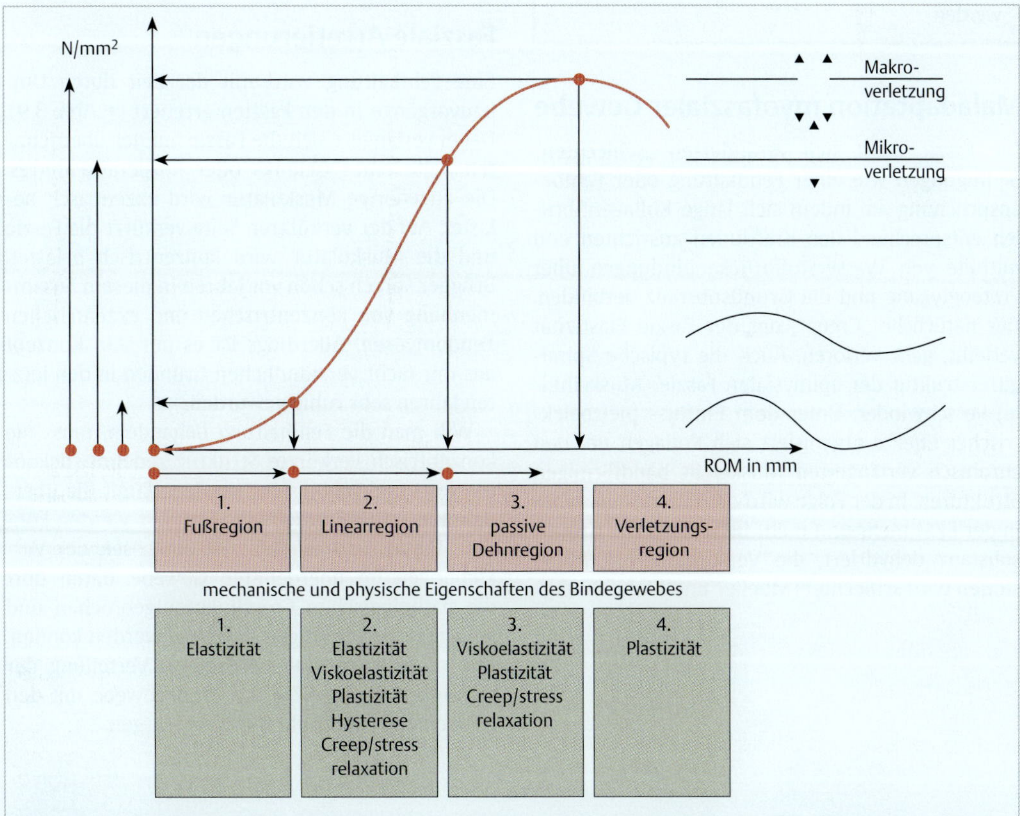

Abb. 3.8 Die Belastungsverformungskurve repräsentiert die mechanischen und physikalischen Eigenschaften des Bindegewebes am Beispiel der Verformung von Kollagenfasern. Dargestellt wird das Ausmaß der Belastung (Vertikale) in Relation zur Verformung (Horizontale, ROM = Range of motion). Im Fußbereich geht die Verformung noch mit einer geringen Belastung der Kollagenfasern einher (Matrixbelastung), in der Linearregion steigt die Belastung proportional zur Verlängerung der Fasern an (Kollagenbelastung). In der passiven Dehnregion (Creep) entstehen erste Mikroverletzungen, bis es schließlich zur vollständigen Zerstörung der Fasern kommt (Verletzungsbereich).

dem Ausbeulen einer Plastiktüte vergleichen. Zieht man das Plastik langsam auseinander, ändert es seine Form. Zieht man ruckartig mit großer Kraft, reißt die Tüte. Auch wenn die einwirkende Kraft langsam einwirkt, aber zu groß ist, kommt es zu einer Schädigung der Struktur.

Hinweis

Langfristige Einflüsse und Verletzungen (siehe Kap. 3.5) können dauerhaft die Belastbarkeit myofaszialer Strukturen beeinträchtigen. Dadurch kann es bereits bei alltäglichen Belastungen zu einer Schädigung von Bindegewebsstrukturen kommen.

Sind solche Schäden bekannt, muss beim Flossen selbstverständlich den individuellen Gegebenheiten Rechnung getragen werden.

Im Zweifel sollte ganz auf Flossen verzichtet werden.

Maladaptation myofaszialer Gewebe

Die Faszie passt sich veränderten „schlechten" Bedingungen wie einer Fehlhaltung oder Fehlbeanspruchung an, indem sich lange Kollagenfibrillen entsprechend den Kraftlinien ausrichten und mithilfe von Wasserstoffbrückenbindungen über Proteoglykane und die Grundsubstanz verbinden. Der natürliche „Creep", der der Faszie Elastizität verleiht, geht verloren. Auch die typische Spiralgitterstruktur der epimysialen Faszie (Muskelhülle) verschwindet. Unter dem Einfluss pielzoelektrischer Effekte organisiert sich Kollagen um den chronisch verlängerten Muskel in bandförmigen Strukturen. In der Folge wird der Flüssigkeitsstrom in der EZM mehr und mehr behindert. Die Grundsubstanz dehydriert, die Versorgung mit Nährstoffen wird schlechter (Mueller und Maluf 2002).

Entstehen und Behandeln von Triggerpunkten M!

Triggerpunkte entstehen im Muskelbauch aus unterschiedlichen Gründen. Es kommt zu einer mangelhaften Versorgung des Gewebes, gleichzeitig lagern sich Stoffwechselabbauprodukte in der EZM ab, die außerdem ihre mechanischen Eigenschaften verändert. Neben Schmerzen treten Störungen der Muskelfunktion auf, was sich insbesondere in einer Muskelschwäche zeigt.

Therapieren kann man die Triggerpunkte mit gehaltenem Druck oder sogenannten „Schmelztechniken". Beim Easy Flossing kann man diese Techniken mit der Bandanlage kombinieren und so auch einen Effekt im umgebenden Gewebe erzielen.

Fasziale Arretierungen

Eine Fehlhaltung wird mit der Zeit durch Umbauvorgänge in den Faszien arretiert (▶ Abb. 3.9). Dabei verlängert sich die Faszie auf der überdehnten Seite eines Gelenks oder Körperabschnittes. Die zugehörige Muskulatur wird exzentrisch belastet. Auf der verkürzten Seite verkürzt die Faszie und die Muskulatur wird konzentrisch belastet. Brügger sprach schon vor Jahren in diesem Zusammenhang von konzentrischen und exzentrischen Tendomyosen. Allerdings ist es um sein Konzept aus mir nicht verständlichen Gründen in den letzten Jahren sehr ruhig geworden.

Will man die Fehlhaltung behandeln, muss die konzentrisch verkürzte Struktur gedehnt (dekontrahiert) und mobilisiert werden, damit die überdehnten Strukturen wieder aktiviert werden können. Voraussetzung dafür ist ein Lösen der Verklebungen im überdehnten Gewebe, damit dort die pathologischen Crosslinks aufgebrochen und kollagene Verdickungen aufgelöst werden können. Erst dann kann eine verbesserte Verteilung der Flüssigkeit in der EZM das Bindegewebe mit den nötigen Bau- und Nährstoffen versorgen.

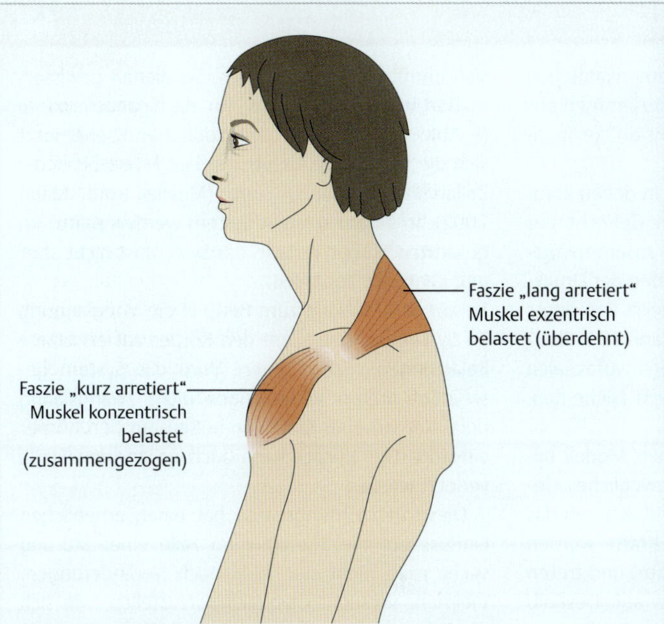

Abb. 3.9 Fehlhaltung und fasziale Arretierung. Die Fehlhaltung wird durch lang und kurz arretierte Faszien fixiert. Die zugehörige Muskulatur ist entweder exzentrisch belastet (überdehnt) oder konzentrisch belastet (verkürzt).

Hinweis

Die plastische Veränderung faszialen Gewebes kann in bestimmten Grenzen umgekehrt werden. Einerseits muss hierfür die ungünstige Dauerbelastung des Gewebes, insbesondere die hohe Zugspannung auf verlängerte Muskeln, herabgesetzt werden. Andererseits müssen der Durchfluss von Flüssigkeit im Gewebe und die Muskelfunktion wiederhergestellt werden. Unter diesen Bedingungen werden Kollagenverbindungen enzymatisch gelöst. Die Faszien adaptieren an die neue Situation und betroffene Muskeln können wieder „normal" arbeiten. Easy Flossing unterstützt diese Reparaturvorgänge, indem es Flüssigkeit im Bindegewebe mithilfe des wechselnden Drucks mobilisiert (siehe Kap. 4.2.1) (Mueller und Maluf 2002).

3.4 Kommunikation

3.4.1 Kommunikation im Fasziennetz

Kommunikation findet im Fasziennetz primär durch den Einfluss mechanischer Kräfte statt. Druck- und Zugkräfte werden entlang der Faszien und der Grundsubstanz von Faser zu Faser und von Zelle zu Zelle übertragen. Laut Myers geschieht die Übertragung der Kräfte häufig entlang myofaszialer Leitbahnen (siehe Kap. 3.1.2). Allerdings verläuft diese Art der Kommunikation bzw. Transmission mechanischer Kräfte unbemerkt, wir sind uns dieser Veränderungen in der Regel nicht bewusst. Myers nimmt an, dass aufgrund dieser unbewussten Kommunikation eine Art Selbstbild in Bezug auf Haltung und Bewegung „in den Flüssigkeitskristallen des Bindegewebes gespeichert wird" (Mueller und Maluf 2002).

Tensegrity

M!

Der Begriff stammt von dem amerikanischen Architekten R.B. Fuller. Er setzt sich zusammen aus den beiden englischen Wörtern „Tension“ (= Spannung) und „Integrity“ (= Integrität).

Tensegrity bezeichnet Strukturen, in denen kompressionsstabile Elemente durch ein Geflecht aus kontinuierlichen Spannelementen zusammengehalten werden, ohne dass sich die Enden der Druckelemente berühren (▸ Abb. 3.10). Myers hat dieses Modell auf den menschlichen Organismus übertragen und daraus sein Konzept der myofaszialen Leitbahnen (Anatomy trains) entwickelt (siehe Kap. 3.1).

Beim herkömmlichen mechanischen Modell bildet das Skelett ein stabiles, aber bewegliches Gerüst. Muskeln, die daran befestigt sind, können das Skelett bewegen oder stabilisieren. Kräfte werden von Knochen zu Knochen weitergeleitet und treten in diesem Modell nur lokal begrenzt auf. Deshalb muss man bei Verletzungen nur die lokal auftretenden Schäden reparieren.

Im Tensegrity-Modell werden die Knochen im kontinuierlichen myofaszialen Netzwerk durch die Spannung der Myofaszie zusammengehalten, ohne sich unmittelbar zu berühren. Sie dienen gewissermaßen als Abstandshalter für die Spannelemente (▸ Abb. 3.10b). Auf mikroskopischer Ebene setzt sich die Tensegrity-Architektur laut Myers bis in die Zellarchitektur hinein fort (Mueller und Maluf 2002). In einem solchen System werden Kräfte im gesamten Körper verteilt, das System ist nicht starr und kann sich anpassen.

So können Muskeln zum Beispiel die Vorspannung im System erhöhen, um den Körper auf erwartete Belastungen vorzubereiten. Wird das System geschädigt, treten Verletzungen nicht zwangsläufig dort auf, wo eine Kraft von außen auf den Körper einwirkt. Der Körper kann auch an anderer Stelle verletzt werden.

Diese Betrachtungsweise hat einen erheblichen Einfluss auf die Therapie: im Falle einer Störung sucht man nicht nur lokal nach Veränderungen. Vielmehr versucht man sich vorzustellen, wie sich die Spannung im Körper verteilt und wo es im Einzelfall Schwachstellen gibt. Myers hat deshalb Kraftwirkungslinien als myofasziale Ketten (S. 31) beschrieben, die mehrere Körperabschnitte miteinander verbinden.

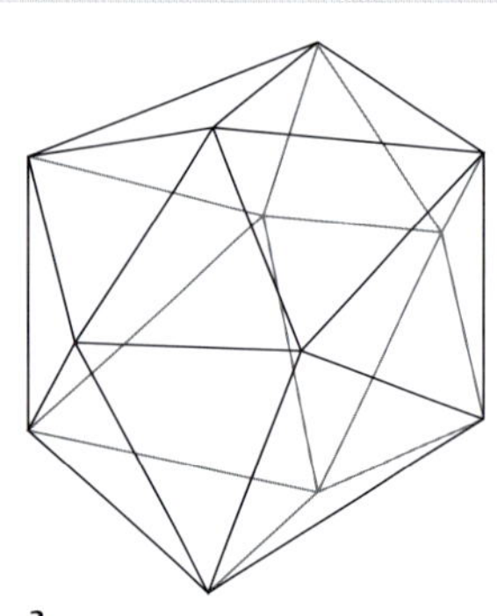

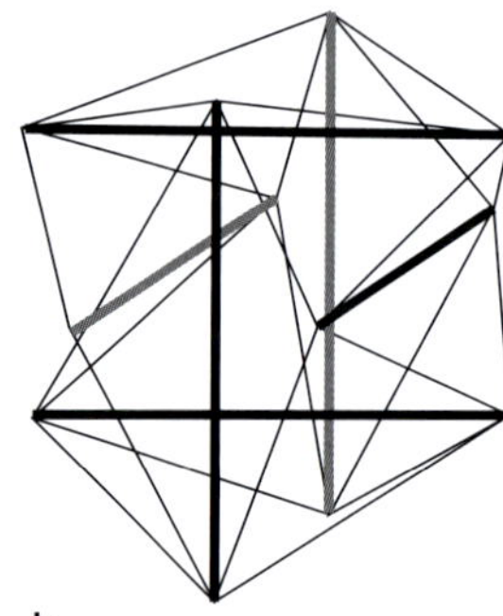

Abb. 3.10 Ikosaeder.

a Der Ikosaeder ist ein geometrischer Körper mit einem besonders günstigen Verhältnis von Oberfläche und Volumen.

b Ikosaeder als Tensegrity-Struktur. Ein elastisches Spannungssystem hält die sechs Drehachsen des Isokaeders (durch jeweils gegenüberliegende Ecken) als Kompressionselemente in ihrer Position, ohne dass sich die Enden der Drehachsen berühren. Aufgrund der elastischen Verbindungen kann sich ein solches Modell verformen, wenn Kräfte von außen einwirken. Im menschlichen Körper können Muskeln die Vorspannung im System erhöhen, um den Körper auf erwartete Belastungen vorzubereiten.

3.4.2 Kommunikation mit anderen Netzwerken

Das Fasziennetz ist nur eines von drei großen Netzwerken im menschlichen Körper. Die beiden anderen, die unserem Zusammenhang wichtig sind, sind das Gefäßsystem und das Nervensystem. Alle drei Netzwerke stehen in enger Verbindung und beeinflussen sich gegenseitig. Sie kommunizieren durch den Austausch von Nervenimpulsen oder Botenstoffen (▶ Abb. 3.11).

Zwischen Nerven- und Gefäßnetz sind es in erster Linie Hormone und Neuropeptide, die den Informationsaustausch und die gegenseitigen Beeinflussung gewährleisten. Bei der Kommunikation des Nervensystems mit den Faszien spielen die Mechanorezeptoren, die sich in großer Zahl in den Faszien befinden, eine wichtige Rolle. Man findet sie u. a. im Muskel-Sehnen-Übergang, in den Gelenkkapseln und Ligamenten, aber auch in Muskelfaszien und sonstigem faszialem Gewebe.

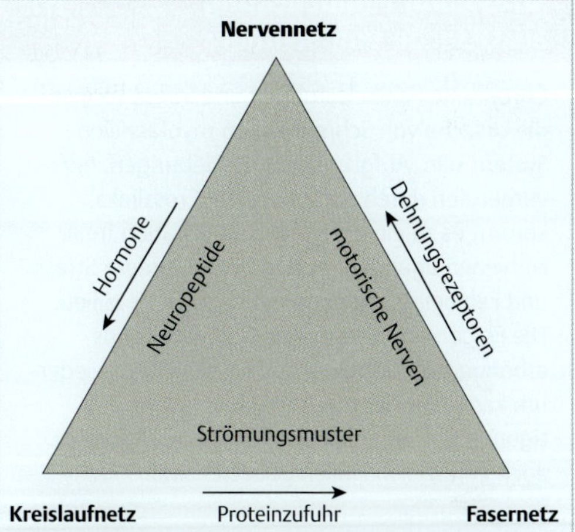

Abb. 3.11 Zwischen den großen Netzwerken des menschlichen Organismus besteht eine enge Wechselwirkung. Über den Austausch von Botenstoffen oder Nervenimpulsen beeinflussen sich die Systeme gegenseitig.

Gleichzeitig beeinflussen motorische Nerven den Tonus des Bindegewebes und der Muskulatur – und somit den des myofaszialen Systems. Mit dem Gefäßsystem schließlich verständigt sich das Fasziennetz, indem es durch seine Spannung, aber auch durch Adhäsionen und Bewegung Einfluss auf das Strömungsmuster hat. Vom Gefäßsystem wiederum werden die Faszien mit Proteinen und anderen Stoffen versorgt, sodass die Durchblutung und der Austritt von Plasma ins Gewebe entscheidenden Einfluss auf die Trophik und den Turgor des Fasziennetzes haben.

Wichtig ist auch der Einfluss des endokrinen Systems auf das myofasziale System. Mechanorezeptoren der Eingeweide, die ja ebenfalls fasziale Hüllen haben, beeinflussen beispielsweise die Serotoninausschüttung oder die Freisetzung von Histamin. Histamin bewirkt eine Vasodilatation und erhöht die Permeabilität der Zellmembranen. Es spielt bei der Wundheilung eine wichtige Rolle (van den Berg 2011; Schleip 2011).

Faszie als Sinnesorgan **M!**

Bezogen auf die Anzahl von Rezeptoren kann man das myofasziale System als das größte Sinnesorgan des Menschen bezeichnen. Man findet dort verschiedene Mechanorezeptoren. Neben Golgi-Rezeptoren und Ruffini-Körperchen sind das Vater-Pacini-Körperchen und unzählige freie Nervenendigungen, die ebenfalls auf mechanische Reize reagieren. Neben der Proprizeption ist eine weitere Aufgabe der Mechanorezeptoren die Regulation des Muskeltonus. Daneben haben sie Einfluss auf das vegetative Nervensystem und können die Aktivität des Sympathikus hemmen (vgl. Kap. 4.1.3). Die freien Nervenendigungen spielen bei der Schmerzwahrnehmung und -verarbeitung eine Rolle (Mueller und Maluf 2002; Schleip 2004; Schleip 2011).

Hinweis

Grenzen der Methode. Die dargestellten Zusammenhänge spielen für die Wirkung des Flossens eine wichtige Rolle. Wie wir weiter unten (Kap. 4) sehen werden, lassen sich die Effekte von Easy Flossing, die ja (noch) nicht bewiesen sind, gut erklären, wenn man diese Zusammenhänge kennt. Daneben ist es wichtig zu wissen, dass das myofasziale System auf verschiedenen Arten und Weisen in seiner Funktion beeinträchtigt werden kann. Zwar hat man mit Easy Flossing einen guten Behandlungszugang, man muss sich aber auch vor Augen führen, dass nur eine Beseitigung der Ursachen von Beschwerden eine dauerhafte Besserung herbeiführen kann – sofern dies im Einzelfall möglich ist. Manche Veränderungen lassen sich kaum, nur sehr langsam oder gar nicht umkehren. Dann ist die temporäre Linderung der Symptome oder die Verbesserung der Funktion das Therapieziel.

3.5 Ursachen für Veränderungen im myofaszialen System

3.5.1 Chronische Fehlbelastungen und Stress

Fehlbelastungen

Chronische Fehlbelastungen führen zu Adaptionen im myofaszialen System, die für sich genommen eine adäquate Reaktion sind. So müssen sich bei einer schweren körperlichen Tätigkeit oder im Training die Muskulatur, die zugehörigen Faszien und auch die knöchernen Strukturen an die dauernd auftretenden Belastungen anpassen. Ansonsten droht schon bald das berufliche oder sportliche Aus. Auch eine Fehlhaltung geht über die Jahre mit einer Anpassung des muskuloskelettalen Systems einher (vgl. Kap. 3.3).

Die Anpassungsreaktionen können den Verlauf der Kraft- und Zuglinien im Fasziensystem verändern. Dies beeinträchtigt auch die Koordination bzw. die Ansteuerung der Muskulatur, wodurch sich die Verletzungsgefahr erhöht. Daneben führen sie zu einer Unterbrechung von Flüssigkeitsströmen oder leiten diese um. Sie beeinträchtigen die Gesundheit sonst wenig beanspruchter Strukturen des Bewegungsapparats, des Gefäß- und des Nervennetzes. In der Folge können Beschwerden auftreten, die eine sehr lange Vorgeschichte haben. Will man diese gezielt und effizient therapieren, muss man wissen, welchen Belastungen der Organismus jeweils ausgesetzt ist. Beweglichkeit, Körperstatik und Körperfunktionen müssen ganzheitlich erfasst werden (Mueller und Maluf 2002; Van den Berg 2016).

Easy Flossing bei chronischen Beschwerden

Mit Easy Flossing lassen sich eingefahrene Bewegungsmuster aufbrechen. Es trägt zur besseren Flüssigkeitsverteilung bei, die Versorgung des Gewebes verbessert sich, die Beweglichkeit nimmt zu und Belastungen werden reduziert. Die vielfältigen Wirkungen des Flossens leisten einen wichtigen Beitrag bei der Therapie chronischer Beschwerden!

Stress und Fehlbelastung als Ursache von Schmerz M!

Chronische Fehlbelastungen und Stress können die Ursache von Schmerzen im myofaszialen System sein. Aufgrund von Verklebungen, hervorgerufen durch pathologische Crosslinks, kommt es zu einer vermehrten Irritation freier Nervenendigungen. Außerdem verändern Stress und Fehlbelastungen das biochemische Milieu. Die Folgen sind Schmerzen und eine Tonuserhöhung von Muskeln und Faszien. Dies wiederum kann zu einer mechanischen Beeinträchtigung der Nervenbahnen führen, weil diese ja auch in faszialen Hüllen gebettet sind.

Stress

Stress im Sinne von psychischer oder physischer Überforderung führt zu erheblichen Veränderungen im biochemischen Milieu. Auch Emotionen beeinflussen das fasziale Netzwerk. Die dadurch ausgelösten hormonellen Veränderungen haben massive Einflüsse auf das fasziale Netzwerk, aber auch auf die anderen Netzwerke des Körpers. Über längere Zeit entwickeln sich so Symptome, die die Gesundheit sämtlicher Körpersysteme beeinträchtigen. Im Herz-Kreislauf-System drohen schwere Krankheiten aufgrund von Hypertonie, im Nervensystem kommt es u. a. zu einer Reduktion der

Schmerztoleranz, die Verdauungsorgane werden geschädigt und das muskuloskelettale System antwortet auf Stress mit Schmerzen und Verspannungen. Oft sieht man einer gestressten Person ihren Zustand schon an der Haltung an (Mueller und Maluf 2002; Myers 2015).

Hinweis i

Easy Flossing kann bei Stress eine Hilfe sein, Verspannungen im muskuloskelettalen System zu lösen, den Muskeltonus herabzusetzen, aber auch den Tonus im Bindegewebe zu normalisieren. Wir vermuten, dass sich durch die Flüssigkeitsverschiebung und die Ausschüttung gewebeaktiver Substanzen der pH-Wert in der EZM von sauer nach alkalisch verändert. Diese Veränderungen, verbunden mit einer besseren Versorgung des Gewebes bis in die letzte Zelle, eröffnen Möglichkeiten für unterschiedlichste therapeutische Verfahren. Easy Flossing ist bei Stress eine mögliche adjuvante Therapie.

3.5.2 Verletzungen

Bei einer Verletzung wird das myofasziale System durch inadäquate mechanische Kräfte oder Überbelastung beschädigt. Allerdings geschieht dies nicht immer dort, wo die eine Kraft von außen auf den Körper einwirkt (siehe Tensegrity, Kap. 3.4.1). Fast immer kommt es zu einer Unterbrechung der Kontinuität faszialer Strukturen (vgl. das Fasziendistorsionsmodell von Stephen Typaldos, Nagel 2016). Ist die mechanische Kraft noch nicht so groß, dass es zu einer massiven Schädigung kommt, kann es dennoch auf mikroskopischer Ebene Läsionen im myofaszialen Gewebe geben, die sich als lokale Schmerzen oder Funktionsstörungen bemerkbar machen (Muskelverhärtung, Zerrung, Krampf).

Subfailure Injuries

Im Leistungssport sieht man sehr häufig Mikroverletzungen in Ligamenten, aber auch in flächigen Faszien, muskulären Hüllstrukturen oder dem Muskel selbst. Ursache kann eine einmalige Fehlbelastung sein. Aber auch wiederholte Mikrotraumata oder koordinative Schwächen bei der Ausübung einer anspruchsvollen Technik können solch lokalen Gewebsschäden verursachen. Diese beeinträchtigen die Funktion und die Leistung, auch wenn dies den Betroffenen oft nicht bewusst und diagnostisch kaum nachweisbar ist.

Hinweis 

Weil sich Subfailure Injuries mit bildgebenden Verfahren in der Regel nicht nachweisen lassen, werden oft keine adäquaten therapeutischen Maßnahmen eingeleitet. Dies gilt erst recht, wenn keine akuten Schmerzen vorhanden sind. Sportler im Wettkampf neigen dann dazu, trotz gegenteiliger Ratschläge den Wettkampf fortzusetzen. Nicht selten kommt es dann zu schwerwiegenden Verletzungen.

Veränderte Rekrutierungsmuster bei Subfailure Injuries

Patienten, die eine Subfailure Injurie erlitten haben, empfinden meist Schmerzen oder ein Unbehagen bei bestimmten Bewegungen. Oft ist das Gefühl für die Bewegung ein anderes, ohne dass man den Grund dafür benennen kann. Nicht selten ist auch die sportliche Leistungsfähigkeit beeinträchtigt. Ursache für Subfailure Injuries ist zum einen die Zerstörung von Bindegewebsfasern mit der damit einhergehenden Irritation freier Nervenendigungen. Zum anderen verändert sich durch das Mikrotrauma das Rekrutierungsmuster der motorischen Einheiten in der näheren Umgebung, weil auch die Mechanorezeptoren bei solchen Verletzungen geschädigt werden. Die Bewegungsqualität wird schlechter, oft ohne dass die betroffene Person dies merkt oder sagen kann, wo das Problem liegt.

Insbesondere bei Leistungssportlern müssen Anzeichen für das Vorliegen von solchen Mikroverletzungen ernst genommen werden, will man schwerwiegende Verletzungen oder einen Leistungsabfall vermeiden.

Auch Repetetive Strain Injuries können als Folge von Subfailure Injuries betrachtet werden. Die chronische Überbeanspruchung von Muskelfasern bedeutet u. U. Stress für benachbarte Zellen. Deren Funktion verschlechtert sich und sie werden anfälliger für Verletzungen. Eine andere Erklärung wäre die immer wieder unterbrochene Heilungskaskade von Mikroverletzungen, die letztlich zu einer dauerhaften Aktivierung oder Stagnation der Wundheilung führt (Schleip 2016).

Problematisch werden Subfailure Injuries, wenn Patienten infolge der lokalen Schädigung unbewusst Kompensationsstrategien entwickeln, die zu Mehrbelastungen an anderer Stelle führen. Oder wenn die Symptome ignoriert werden und es aufgrund der Veränderungen im myofaszialen System zu schwerwiegenderen Verletzungen kommt. Viele Patienten berichten beispielsweise, dass einem Muskelfaserriss ein leichtes Ziehen oder eine Härte im Muskel vorausgegangen ist. Sportler berichten oft von einem unguten Bewegungsgefühl oder davon, dass sie nicht mehr ihre Leistungen abrufen können, ohne genau zu wissen, woher das kommt. Selbst Arthrosen können als langfristige Folgen von „Subfailure Injuries" betrachtet werden, weil geänderte Bewegungsmuster den Verschleiß von Gelenkstrukturen erhöhen können.

Hinweis

Erfahrene Therapeuten können „Subfailure Injuries" oft palpatorisch nachweisen und genau lokalisieren. Manchmal geben auch spezifische Tests Aufschluss über versteckte Läsionen. Oder sie beobachten Veränderungen der Bewegungsqualität. In solchen Fällen kann Easy Flossing anscheinend Wunder bewirken. Gelingt es, mit dem Flossen pathologische Crosslinks aufzulösen, die sich infolge einer Mikroverletzung gebildet haben, oder verbessert sich die intra- und intermuskuläre Koordination, spürt der Betroffene unmittelbar deutliche Veränderungen. Das gute Bewegungsgefühl kommt zurück, die Leistung wird wieder besser (Panjabi 2006; Zimmer 2010).

3.5.3 Immobilität und Alter

Im Alter kommt es zu erheblichen Veränderungen im myofaszialen System. Diese ähneln in vielem den Veränderungen bei Immobilität. Ob die altersbedingten Veränderungen dann allein dem Alter geschuldet sind, auf die nachlassende Aktivität oder pathologische Bewegungsmuster zurückzuführen sind, wird kontrovers diskutiert (van den Berg 2016).

Dehydration

Die auffälligste Änderung ist sicher die Abnahme des Wasseranteils im Bindegewebe (van den Berg 2011). Äußerlich zeigt sich dies beim älteren Menschen an der zunehmenden Faltenbildung der Haut. Aber auch bei jüngeren Menschen kommt es im Inneren bei einer Ruhigstellung zu einer Störung von Transportprozessen. Zellstoffwechsel und die Ernährung der Zellen verschlechtern sich. Die Anzahl der Zellen nimmt ab. In der Folge werden immer weniger Matrixkomponenten produziert und die Qualität dieser Komponenten wird schlechter. Schließlich kommt es zu einem Verlust von Grundsubstanz, wodurch in der EZM immer weniger Wasser gebunden werden kann (van den Berg und Wulf 2008). Ein Prozess, der sich dann immer weiter fortsetzt.

Mit dem abnehmenden Wassergehalt der EZM werden die epimysialen Faszien immer steifer. Die Beweglichkeit nimmt ab, die Kraftübertragung der Muskeln wird schlechter. Möglicherweise ändert sich dadurch auch die intramuskuläre Koordination (Stecco 2016).

Zunahme pathologischer Crosslinks

Weil mit dem Verlust von Grundsubstanz und Wasser das Gewebevolumen abnimmt, lagern sich die Fasern in der EZM enger aneinander an. Dadurch erhöht sich die Bereitschaft zur Bildung pathologischer Crosslinks. Begünstigt wird dieser Vorgang durch die Abnahme der Anzahl elastischer Fasern und die vermehrte Bildung kollagener Fasern. Allerdings sind diese dicker und weniger gewellt als beim jungen, aktiven Menschen (▶ Abb. 3.12). Sie „wuchern" ungeordnet im Bindegewebe, überkreuzen sich und winden sich umeinander. Damit verlieren die faszialen Hüllen um Muskeln ihre regelmäßige Spiralgitterstruktur, sie „verfilzen". Dass es in dieser Formation zur vermehrten Bildung weiterer pathologischer Crosslinks kommt, liegt auf der Hand (Mueller und Maluf 2002).

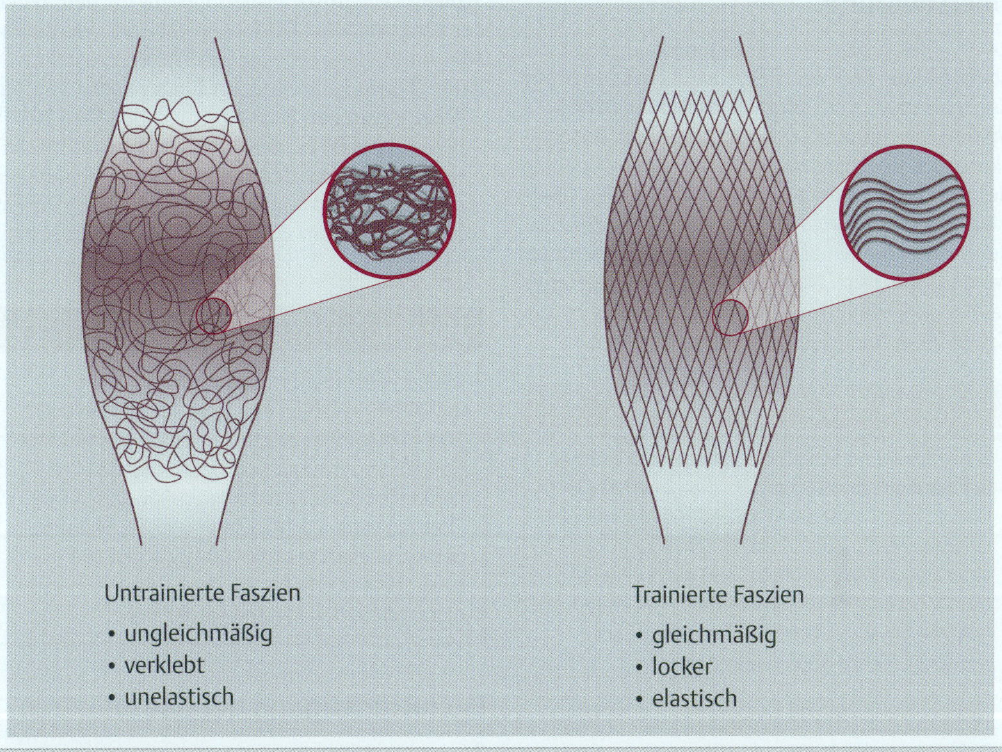

Abb. 3.12 Während die Kollagenfasern beim jungen, aktiven Menschen gewellt (Crimp-Formation) und in einer spiralförmigen Gitterstruktur angeordnet sind, sind sie beim alternden, inaktiven Menschen eher gestreckt und chaotisch angeordnet. Dies verringert die Elastizität des Bindegewebes und damit der Faszien, die Verletzungsanfälligkeit steigt.

Erhöhte Verletzungsanfälligkeit

M!

Gekräuselte (engl.: „crimp"), in einem Spiralgitter angeordnete kollagene Fasern sind elastischer und weicher als solche, die abgeflacht und ungeordnet sind. Die degenerierten Faszien sind dehydriert und „verfilzen" regelrecht, auch werden sie immer härter. Durch diese Veränderungen erhöht sich die Belastung des myofaszialen Gewebes durch mechanische Reize, insbesondere wenn diese schnell einwirken. Die Anfälligkeit für Verletzungen steigt. Es gibt Hinweise, dass durch Training die Kräuselung der Kollagenfasern wieder zunimmt (Mueller und Maluf 2002; Schleip 2013).

Ein anderer Grund für die Verletzungsanfälligkeit ist die „Reparatur" von Defekten mit qualitativ schlechterem Ersatzgewebe. Bei der Reorganisation, sei es nach Verletzungen oder als Folge wiederkehrender Beanspruchung, begünstigen veränderte Krafteinflüsse aufgrund der veränderten mechanischen Eigenschaften die Bildung von ungeformtem Bindegewebe, das im Vergleich zu dem geformten Bindegewebe mechanisch weniger belastbar ist. Im Alter macht sich dies vermehrt bemerkbar (van den Berg 2011).

Übersäuerung

Eine weitere Folge von Bewegungsmangel ist die abnehmende Stoffwechselaktivität, wodurch die Konzentration von Stoffwechselabbauprodukten im Gewebe zunimmt. Es kommt zu einer Verschlackung des Bindegewebes, die mit einer Abnahme des pH-Werts einhergeht. Die Folge ist eine Übersäuerung (Azidose), bei der vermehrt Entzündungsmediatoren und Zytokine ausgeschüttet werden, die freie Nervenendigungen, vegetative Fasern und endokrine Drüsen reizen. Dies ist ein Grund für vermehrt auftretende Schmerzen.

Heilsamer Schlaf **M!**

Schlafdauer und Schlaftiefe haben einen Einfluss auf das Bindegewebe. Im Schlaf regeneriert der Körper, baut Metaboliten ab und füllt die Energiespeicher wieder auf. Zu wenig Schlaf kann zu einer Übersäuerung führen, weil die regenerativen Vorgänge behindert werden. Für Gesundheit und physische Leistungsfähigkeit ist ausreichender Schlaf also unerlässlich.

Bei einem verminderten pH-Wert nimmt auch die Viskosität von Hyaluronan zu, das in hoher Konzentration im Endomysium und Perimysium vorkommt und für die Beweglichkeit im Inneren von Muskeln sorgt. Die Folge: Betroffene fühlen sich steifer. Was beim Sportler nach Belastung normal ist und durch die Regeneration bald vorübergeht, kann bei alten oder immobilen Menschen zu einem anhaltenden Problem werden. Nicht selten entwickeln sich Triggerpunkte, die Schmerzen werden mehr (Stecco 2016).

Fallbeispiel **B**

Im Eishockey konnte ich beobachten, dass die Verletzungsquote dann am höchsten ist, wenn die Sportler wenig und schlecht geschlafen haben. Dies ist z. B. bei kurz aufeinanderfolgenden Spielen der Fall, wenn die Spieler im Bus übernachten müssen. Bei Schlafmangel leiden die Konzentrationsfähigkeit, die Koordination und die Schnelligkeit, aber auch die Adaptationsfähigkeit der Muskulatur ist beeinträchtigt.

Schließlich wird bei Übersäuerung in den Zellen der EZM vermehrt Fibrinogen gebildet, was die Fasern im Bindegewebe gewissermaßen zusammenbäckt (Fibrinogen wirkt im Bindegewebe wie ein „Kleber") (van den Berg 2011; van den Berg 2016). Dadurch kommt es viel schneller zu einer mechanischen Irritation der freien Nervenendigungen. Entzündungen können auftreten und heilen schlechter ab (van den Berg 2011; van den Berg 2016).

Hinweis **i**

Mit Easy Flossing lässt sich das Altern nicht aufhalten. Trotzdem empfehle ich, Flossen bei älteren Menschen mit Beschwerden im muskuloskelettalen System unbedingt auszuprobieren – natürlich mit angepasster Intensität. Durch Easy Flossing werden Schlackstoffe ausgeschwemmt, pathologische Crosslinks aufgebrochen und die Beweglichkeit erhöht. So können auch Ältere von dieser effizienten Methode profitieren.

Beeinträchtigung der Koordination

Bei einer Immobilisation nach einer Verletzung oder Operation, bei Inaktivität infolge einer Fehlhaltung und infolge des Alterns kann sich Fasziengewebe partiell verdichten. Dadurch ändert sich die Propriozeption. Dies hat zur Folge, dass einzelne Muskelanteile nicht mehr korrekt angesteuert werden. Die intramuskuläre Koordination verschlechtert sich. Eine mögliche Konsequenz der dadurch veränderten Rekrutierung von Muskelfasern ist laut Stecco (Stecco 2016) eine Änderung der auf ein Gelenk einwirkenden Kraftvektoren. Dies hat zur Folge, dass die Koordination von Gelenkbewegungen schlechter wird und die betroffenen Gelenke schließlich schmerzen. Mit der Zeit kann sich daraus eine schmerzhafte Arthrose entwickeln (Stecco 2016).

3.5.4 Sonstige Faktoren

Umwelteinflüsse

Einen nicht unerheblichen Einfluss auf das Fasziensystem hat die Umwelt. Unter der Haut bildet die Fascia superficialis eine mechanische Barriere gegen eindringende Krankheitserreger und mechanische Irritationen. Der Körper ist dadurch oft ständig in Alarmbereitschaft. Nicht nur Krankheitserreger und mechanische Belastungen, auch Parasiten, Pilze, Mikroorganismen, chemische Substanzen, elektromagnetische Strahlung und andere Umwelteinflüsse belasten unseren Körper. Die Immunabwehr und die mechanischen Barrieren versuchen, die vielen schädigenden Einflüsse abzuwehren. Der Mensch hat, wenn auch meist unbewusst, immer das Ziel, seine körperliche Integrität und seine Gesundheit zu erhalten.

Wird die Belastung für ein Individuum zu groß, sei es aufgrund der Vielzahl schädigender Einflüsse, sei es aufgrund einer Schwächung der körpereigenen Abwehr oder einer gewissen Anfälligkeit, kann es zu subakut ablaufenden Abwehrreaktionen kommen. Im Englischen spricht man von „Silent Inflammations“. Solche „stummen“ Entzündungen können den Organismus über längere Zeit beschäftigen. Die dabei ausgeschütteten Hormon- und Botenstoffe haben dann oft auch einen Einfluss auf das Fasziensystem: Sie sensibilisieren die zahlreichen Rezeptoren in den Faszien und machen diese anfälliger für Irritationen. Selbst Restriktionen im Fasziensystem sind über diese Mechanismen erklärbar (Kia 2015).

Hinweis i

Auch im Fall einer chronischen Belastung des myofaszialen Systems durch sogenannte „Silent Inflammations“ kann aus meiner Sicht Easy Flossing helfen. Weil beim Flossen zahlreiche Schlackstoffe aus dem Gewebe herausgepresst werden und beim Refill (s. Kap. 4.2) frische Flüssigkeit mit Nähr- und Botenstoffen in das behandelte Gebiet einströmt, bessern sich lokal die Trophik und Beweglichkeit. Damit hat das Bindegewebe Gelegenheit, sich zu erholen und möglicherweise wieder besser seinen Aufgaben nachzukommen.

Ernährung

Die Ernährung beeinflusst generell den Zustand des menschlichen Organismus. In unserem Zusammenhang bedeutsam ist zum einen die Zufuhr entzündungsförderlicher Substanzen (Arachidonsäure, Histamine, gesättigte Fettsäuren) mit der Nahrung, was bei chronischen Erkrankungen deren Verlauf ungünstig beeinflussen kann. Daneben spielen auch die Endprodukte des Zucker- und Eiweißstoffwechsels eine wichtige Rolle. Deren Endprodukte („advanced glycation endproducts“, AGE) lagern sich im Bindegewebe ein und vermindern die elastischen Eigenschaften von Sehnen und anderen faszialen Geweben, weil vermehrt pathologische Crosslinks gebildet werden (Bierhaus 2004).

Besonders wichtig ist die ausreichende Zufuhr von Flüssigkeit. Wegen des hohen Wassergehalts der EZM reagiert diese besonders empfindlich, wenn der Körper nicht ausreichend mit Flüssigkeit versorgt wird. Trinkt man ausreichend, wird der Abtransport von Stoffwechselendprodukten gefördert.

Hinweis i

Im Leistungssport verzichtet man in vielen Disziplinen auf Zucker, Mehl und Milchprodukte, weil man um den nachteiligen Einfluss auf das Leistungsvermögen weiß.

Trinken verbessert die Wirkung von Easy Flossing. Nur wenn das Bindegewebe ausreichend durchsaftet ist, können die beim Flossen anfallenden Stoffwechselabbauprodukte entsorgt und verstoffwechselt werden.

4 Wirkweisen und Hypothesen

Die Wirkung des Flossens beruht im Wesentlichen auf vier Mechanismen (▶ Abb. 4.1):
- myofasziale Kompression
- Refill
- Releasing
- Movement Development

In diesem Kapitel werde ich erklären, auf welchen Prinzipien diese Wirkungen beruhen und welchen Effekt sie in der Praxis haben (▶ Tab. 4.1). Manche kurzfristigen Effekte der Behandlung lassen sich unmittelbar beobachten und durch Retests belegen (z. B. Bewegungsgewinn, Schmerzlinderung). Andere können nicht unmittelbar beobachtet werden und bedürfen genauerer Untersuchungen. Es gibt dafür bisher leider keine Beweise, weil die Wirkung des Flossens bisher kaum wissenschaftlich untersucht wurde (siehe nachfolgender Kasten). Unsere Erklärungsansätze beruhen daher auf klinischer Erfahrung, Erkenntnissen aus der Faszienforschung und auf Untersuchungen zur Wirksamkeit anderer physikalischer und physiotherapeutischer Verfahren, die sich auf das Flossen übertragen lassen. Für die Zukunft ist es wichtig, mit geeigneten Studien die Wirkung von Easy Flossing in Studien zu belegen, um die Methode wissenschaftlich zu untermauern.

Hinweis

Schwache Studienlage. Die Studienlage zum Thema Flossen ist sehr schlecht. Dies liegt nicht zuletzt daran, dass die Methode noch relativ jung und erst in den letzten Jahren bekannt geworden ist. Inzwischen wird das Flossen in der Ausbildung zum FDM-Therapeuten (FDM = Faszien Distorsions Modell nach Typaldos) integriert, weil man von der Wirkung dieser Technik überzeugt ist. Die einzigen Untersuchungen, die mir zum Zeitpunkt der Manuskripterstellung bekannt sind, sind eine bisher unveröffentliche Untersuchung von meiner malaysischen Kollegin Sunitha Nair und mir über die Auswirkungen des Flossens auf Schmerz und Entzündung bei lateraler Epikondylitis sowie die Untersuchung zweier neuseeländischer Kollegen über die Wirkungen des Flossens in Bezug auf die Mobilität des Sprunggelenks und die Leistungsfähigkeit beim Springen (Driller und Overmayer 2016; Kruse et al. 2016). Beide Studien konnten einen messbaren Effekt des Flossens nachweisen. Wie nicht anders zu erwarten, bedarf es aber auch hier weiterer Untersuchungen, um die Wirkungen des Flossens mit bestmöglicher Evidenz zu untermauern.

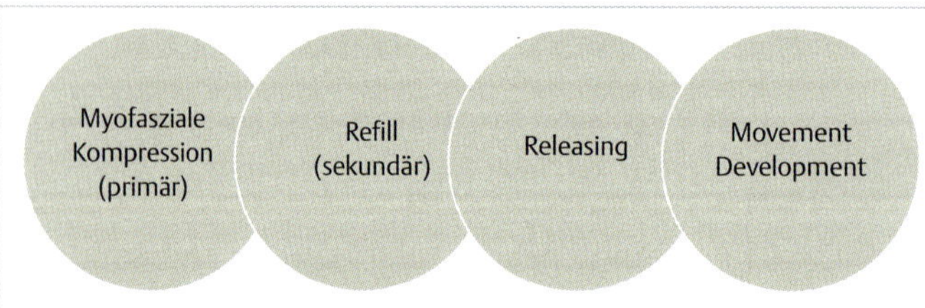

Abb. 4.1 Vier Hauptwirkungen sind für den positiven Effekt von Easy Flossing verantwortlich.

Tab. 4.1 Erklärungsansätze für die Hauptwirkungen von Easy Flossing.

Wirkung	Erklärungsansatz	Effekt
myofasziale Kompression	Gelenkdistraktion	• Bewegungserleichterung • Schmerzlinderung • vermehrte Synovialproduktion
	separierende Translation der interfaszialen Etagen bei Bewegung	• Verbessern der Mobilität durch Adhäsiolyse • Aufbrechen pathologischer Crosslinks
	Stimulation von Hautafferenzen, Mechanorezeptoren und freien Nervenendigungen	• Axonreflex • Schmerzlinderung durch verschiedene Mechanismen der Schmerzinhibition
	Flüssigkeits- und Blutstau	• Ausschüttung von Stickstoffmonoxid • Anstieg der Creatin-Kinase
	Mechanotransduktion	• Stimulation von Fibroblasten in der EZM • verbesserte motorische Ansteuerung
	Aufbrechen von Makromolekülen	• vermehrte Flüssigkeitsaufnahme
Refill	Schwamm-Effekt (Fluid-Dynamics-Effekt)	• Rehydration • verbesserte Viskoelastizität/Verbesserung der Mobilität
Releasing	Beeinflussen von Mechanorezeptoren	• Tonusreduktion
	Ausschüttung von Gewebehormonen	• Beeinflussen des Stoffwechsels
Movement Development	Tonusregulation	• Annähern an den Normotonus
	verbesserte Mobilität	• Leistungsverbesserung • subjektive Verbesserung
	bessere Rekrutierung von Muskelfasern	• verbesserte Kraftgenerierung • Verbessern der Kraftübertragungswege
	verbesserte inter- und intramuskuläre Koordination (Setup)	• Ökonomisierung der Bewegung
	Schmerzlinderung	• Vermeiden von Schonhaltung

4.1 Myofasziale Kompression

Bei der myofaszialen Kompression kommt es zu unterschiedlichen Effekten, die wir auf folgende Mechanismen zurückführen:

- Gelenkdistraktion
- Separierende Translation der interfaszialen Etagen
- Stimulation von Hautafferenzen, Mechanorezeptoren und freien Nervenendigungen
- Flüssigkeits- und Blutstau
- Mechanotransduktion
- Aufbrechen von Makromolekülen

4.1.1 Gelenkdistraktion

Wickelt man das Flossband mit kräftigem Zug *um ein Gelenk*, wirkt ein zirkulärer Druck auf das gesamte Arthron. Aufgrund der Kompression separiert die Gelenkflüssigkeit die Gelenkpartner voneinander (▶ Abb. 4.2).

Die Distraktion fördert die passive Beweglichkeit des behandelten Gelenks und hat eine inhibierende Wirkung auf die Rezeptoren in den gelenkumgebenden Weichteilen. Dehnrezeptoren der Kapsel (Ruffini- und Vater-Pacini-Rezeptoren) werden inhibiert und bewirken ein Nachlassen der Kapselspannung. In Verbindung mit der Separation der Gelenkpartner ergeben sich so optimale Voraussetzungen für eine „Gap-Manipulation". Durch das Flossen empfindet der Behandelte weniger

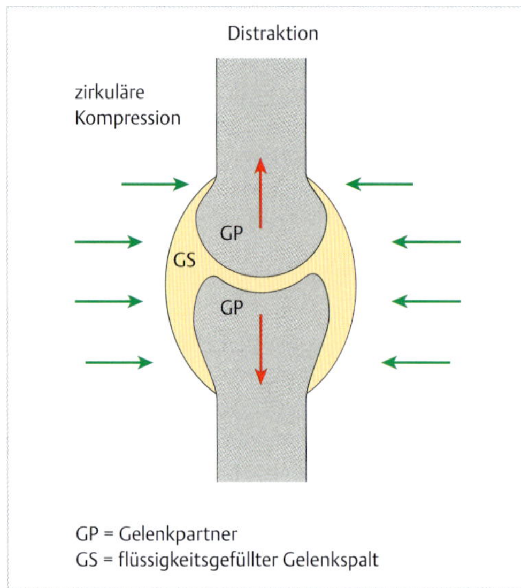

Abb. 4.2 Die zirkuläre Kompression bewirkt eine Distraktion des Gelenks, weil mit der Kompression der Binnendruck im Gelenk größer wird als die Kräfte, die das Gelenk stabilisieren und zusammenhalten (Adhäsion, subatmosphärischer Druck, Spannung des Kapsel-Band-Apparates).

Schmerzen und kann sich besser bewegen. In der Osteopathie proklamiert man außerdem, dass der rhythmische Wechsel von Kompression und Traktion die Produktion von Synovialflüssigkeit anregt. Vermutlich wirkt auch Easy Flossing von Gelenken in ähnlicher Weise.

4.1.2 Separierende Translation der interfaszialen Etagen bei Bewegung

Hinweis

Ein Gleiten der verschiedenen Ebenen gegeneinander findet nur statt, wenn das Flossband mit 50–70 %iger Dehnung um den behandelten Abschnitt angelegt wird und die angrenzenden Gelenke bewegt werden.

Wählt man eine myofasziale Anlage, bewirkt die zirkuläre Kompression bei Bewegung eine separierende Translation der interfaszialen Etagen. Der Effekt entsteht dadurch, dass bei der Bewegung ein zusätzliches intrinsisches Moment wirkt, das

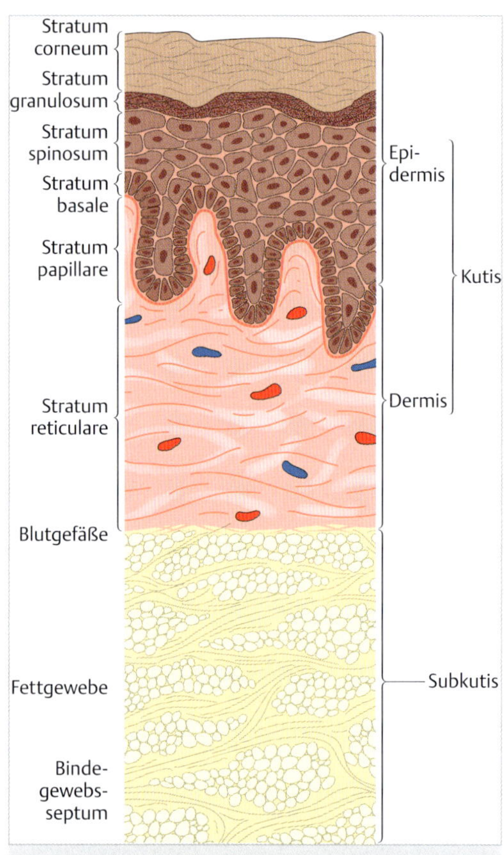

Abb. 4.3 Der geschichtete Aufbau von Haut, Unterhaut und Faszien ermöglicht in Grenzen eine Verschieblichkeit der verschiedenen Schichten gegeneinander. Wird die äußerste Schicht (Epidermis) durch das Flossband gehalten, bewirkt die Bewegung aufgrund der engen Verbindung der tiefen Faszie mit dem Epimysium eine separierende Translation.

dem von außen einwirkenden, exzentrischen Druck durch das Flossband entgegenwirkt. Die faszialen Schichten werden gegeneinander verschoben, sie gleiten gegenüber der fixierten Haut (► Abb. 4.3).

Umgekehrt lässt sich die Wirkung der Technik auch dadurch erklären, dass durch die „Mitnahme" der oberflächlichen Schichten (Epidermis, superfiziale Faszie) beim Anlegen des Flossbandes in Richtung der Bandanlage eine translatorische Kraft wirkt, weil die profunde Faszie, Gelenkkapseln oder das Epimysium der tiefer gelegenen Muskulatur stationär verbleiben. Nach diesem Erklärungsansatz kommt es auch ohne Bewegung zu den beschriebenen Effekten. Allerdings ist die Wirkung in

Bezug auf die Verbesserung der Mobilität dann deutlich schwächer, wie wir bei der Anwendung der Technik herausgefunden haben.

Eine gute Wirkung erzielt man, wenn das Behandlungsareal mit angelegtem Flossband vom Therapeuten manuell behandelt wird (vgl. Kap. 8.3). Dabei können weiche, walkende Techniken zum Einsatz kommen, aber auch gehaltene Dehn- und Mobilisierungsgriffe bis hin zu Manipulationen sind möglich. Ein zusätzlicher Stretch bei der Bandanlage (siehe „Fascial Thrust“, Kap. 7.3.3) verstärkt die Wirkung der Technik.

Die Wirkung lässt sich weiter steigern, wenn man Art und Umfang der Bewegung verändert. Während bei einfachen Bewegungen ohne Belastung die Effekte noch gering sind, haben wir bei Bewegungen gegen Widerstand und komplexen Bewegungsreihenfolgen wie beispielsweise Beschleunigungen mit Richtungswechsel, Auf- und Absprüngen, Sprints, dreidimensionalen Wurf- und Stoßbewegungen erhebliche Verbesserungen der Beweglichkeit beobachten können. Wir vermuten, dass es durch die hohen Kräfte zu einer zusätzlichen Separation der faszialen Etagen kommt, die sich hierbei mit unterschiedlicher Geschwindigkeit und multidirektional bewegen.

Es ist wichtig, den Patienten vor dem Anlegen des Flossbandes auf die Schmerzen während der Behandlung und möglicherweise entstehende Blutergüsse hinzuweisen.

Blutergüsse

Beim Flossen kann es auch bei korrekter Anwendung zu Verletzungen kleinerer Hautgefäße kommen, die sich unmittelbar nach Abnahme des Flossbandes als streifenförmige Hämatome manifestieren (▶ Abb. 4.4). Diese sind für den Patienten unbedenklich und zeugen eher von einem effektiven Einsatz der Technik als von einer Überdosierung (vorausgesetzt, der Patient leidet nicht unter einer Blutgerinnungsstörung oder nimmt Gerinnungshemmer). Auch Tage nach der Behandlung ist das Auftreten von Blutergüssen möglich, weil es unter dem Einfluss starker mechanischer Kräfte zu einem „Zerreißen“ von Adhäsionen im Binde-

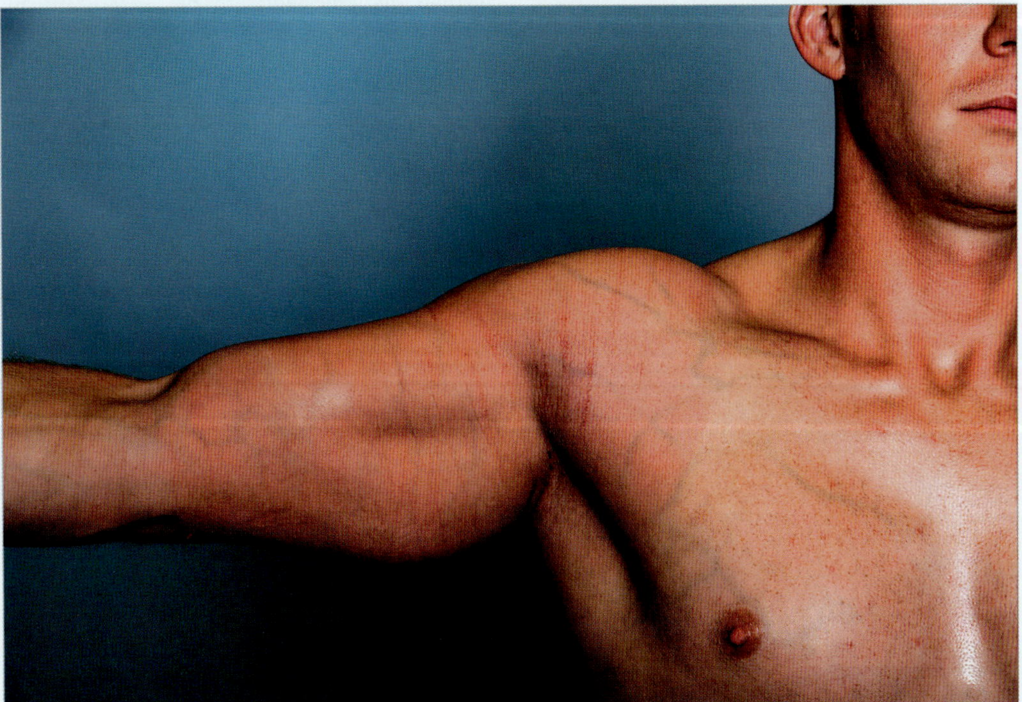

Abb. 4.4 Unmittelbar nach Abnahme des Bandes können sich streifenförmige Hämatome zeigen, die aber unbedenklich sind.

gewebe kommen kann. Auch hier müssen sich Patient und Therapeut keine Sorgen machen, denn bei korrekter Anwendung der Technik zerreißen in erster Linie pathologischen Crosslinks, die zuvor die Beweglichkeit oder Funktion eingeschränkt haben. Weisen Sie Ihre Patienten aber in jedem Fall bereits vor der Behandlung auf diese „Nebenwirkung" des Flossens hin und klären Sie zuvor das Vorhandensein von Risikofaktoren ab (siehe Kap. 5.3)!

Verbesserung der Mobilität

Die Verbesserung der Mobilität aufgrund der separierenden Translation faszialer Etagen beruht in erster Linie auf der Lösung pathologischer Crosslinks – der Adhäsiolyse. Zum anderen machen wir in diesem Zusammenhang auch reflektorische Vorgänge dafür verantwortlich, wie sie etwa durch die Stimulation von Ruffini-Rezeptoren (s. u.) ausgelöst werden. Weiter unten werden weitere Effekte beschrieben, die ebenfalls zu einer Steigerung der Mobilität beitragen (Schwammeffekt, Fluid dynamics etc.)

Adhäsiolyse

Unter Adhäsiolyse verstehen wir das nichtchirurgische Lösen von pathologischen Crosslinks im Bindegewebe. Pathologische Crosslinks entstehen infolge von Bewegungsmangel, einseitigen Bewegungen, Haltungsschwäche, chronischen Fehlbelastungen und Verletzungen (vgl. Kap. 3.5). Aber auch das Altern und Inaktivität sind Ursachen für das vermehrte Auftreten von pathologischen Verbindungen in den kollagenen Netzwerken (▶ Abb. 4.5). Die Folge ist ein Mobilitätsverlust, der schleichend beginnt, dann immer deutlicher zum Tragen kommt und Betroffene bei Alltagsbewegungen und im Sport behindert. Auch das Verletzungsrisiko steigt (van den Berg 2011; van den Berg 2016).

Pathologische Crosslinks bilden sich nicht von allein zurück. Sie können aber gelöst werden, wenn ausreichend große Kräfte auf das kollagene Netzwerk einwirken. Insbesondere Scherkräfte scheinen eine besonders gute Wirkung zu haben, weil es dabei zu der gewünschten separierenden Translation der faszialen Etagen kommt. Dabei werden die Kollagenfasern der EZM stark auf Länge beansprucht, im Idealfall auch dreidimen-

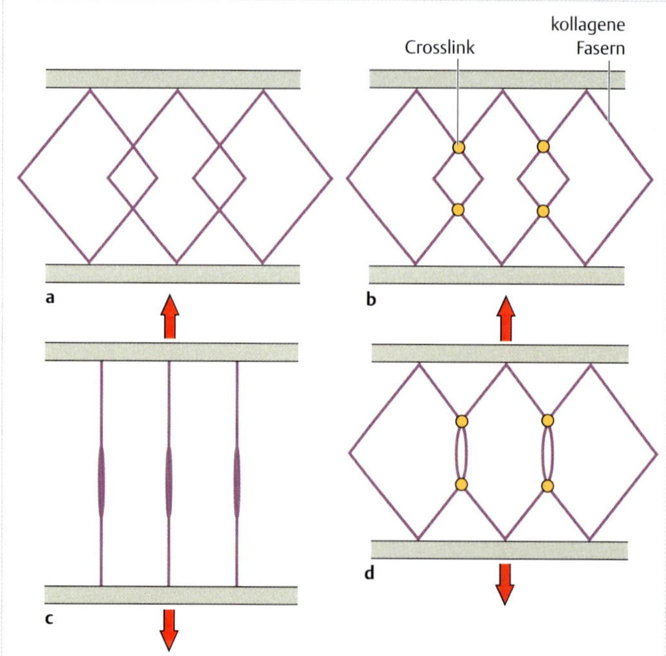

Abb. 4.5 Schematische Darstellung des kollagenen Netzwerks.
- **a** entspannter Normalzustand.
- **b** entspannt mit pathologischen Crosslinks.
- **c** belasteter Normalzustand.
- **d** belastet mit pathologischen Crosslinks.

sional gedehnt, sodass unter der einwirkenden Kraft die reversiblen Verbindungen zwischen den Molekülen zerrissen werden.

Arbeiten in allen Ebenen **M!**

Gerade wenig oder übermäßig beanspruchte Faszien gleichen in ihrer Struktur eher einem Filz, in dem die Kollagenfasern völlig ungeordnet verlaufen, als einem geordneten Netzwerk (vergl. ▸ Abb. 3.12). Im lockeren Bindegewebe ist die Crimp-Formation, die wellenförmige Anordnung der Kollagenfasern, dabei oft aufgehoben (Mueller und Maluf 2002; Schleip 2013). Will man wieder „Ordnung" in das Fasernetz bringen, müssen zunächst die pathologischen Crosslinks gelöst werden. Weil sich die Kollagenfasern in allen Ebenen des Raums miteinander verbinden, müssen lösende Techniken in jeder Ebene Kraftvektoren generieren, um möglichst viele dieser störenden Verbindungen zu zerreißen. Erst im Anschluss kann sich das Bindegewebe wieder in Abhängigkeit von den einwirkenden Belastungen neu organisieren.

Neben Easy Flossing sind auch endgradige Belastungen, wie sie beim Dehnen und bei verschiedenen aktiven Übungsformen vorkommen, geeignet, Crosslinks aufzulösen. Voraussetzung ist, dass sie ausreichend lange und über einen längeren Zeitraum immer wieder auf das Gewebe einwirken (van den Berg 2011).

Muskelkater nach Easy Flossing

Beim Flossen kann es ein bis zwei Tage nach der Behandlung zu Schmerzen im behandelten Körperabschnitt kommen, die sich wie Muskelkater anfühlen. Grund dafür sind vermutlich die Mikroverletzungen, die bei der Anwendung der Technik entstehen. Patienten sollten im Anschluss an die Behandlung ausreichend trinken und sich bewegen, um einen besseren Abtransport der Metaboliten zu gewährleisten. Die Reparaturvorgänge nach der Behandlung sorgen für eine bessere Belastbarkeit und Mobilität des Bindegewebes.

4.1.3 Stimulation von Hautafferenzen, Mechanorezeptoren und freien Nervenendigungen

Die myofasziale Kompression bewirkt eine Stimulation von Hautafferenzen und Mechanorezeptoren sowie von freien Nervenendigungen in Unterhaut und superfizialer Faszie. Auch die Mechanorezeptoren in tieferen Gewebsschichten bis hin zur Fascia profunda sprechen wohl auf die starken Reize beim Flossen an. Durch die Stimulation verändert sich die Reizschwelle der Rezeptoren. Je nach Stärke und Art des mechanischen Reizes reagieren wohl unterschiedliche Rezeptoren. Die Reizantworten sind verschieden.

Hinweis 

Bei Schmerzen nach einer Entzündung verwende ich immer zunächst das schwächste Band (limette). So kann ich die Rezeptoren der oberflächlichen Faszien ausreichend inhibieren. Zu viel Druck kann Irritationen hervorrufen, den Schmerz verstärken und wirkt u. U. mehr in tiefen Gewebsschichten, die in diesem Fall nicht erreicht werden müssen.

Mechanorezeptoren und freie Nervenendigungen

In der superfizialen Faszie enden ca. 80 % aller peripheren Nerven, viele als Mechanorezeptoren, aber noch viel mehr als freie Nervenendigungen.

- *Ruffini*-Rezeptoren reagieren v. a. auf tangential einwirkende Kräfte und dämpfen die Aktivität sympathischer Nervenfasern. Da es bei der myofaszialen Kompression während des Flossens zu erheblichen Scherkräften im Grenzbereich der unterschiedlichen Gewebeformationen kommt, gehen wir davon aus, dass dieser Effekt bei Easy Flossing sehr ausgeprägt ist. Die Senkung der Sympathikusaktivität bewirkt eine Vasodilatation und eine Senkung des Muskeltonus.
- *Golgi*-Rezeptoren reagieren auf starke Reize und bewirken unmittelbar eine Senkung des Muskeltonus aktivierter Muskelfasern. Man findet viele Golgi-Rezeptoren in den Muskelanteilen von Muskel-Sehnen-Übergängen, aber auch in Anheftungen von Aponeurosen, in Kapseln und

in den Ligamenten peripherer Gelenke. Wir können uns vorstellen, dass ein detonisierender Effekt vor allem bei der Kombination von Easy Flossing mit manuellen Behandlungstechniken und aktiven Bewegungen auftreten kann.

- *Pacini*-Rezeptoren haben eine niedrigere Reizschwelle und sprechen auf wechselnde mechanische Reize an. Diese entstehen beispielsweise bei Vibration, repetitiven und ruckartigen Bewegungen. Ihre Stimulation verbessert das propriozeptive Feedback in Bezug auf die behandelte Körperregion, was einen Einfluss auf das „Movement Development" haben könnte (siehe Kap. 4.4).
- *Freie Nervenendigungen* finden sich in fast allen Geweben. Sie stammen teils von myelinisierten (Typ-III-Afferenzen), teils von nichtmyelinisierten Nerven (Typ IV) und enden im interstitiellen Raum. Einige freie Nervenendigungen sind Schmerzrezeptoren. Die meisten aber sind Mechanorezeptoren mit unterschiedlicher Reizschwelle. Solche mit niedriger Reizschwelle lassen sich durch weiche Berührungen oder sanfte Bewegungen stimulieren, die mit hoher Reizschwelle sprechen auf starke mechanische Reize an. Ihre Hauptaufgabe scheint die Feinregulierung des Blustflusses zu sein, weil eine Stimulation der freien Nervenendigungen auch Einfluss auf autonome Funktionen wie die Regulierung des Blutdrucks, der Herzrate und der Atmung hat. Sie vermitteln aber auch mechanische, insbesondere propriozeptive Reize. Welche freien Nervenendigungen jeweils angesprochen werden ist vermutlich abhängig von der Reizstärke. Die Afferenzen der freien Nervenendigungen konvergieren in den WDR-Neuronen des Rückenmarks (S. 57) (siehe Kap. Anatomische Grundlagen) (Schleip 2004; Schleip 2011).

Axonreflex

Die kräftige Stimulation kutaner Axone löst sofort eine lokale Rötung, gelegentlich auch eine Schwellung der Haut aus. Der Effekt beruht wohl auf einer Erweiterung der Blutgefäße (Vasodilatation) und dem Austritt von Plasma ins Subkutangewebe (Plasmaextravasion), ausgelöst durch die Ausschüttung verschiedener Substanzen. Wahrscheinlich kommt es durch den Axonreflex zu der deutichen Rötung der Haut, die man nach Abnahme des Flossbandes beobachten kann (▶ Abb. 4.6). Es ist gut möglich, dass die vermehrte Durchblutung und der Austritt von Plasma ins Interstitium auch mitverantwortlich sind für die spontane Verbesserung der Mobilität nach dem Flossen.

Axonreflex ist eine Hautreaktion **M!**

Beim Axonreflex handelt es sich streng genommen nicht um einen Reflex, sondern um eine lokale Reaktion auf mechanische Reize. Die Hautreaktion kann auch beobachtet werden, wenn eine vollständige Lähmung vorliegt, d. h., wenn die Afferenzen zum Zentralnervensystem unterbrochen sind und die sympathische Innervation ausfällt.

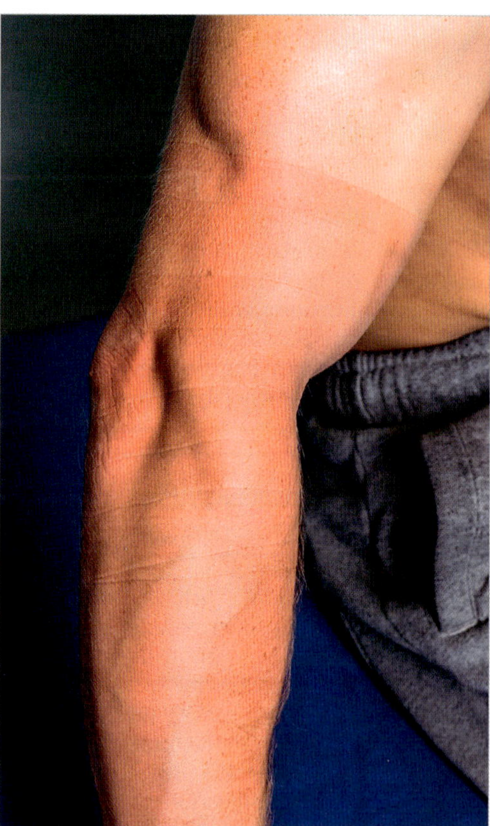

Abb. 4.6 Vermutlich wegen des Axonreflexes ist die Haut nach Abnahme des Flossbandes oft stark gerötet.

Schmerzinhibition

Drug-free Pain Management

Flossen ist eine Form des „Drug-free Pain Management". Damit ist die Schmerzbewältigung ohne Zuhilfenahme von Tabletten und anderen Drogen gemeint, seien es pflanzliche Wirkstoffe oder bewusstseinsverändernde Substanzen. Relevant ist die nichtmedikamentöse Schmerzbehandlung im Leistungssport und bei Patienten mit schweren Erkrankungen von Leber und Niere, weil die Substanzen, die zum Einsatz kommen, entweder verboten sind (Doping-Liste) oder den Organismus zu sehr belasten.

Die Schmerzinhibition durch Flossen beruht vermutlich auf verschiedenen Effekten. Generell greifen im menschlichen Organismus unterschiedliche Mechanismen ineinander, wenn Schmerzen gelindert und teilweise oder gar vollständig unterdrückt werden. An dieser Stelle ist nur eine kurze Darstellung der in Frage kommenden Mechanismen möglich. Mehr darüber erfährt man in entsprechenden Fachbüchern. Auch die neure Literatur zur Faszienforschung aus der Gruppe um Robert Schleip hat hierzu viele Erkenntnisse zusammengetragen.

Anatomische Grundlagen

Im Hinterhorn des Rückenmarks werden sämtliche Afferenzen aus Haut und Unterhautgewebe, der EZM und den Faszien sowie aus den Organen vom ersten Neuron auf das zweite Neuron umgeschaltet. Dabei unterscheidet man drei Klassen von Neuronen:

- LT-Neurone (LT = „low threshold"): Neurone mit niederer Erregungsschwelle, die ihren Input in erster Linie aus mechanosensitiven Afferenzen beziehen und die nicht am Schmerzempfinden beteiligt sind.
- WDR-Neurone (WDR = wide dynamic range): niederschwellige Neurone mit großen rezeptiven Feldern. In ihnen konvergieren Afferenzen aus Mechanosensoren und Nozizeptoren.
- HT-Neurone (HT = high threshold): Neurone mit hoher Erregungsschwelle und kleinen rezeptiven Feldern, die Erregung erfolgt wahrscheinlich ausschließlich durch Schmerzreize.

WDR-Neurone **M!**

WDR-Neurone spielen bei der Schmerzverarbeitung eine besondere Rolle. Während LT-Neurone frei von nozizeptiven Afferenzen sind und HT-Neurone ihren Input ausschließlich aus nozizeptiven Afferenzen erhalten, konvergieren in den niederschwelligen WDR-Neuronen sowohl nicht-nozizeptive als auch nozizeptive Afferenzen (Aβ-, Aδ- und C-Fasern) aus unterschiedlichen Geweben (▶ Abb. 4.7). Wegen der niedrigen Erregungsschwelle genügen schon leichte Berührungsreize, um ein Aktionspotenzial auszulösen, das die WDR-Neurone stimuliert. Es ist daher möglich, mit mechanischen Stimuli unterhalb der Schmerzgrenze über schnellleitende Aβ-Afferenzen den Input aus langsam leitenden Schmerzfasern zu überdecken. Easy Flossing (und andere Therapieverfahren) macht sich diesen Effekt zunutze, um Schmerzen zu inhibieren (physiolexikon 2007).

Segmentale Hemmung

Im zweiten Neuron des Hinterhorns konvergieren Afferenzen von unterschiedlichen Rezeptoren und freien Nervenendigungen. Auf dieser Ebene kommt es zu einer Unterdrückung von Schmerzreizen, wenn druck- und berührungsempfindliche Mechanorezeptoren (Aβ und δ-Afferenzen) die WDR-Neurone erregen. So werden Schmerzreize geblockt, die über die langsamer leitenden spinalen Nozizeptoren (C-Fasern) vermittelt werden. Die Wahrnehmung diffuser, oft chronischer Schmerzreize wird somit unterdrückt.

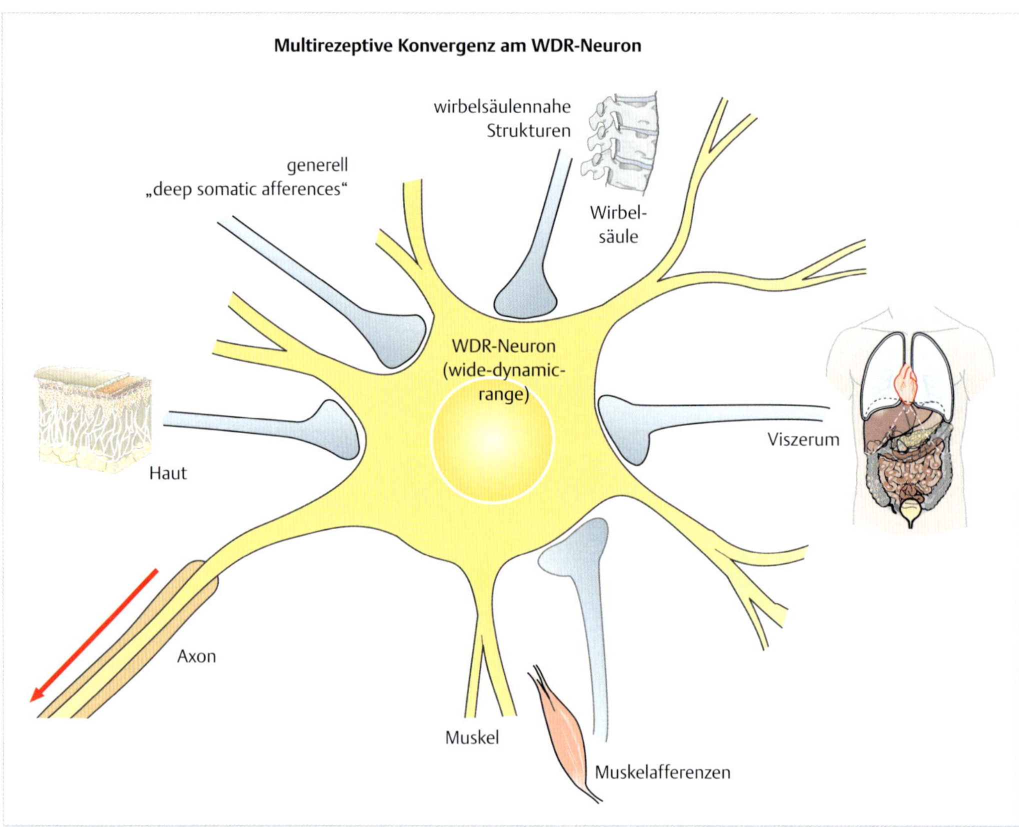

Abb. 4.7 Wide-Dynamic-Range-Neuron (WDR-Neuron). Afferenzen aus verschiedenen Geweben konvergieren an den WDR-Neuronen (Böhni et al. 2015).

Folgen unterdrückter Schmerzen M!

Einerseits hat Schmerzhemmung positive Effekte, erhält sie doch bei leichten Schädigigungen des Gewebes die Körperfunktion. Andererseits kann es auch negative Folgen haben, wenn Schmerzreize subkortikal blockiert werden, denn der Körper adaptiert unwillkürlich mit einer veränderten Ansteuerung der Muskulatur. Dadurch ändern sich Bewegungsmuster, oft nur in Nuancen. Aufgrund geänderter Bewegungsmuster kann aber einerseits das Risiko für das Auftreten von Verletzungen steigen (Kap. 3.5.2). Andererseits kann es auch langfristig aufgrund veränderter Bewegungsmuster zur Entstehung von Arthrosen oder anderen degenerativen Erkrankungen kommen.

Beim Flossen erfolgt die Reizung der mechanosensitiven Rezeptoren durch die myofasziale Kompression mit dem Flossband und durch die anschließende Bewegung oder manuelle Stimulation. Dabei werden sowohl niederschwellige berührungsempfindliche Mechanorezeptoren (Aβ-Fasern, Ia-, Ib-, II-Fasern) als auch dünne, schnell leitende Aδ-Fasern stimuliert (Aδ-Hemmung). Weil dieses Erklärungsmodell sich in erster Linie aber auf schwächere Reize bezieht (van den Berg 2016), müssen noch andere Mechanismen eine Rolle spielen.

Gate-Control-Theorie **M!**

Die Gate-Control-Theorie von Melzack und Wall beschreibt die Mechanismen der Schmerzunterdrückung auf Rückenmarksebene als intergralen Bestandteil der Schmerzhemmung (Fakler und Fahlke 2005). Demnach kann ein sensorischer Input aus schnell leitenden Aβ-Fasern die Wahrnehmung von Schmerzsignalen inhibieren.

Deszendierende Hemmung

Eine weitere Erklärung für die schmerzlindernde Wirkung des Flossens beruht auf dem Prinzip der Gegenirritation (Modell des negativen Feedbacks von Basbaum und Fields). Demnach setzen intensive Reize, die primär über hochschwellige dünn myelinisierte periphere Afferenzen vermittelt werden, einen Mechanismus in Gang, der ausgehend vom Hirnstamm eine Hemmung von Neuronen in den Schmerzbahnen des Hinterhorns bewirkt. Voraussetzung ist, dass der mechanische Reiz durch das Flossband bewusst vom Patienten wahrgenommen wird. Diese deszendierende Hemmung lindert akute, vor allem aber auch chronische Schmerzen (van den Berg 2016).

Diffuse Noxious Inhibitory Controls (DNIC)

DNIC bezeichnet ein System der Schmerzhemmung, das durch zentrale Mechanismen den Fokus auf den aktuell stärksten oder wichtigsten Schmerz lenkt. Intensive Reize können so bewirken, dass ein vorher bestehender Schmerz zumindest vorübergehend aus dem Bewusstsein verschwindet. Es ist durchaus möglich, dass das Schmerzempfinden, das vom komprimierenden Flossband ausgelöst wird, gemäß diesem Modell zur Schmerzlinderung beiträgt (Fakler und Fahlke 2005).

Weitere mechanisch vermittelte schmerzhemmende Mechanismen (van den Berg 2016)

- Ermüdung: Es ist bekannt, dass passive Bewegung auch über die Ermüdung peripherer Nozizeptoren einen schmerzlindernden Effekt hat. Dadurch vergrößert sich der schmerzfreie Bewegungsumfang von Gelenken.
- Hysterese-Hypothese: Kollagenfasern kehren bei wiederholter Dehnung zunächst nicht mehr vollständig in ihren Ausgangszustand zurück. Damit verschiebt sich der Bereich der Gelenkbewegung, in dem es zu einer Erregung von dehnungsempfindlichen Afferenzen im Weichteilgewebe kommt. Dies ist verbunden mit einem (vorübergehenden) Zugewinn an schmerzfreier Beweglichkeit.
- Reizinduzierte Desensibilisierung: durch wiederholte mechanische Reize kommt es zur Entladung von Gelenk-, Haut- und Muskelrezeptoren, die inhibitorische Interneurone erregen, die mit α-Motoneuronen verbunden sind. Folge: Der Muskeltonus sinkt.

4.1.4 Flüssigkeits- und Blutstau

Die zirkuläre Kompression mit dem Flossband reduziert die Perfusion in den oberflächlichen Gefäßen und Lymphstrombahnen oder bringt diese vorübergehend völlig zum Erliegen. Dieser Effekt ist erwünscht und kann durch die geeignete Wahl des Flossbandes und die Stärke des Zugs dosiert werden. Der venöse Rückstrom zum Herzen wird vorübergehend verhindert. Die Versorgung mit Nährstoffen in den oberflächlichen Gewebsschichten nimmt für den Zeitraum der Anwendung (ca. 2–3 min) ab. Auch werden die übrigen Flüssigkeitsströme vorübergehend behindert, sodass Wasser und Lymphe nicht mehr frei im Gewebe fließen können.

Der Stau von Blut und Gewebeflüssigkeit reizt chemosensible Rezeptoren, die die Ausschüttung von Gewebehormonen wie Wachstumshormonen (GH = growth hormon) stimuliert. Die Konzentration von Stickstoffmonoxid (NO) im Gewebe steigt, ebenso die Creatin-Kinase (CK). In der Summe löst die durch Okklusion verursachte Krise regenerative Vorgänge aus, von denen das lokale Gewebe profitiert.

Stickstoffmonoxid

NO sorgt aufgrund seiner relaxierenden Wirkung auf glatte Muskelzellen für eine Erweiterung der Blutgefäße (Vasodilatation) und macht diese durchlässiger. Daneben kommt es unter dem Einfluss von NO auch zu einer Relaxation der Myofibroblasten und somit zu einer Entspannung der Faszien (Mueller und Maluf 2002).

Creatin-Kinase

CK spielt im Energiestoffwechsel eine wichtige Rolle, insbesondere bei der Regeneration von Adenosintriphosphat. Seine Konzentration steigt bei körperlicher Anstrengung wie z. B. beim Krafttraining, aber auch Sauerstoffmangel begünstigt den Austritt von CK aus der Zelle. Auch die mögliche Hämatombildung, zu der es beim Flossen kommen kann, hat einen Anstieg des CK im Blut zur Folge.

4.1.5 Mechanotransduktion

Es wird angenommen, dass bestimmte Effekte des Flossens darauf beruhen, dass der mechanische Reiz in physiologische Signale umgewandelt wird. So hat die myofasziale Kompression Auswirkungen, die über die bisher dargestellten rein mechanisch vermittelten Effekte hinausgeht. Kennt man die zugrundeliegenden Mechanismen, was natürlich längst noch nicht hinreichend der Fall ist, kann man durch von außen einwirkende Kräfte die Struktur und Funktion des Bindegewebes gezielt beeinflussen. Dabei sollte man aber beachten, dass zu große oder ungeeignete Krafteinwirkungen das Gegenteil von dem bewirken, was man eigentlich anstrebt: eine Kräftigung bindegewebiger Strukturen und die Unterstützung von Reparationsvorgängen (s. a. Kap. 4.5).

Stimulation von Fibroblasten in der Extrazellulären Matrix (EZM)

Nach neueren Erkenntnissen stimulieren Scherkräfte kleinste Flimmerhärchen (Zilien) der Fibroblasten und haben so einen Einfluss auf deren Syntheseaktivität – ein Mechanismus, der maßgeblich auf die Beschaffenheit des Bindegewebes Einfluss hat. Es wird angenommen, dass die Art, wie die mechanische Stimulation stattfindet, eine Rolle spielt. Erfolgt sie ruckartig mit hoher Intensität, werden entzündungsfördernde Substanzen in der Zelle ausgeschüttet. Lang dauernde, sanfte Dehnreize hingegen scheinen einen günstigen Einfluss auf die Wundheilung zu haben und die Ausschüttung kollagenabbauender Enzyme zu stimulieren (Schleip 2016).

Hinweis

Mechanotransduktion. Der Begriff wird von unterschiedlichen Autoren unterschiedlich verwendet.

- Myers verwendet den Begriff im Sinne der Nachrichtenübermittlung innerhalb des Körpers. Spezielle Membranproteine, die die ganze Zellmembran durchspannen, sind in der Lage, Zug- und Druckspannungen zwischen der Umgebung der Zelle und dem Zellinneren unmittelbar zu übertragen. Weil die Strukturen innerhalb der Zelle ähnlich aufgebaut sind, wie es das Tensegrity-Modell beschreibt (siehe Kap. 3.4.1), wirken sich mechanische Veränderungen bis in die kleinsten Bestandteile der Zelle aus. Umgekehrt besteht so eine direkte Verbindung aus dem Inneren der Zelle in das umgebende Bindegewebe. Kontraktile Aktin/Myosin-Komplexe erzeugen eine Kraft, die aus der Zelle heraus auch die Strukturproteine in der EZM erreicht. Von der Muskulatur ist dieser Mechanismus der Kraftübertragung gut bekannt. Man vermutet, dass dieser Mechanismus auch bei der Entstehung von Krankheiten, die mit der Gewebestabilität verbunden sind, und auch im Zusammenhang mit der Wundheilung sowie der Infektionsabwehr eine Rolle spielen (Mueller und Maluf 2002).
- Schleip hingegen spricht in Bezug auf die Faszien von Mechanotransduktion, wenn er die Umwandlung mechanischer Impulse in biochemische Reaktionen beschreibt. Zwar verweist auch er auf die Bedeutung der Aktin/Myosin-Komplexe und der mechanosensitiven Membranproteine, die die Integrine bilden. Weil diese aber erst auf verhältnismäßig große Spannungsänderungen reagieren, ist in Bezug auf manuelle Behandlungsverfahren die Bedeutung von Flimmerhärchen (Zilien) in der Zellmembran der Fibroblasten von großer Bedeutung. Diese Zilien haben mechanosensitive Ionenkanäle und reagieren auf die Scherkräfte, die auftreten, wenn die gallertartige Grundsubstanz in Bewegung versetzt wird, wie dies bei aktiven Bewegungen, aber auch bei verschiedenen manuellen Therapieverfahren der Fall sein kann (Schleip 2016).

Hinweis i

Die Wirkung des Flossens ist auch abhängig von der jeweiligen Aktivität. Mit Sprüngen, schnellen Richtungs- und Tempowechseln erzielt man eine eher stimulierende Wirkung. Mit langsamen, dehnenden Bewegungen fördert man die Regeneration.

Verbesserte motorische Ansteuerung

Carla Stecco hält es für möglich, dass die mechanische Stimulation bestimmter Bereiche tiefer Faszien eine mechanische Form der Informationsweiterleitung von Schmerzen und zur Beeinflussung der motorischen Koordination bewirkt, die zeitlich schneller erfolgt, als dies mittels des Nervensystems möglich ist. Der Mechanismus beruht darauf, dass Änderungen der Zellform über Gap junctions an benachbarte Zellen übertragen werden (Stecco 2016).

Gap junctions M!

Gap junctions sind Verbindungsproteine in der Zellmembran, die über eine Pore den direkten Austausch von Ionen und Molekülen von Zelle zu Zelle ermöglichen. Sie werden auch als elektrische Synapsen bezeichnet, weil sie eine wesentlich schnellere Signalübertragung von Zelle zu Zelle ermöglichen als chemische Synapsen (Dermietzel et al. 2017).

4.1.6 Aufbrechen von Makromolekülen

Wir vermuten, dass durch die Kompression und die begleitende manuelle Behandlung beim Flossen Makromoleküle in der Grundsubstanz des Bindegewebes aufgebrochen werden. Insbesondere Regionen, in denen zuvor kaum Wasser gebunden werden konnte, sind dann wieder in der Lage, mehr Flüssigkeit aufzunehmen. Dies hat positive Auswirkungen auf die Beweglichkeit und den Stoffwechsel.

4.2 Refill

Das Wiederauffüllen der zuvor komprimierten Bereiche („Refill“) beruht auf dem sogenannten „Schwammeffekt“ (→ Definition) und tritt umso besser ein, je schneller man das Flossband nach der Kompression abnimmt (▶ Abb. 4.8). Beim Flossen wird das unter dem Band befindliche Gewebe stark komprimiert. Dies mindert den Blutfluss in den Arterien und Venen, in Einzelfällen wird er vollständig verhindert. Lymphe kann vorübergehend nicht mehr abfließen und aus der Grundsubstanz wird interstitielle Flüssigkeit herausgepresst. Wird das myofasziale System dann mit der Abnahme des Bandes sehr schnell vom Druck entlastet, strömt vermehrt Flüssigkeit in die zuvor komprimierten Abschnitte. Das Lumen der Gefäße im Gebiet der Bandanlage wird größer, weshalb das Blut wieder ungehindert und in größerer Menge durch die Gefäße fließt. Das herausgepresste Plasma, Lymphe und interstitielle Flüssigkeit in der EZM fluten das Gewebe. Dies hat verschiedene Effekte:

- „Durchspülen“ und Dynamisierung des Gewebes, Rehydration, (Fluid Dynamics)
- verbesserte Viskoelastizität (Verbesserung der Mobilität)

Schwammeffekt M!

Der gesamte Vorgang, das Anlegen des Flossbandes und das Abnehmen, kann mit dem Auspressen eines Schwammes verglichen werden. Wie ein ausgedrückter Schwamm die Flüssigkeit, die man herausgepresst hat, wieder aufsaugt, strömen Blut, Wasser und Lymphe wieder in das „ausgepresste“ Bindegewebe, wenn man das Flossband schnell entfernt. In der Physik beschreibt man diesen Prozess als Effekt der Flüssigkeitsdynamik (engl.: fluid dynamics effect). Weil die freie Gewebsflüssigkeit beim Menschen nicht einfach aus dem Körper austreten kann, kommt es bei der Einwirkung externer Kräfte zu einer Verschiebung der Flüssigkeit aus einem komprimierten in einen nicht komprimierten Bereich. Sobald der Druck nachlässt, strömt die Flüssigkeit entsprechend dem Druckgefälle aus der Umgebung in den entlasteten Bereich, in dem ein relativer Unterdruck herrscht.

Je schneller man das Band abnimmt, umso deutlicher macht sich der Schwammeffekt bemerkbar.

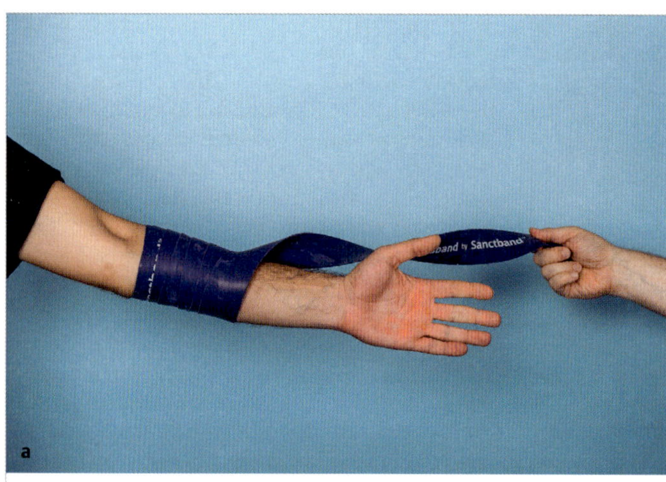

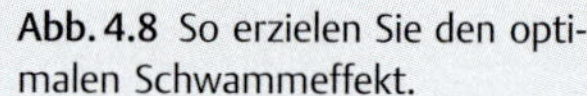

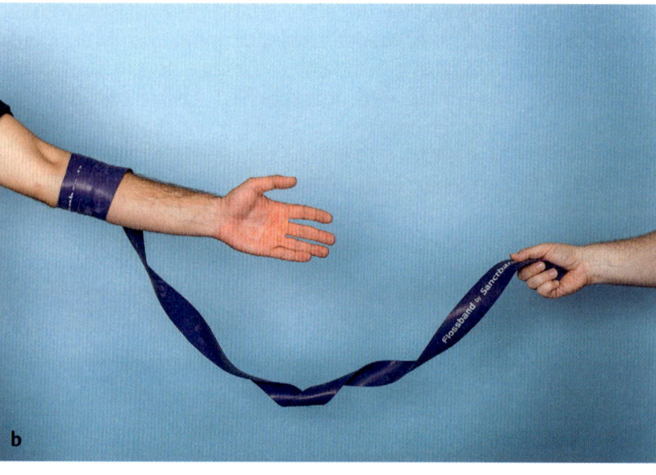

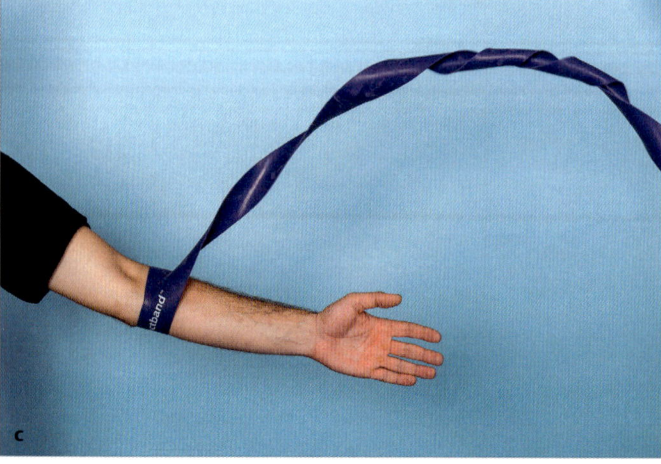

Abb. 4.8 So erzielen Sie den optimalen Schwammeffekt.

- **a** Fassen Sie das eingesteckte Ende des Flossbandes …
- **b** … und schwingen Sie dieses mit locker kreisenden Bewegungen …
- **c** … bis das Band komplett entfernt ist.

4.2.1 Rehydration

Das Behandeln der Faszien öffnet alte, durch Adhäsionen oder Fasern geschlossene Verbindungen im Gewebe und trägt so zu einer verbesserten Hydration der EZM bei. Dies verbessert die Versorgung der Grundsubstanz mit Nährstoffen, was sich günstig auf deren Viskosität und die Funktion des myofaszialen Systems auswirkt. Die Zellen werden durch die Therapie befähigt, ihren normalen Stoffwechsel wiederaufzunehmen (Mueller und Maluf 2002).

Durch den plötzlich nachlassenden Druck fließt wieder Blut durch die Gefäße, interstitielle Flüssigkeit strömt in die zuvor „ausgepresste" Region. Durch die Strömung bzw. Flüssigkeitsdynamik (engl.: „fluid dynamics") wird der behandelte Körperabschnitt mit Nährstoffen und anderen gelösten Substanzen versorgt. Gleichzeitig werden Stoffwechselabbauprodukte, aber auch im Bindegewebe gebildete Substanzen aus diesem herausgespült. Die Trophik im behandelten Gebiet verbessert sich. Manche vergleichen diesen Effekt mit einem „Ölwechsel". Davon profitieren insbesondere weniger gut versorgte Areale, die kaum von Blutgefäßen durchzogen sind (siehe folgender Kasten).

Effekte auf „rotes" und „weißes" Gewebe **M!**

„Rotes" Gewebe bezeichnet in diesem Kontext gut durchblutetes Muskelgewebe. „Weißes" Gewebe hingegen ist weniger gut durchblutet, die Nährstoffe gelangen auf anderem Weg zu den Zellen (Osmose, Diffusion). Zum „weißen" Gewebe zählen u. a. Aponeurosen, Ligamente und Muskelansätze (Sehnen).

Wegen der besseren Durchblutung im „roten" Gewebe spielt hier das einströmende Blut in Bezug auf die Wirkungen des Flossen eine größere Rolle. Patienten können die vermehrte Aktivität der Adventitia im geflossten Bereich unmittelbar nach der Abnahme des Bandes als Pumpgefühl (engl.: „pump") spüren.

Im „weißen" Gewebe ist es vor allem die Verschiebung von interstitieller Flüssigkeit, die die mit dem Schwammeffekt bezeichneten lokalen Veränderungen hervorruft. Rehydration trägt vermutlich v. a. im „weißen" Gewebe zu einer Verbesserung der Trophik bei.

Neben den auf der Flüssigkeitsverschiebung beruhenden Effekten hat der Wechsel von Kompression und Entlastung eine weitere Wirkung, die sich günstig auf die Regeneration des Gewebes auswirkt. Werden bei der Kompression zunächst molekulare Strukturen mechanisch zerstört (Adhäsiolyse, Aufbrechen von Makromolekülen), regt der Einstrom von interstitieller Flüssigkeit mit den darin gelösten Substanzen die Neubildung von Hyaluronsäureketten an.

4.2.2 Verbesserte Viskoelastizität/ Verbesserung der Mobilität

Eine Veränderung der Viskoelastizität ergibt sich aus dem Einstrom von Flüssigkeit in das behandelte Areal. Der Wassergehalt der EZM nimmt in kürzester Zeit zu, was deren Konsistenz beeinflusst: Sie wird weicher, verändert sich eher zum flüssigeren, solartigen Milieu. Im myofaszialen System wirkt sich dies im Sinne einer besseren Gleitfähigkeit zwischen den faszialen Ebenen aus, die Verschieblichkeit wird besser, die Mobilität nimmt zu.

Mit Easy Flossing lassen sich frappierende Effekte erzielen. So verringert sich der Finger-Boden-Abstand nach Flossen des Oberschenkels (siehe ▸ Abb. 9.48) meist um die Hälfte, wenn der Patient mit dem Flossband mehrere Kniebeugen (Squats) gemacht hat. Dieser Effekt geht sicherlich nicht auf das Dehnen zurück, zeigt aber ganz deutlich, dass Easy Flossing einen erheblichen Einfluss auf die Mobilität hat.

Easy Flossing ersetzt kein Dehntraining **M!**

Der Wassergehalt der EZM kann aus verschiedenen Gründen abnehmen: einseitige Belastung, Entzündungen und Verletzungen, Altern etc. (s. Kap. 3.5). Die damit einhergehende Abnahme der Beweglichkeit hat verschiedene Gründe, u. a. der verringerte Flüssigkeitsgehalt der Matrix. Wenn nun durch die Abnahme des Bandes beim Flossen mehr Wasser ins Gewebe gespült wird, erhöht dies kurzfristig die Beweglichkeit. Ob es aber auch zu längerfristigen Effekten kommt, lässt sich daraus nicht folgern und muss in Studien noch untersucht werden. Sicher gelingt eine dauerhafte Besserung der Mobilität nur, wenn Easy Flossing wiederholt und in Kombination mit anderen mobilisierenden Maßnahmen angewendet wird (Dehntraining, Weichteiltechniken, etc.).

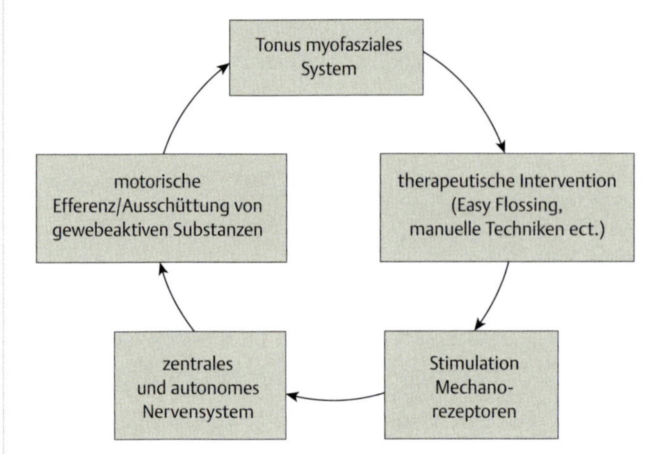

Abb. 4.9 Der Tonus des myofaszialen Systems kann grundsätzlich durch verschiedene therapeutische Maßnahmen beeinflusst werden. Über die Stimulation der verschiedenen Mechanorezeptoren werden Effekte im zentralen und autonomen Nervensystem ausgelöst, die eine spürbare Tonusänderung zur Folge haben. Andere Faktoren, die hier nicht berücksichtigt werden, haben mittel- und langfristig ebenfalls einen Einfluss (Ernährung, Lebensumstände, Genetik).

4.3 Releasing

Releasing, die Verminderung der Gewebespannung, ist ein weiterer Effekt von Easy Flossing. Er stellt sich ein, wenn Easy Flossing mit Weichteiltechniken und rhythmischen, vibrierenden Bewegungen kombiniert wird, die viele rotatorische Komponenten enthalten und in allen Ebenen, also multidirektional, stattfinden.

Prinzipiell lässt sich der Tonus des myofaszialen Systems durch unterschiedliche Techniken beeinflussen (▶ Abb. 4.9). Mit dem Flossband haben wir ein geeignetes Werkzeug, um solche Effekte großflächig im Bereich großer Gelenke oder Körperabschnitte zu erzielen. In diesem Abschnitt soll erklärt werden, wie mit dem Flossband eine Senkung der Gewebespannung gezielt herbeigeführt werden kann. Weiter unten (siehe Kap. 4.4) wird erklärt, wie man auf dieser Grundlage eine verbesserte Rekrutierung der Muskulatur erreicht (Movement Development).

4.3.1 Fest, aber sanft

Um den Tonus des myofaszialen Systems herabzusetzen, muss man das Flossband fest um den Teil des Körpers wickeln, den man beeinflussen möchte. Es genügt nicht, das Band mit einer Vorspannung von nur 20 % anzulegen und dann die in Kap. 8.3 beschriebenen Techniken anzuwenden. Prinzipiell sind es eher die passiven Maßnahmen und rhythmische Bewegungen in Kombination mit der Kompression, die eine Absenkung der Gewebespannung bewirken. Neben neurophysiologischen Mechanismen wie postisometrischer Relaxation und reziproker Hemmung wirken wohl auch humorale und lokale Effekte (Sato und Schmidt 1973; Schleip 2011). Nicht unerheblich sind letztlich auch die Zuwendung des Therapeuten und das Verhältnis zwischen ihm und dem Behandelten, weil wohl auch psychische Effekte wirken.

Hinweis

Auch wenn der Tonus des myofaszialen Systems herabgesetzt werden soll, muss das Flossband fest und mit Zug angelegt werden. Eine Anlage ohne Vorspannung des Bandes verringert den Effekt der Behandlung.

4.3.2 Druckinhibition

Eine deutliche Absenkung des lokalen Muskeltonus erreicht man am besten, wenn man langsam mit gleichmäßigem Druck tief in das Gewebe eindringt. Verschiedene Mechanismen bewirken dann die unmittelbar spürbare Absenkung des Muskeltonus, der vermutlich auf lokalen strukturell-mechanischen, vegetativen und neurogenen Effekten beruht (Schleip 2011).

Hinweis

Um in einer funktionell zu festen Struktur wieder einen physiologischen Muskel- bzw. Gewebetonus zu erhalten, müssen eine Bandbreite und eine Bandelastizität gewählt werden, die einen optimalen Flossing-Effekt ergeben. Dieser stellt sich ein, wenn der Druck unter dem Flossband etwas höher ist als der Gewebetonus unter dem Band.

Die Bandbreite richtet sich dabei nach der Größe der Struktur, die umwickelt werden soll. Die Bandelastizität muss sich an der Gewebeelastizität des Patienten orientieren (siehe Kap. 6). Bei einer mittleren Dehnung (50 %ige Verlängerung des Bandes) muss der vom Band auf das Gewebe ausgeübte Druck höher als die aktuelle Gewebespannung sein, ohne dass die Gefahr besteht, dass Strukturen geschädigt werden können. Dies gelingt nur mit unterschiedlichen Bandstärken, weil unterschiedliche Gewebe sehr unterschiedliche biomechanische Eigenschaften aufweisen können.

Bei der Behandlung der Oberschenkelmuskulatur eines durchtrainierten Sportlers zum Beispiel muss mit einem starken elastischen, breiten Band gearbeitet werden, um eine Vorspannung zu erreichen, die höher ist als die Spannung im Gewebe. An dem Unterarm eines älteren Menschen mit sitzender Tätigkeit hingegen kann mit einem schwächeren und schmaleren Band gearbeitet werden, weil der Gewebetonus in der Regel geringer ist.

4.3.3 Rhythmische Bewegungen

Durch rhythmische Bewegungen kommt es zu einem kontinuierlichen Wechsel von Dehnung und Entdehnung der Muskelspindeln, was eine Absenkung des Muskeltonus zur Folge hat (van den Berg 2007). Möglicherweise beeinflusst die kontinuierliche Abfolge der Bewegungen den Zustand der EZM, die sich mehr und mehr verflüssigt. Man spricht in diesem Zusammenhang von Thixotropie. Wir konnten beobachten, dass Kompression und die schmerzinhibierenden Wirkung des Flossens diesen Effekt verstärken.

Thixotropie M!

Verändert sich die Fließeigenschaft bzw. Viskosität einer Flüssigkeit, wenn man diese in Bewegung versetzt, spricht man von einer thixotropen Flüssigkeit. Verantwortlich hierfür sind Scherkräfte. Synovialflüssigkeit ist ein typisches Beispiel für eine thixotrope Flüssigkeit im menschlichen Organismus.

Aus dem Alltag kennt man das Verhalten von Ketchup, der erst nach mehrmaligem Schütteln leicht aus der Flasche fließt.

4.4 Movement Development

Unter Movement Development verstehen wir die bessere Ansteuerung der Muskulatur bei der Ausführung komplexer Bewegungen. Dadurch erhöhen sich unmittelbar nach dem Flossen Effizienz und Qualität von Bewegungen.

Movement Developement ist eine komplexe Wirkung von Easy Flossing, die auf unterschiedlichen Mechanismen beruht:

- verbesserte Propriozeption
- verbesserte intra- und intermuskuläre Koordination („Setup")
- bessere Rekrutierung der Muskelfasern
- Tonusregulation
- Schmerzlinderung (verbessert Stauungproblematik)
- verbesserte Mobilität

Der Nutzen für den Behandelten ist groß, weil mit der besseren Bewegungsqualität der Energieverbrauch abnimmt, Schmerzen weniger werden und das Risiko für Verletzungen oder Fehlbelastungen durch eine verbesserte Propriozeption kleiner wird.

Hinweis

Corrective Exercises. Den Effekt des Flossens für das sensomotorische System nutzen wir unmittelbar, indem wir den Patienten/Sportler mit angelegtem Flossband Übungen machen lassen, die falsche Haltungs- und Bewegungsmuster korrigieren (siehe Kap. 8.3.5). Nach Abnahme des Bandes wiederholt der Patient oder Sportler dieselben Übungen, um die subkortikalen Bewegungsprogramme zu automatisieren.

4.4.1 Verbesserte Propriozeption

Durch die Anlage des Flossbandes direkt auf die Haut werden unzählige Hautafferenzen stimuliert. Dies verändert, zumindest kurzfristig, die Wahrnehmung des geflossten Körperabschnittes. Ähnlich wie bei einer Orthese ergeben sich dadurch Effekte, die nicht allein mechanisch zu erklären sind. Vielmehr ist anzunehmen, dass es zu einer Beeinflussung der Propriozeption kommt, die sich günstig auf die Ansteuerung der Muskulatur bei der Ausführung komplexer Bewegungen auswirkt. Es bleibt abzuwarten, ob diese Annahme durch zukünftige Forschungsergebnisse bestätigt werden kann.

4.4.2 Verbesserte inter- und intramuskuläre Koordination

Die verbesserte Koordination hat unseres Erachtens im Wesentlichen mit zentralen neurologischen Vorgängen zu tun. Wir nehmen an, dass es beim Flossen zu einem „Setup", wenn nicht gar zu einem „Reset" (engl. für „Neustart") in subkortikalen Arealen kommt. Anders lässt sich die schnelle Wirkung der Therapie kaum erklären. Es findet ein Feintuning von subkortikal abgespeicherten Bewegungsmustern (engl. „Motor Patterns") statt, die dann wieder in vollem Umfang abgerufen werden können. Der Patient kann seine Muskeln wieder besser ansteuern. In der Summe ergibt sich daraus eine Ökonomisierung der Bewegung, oft verbunden mit einer spontanen Abnahme von Beschwerden.

4.4.3 Bessere Rekrutierung von Muskelfasern („Strength Performance")

Die bessere Rekrutierung von Muskelfasern gelingt dank einer Verbesserung der Kraftübertragungswege. Sind nach einer Verletzung oder aus anderen Gründen die Kraftübertragungswege im myofaszialen System blockiert, sind oft pathologische Crosslinks oder Narben dafür verantwortlich (Mueller und Maluf 2002). Werden solche Blockaden bei der Behandlung mit dem Flossband aufgelöst (→ Adhäsiolyse, Kap. 4.1), verbessert dies unmittelbar die Kraftübertragung in der gesamten myofaszialen Kette. Es wird mehr Kraft im Gewebe generiert, die Viskoelastizität verbessert sich und die Bewegung benötigt weniger Energie, weil diese besser durch den Körper geleitet wird.

Hinweis 

Der Effekt der verbesserten Kraftgenerierung (engl.: „Strength Performance") funktioniert nur mit angelegtem Flossband. Nimmt man das Flossband ab, kehrt sich der Prozess vorübergehend sogar um, man wird schwächer. Wenn z. B. mit dem Flossband eine Kniebeuge (Squat) mit Gewicht noch gelingt, kann dieselbe Übung unmittelbar nach Abnehmen des Flossbandes nicht mehr mit dem gleichen Widerstand bzw. Gewicht gemacht werden. Die Erholungszeit, bis das Ausgangsniveau wieder erreicht wird, ist abhängig von Alter und Trainingszustand und anderen Faktoren (Ernährung, Schlaf, Genussmittel).

Manuelle Techniken ergänzen den Effekt mit dem Flossband. Generell steigt der Flüssigkeitsdruck zwischen Muskel und Fascia profunda unter dem Einfluss äußerer Kräfte. Arbeitet der Therapeut dann noch zusätzlich in den Weichteilen, kann er die Verteilung der Hyaluronsäure im faszialen Gewebe beeinflussen. Den besten Effekt erzielt man wohl mit einer Kombination aus tangentialer Oszillation und senkrechter Vibration, weil damit auch die Mechanorezeptoren stimuliert werden (Roman et al. 2013).

4.4.4 Tonusregulation

Bei der Behandlung wird ein ausgeglichener Muskeltonus (sog. Normotonus, der in Wirklichkeit aber nicht definiert wird) angestrebt. Zum Einsatz kommen daher abhängig vom Befund tonisierende oder detonisierende Maßnahmen mit dem Flossband (vergl. Kap. 8.2). Die Idee dahinter: Erst ein ausgeglichener Muskeltonus ermöglicht effiziente Muskelarbeit. Abweichungen erhöhen den Energieverbrauch, beeinträchtigen die Koordination oder Bewegungsausführung und beeinträchtigen auch den Stofftransport. Ein guter Stofftransport sichert den Gewebestoffwechsel, der eine wichtige Voraussetzung für effizientes Bewegen ist.

Hinweis i

Sprinter oder Schnellkraftsportler mit einer hohen Muskeldichte benötigen neben ihrer Mobilität auch eine hohe Muskelspannung, um ihre Leistung generieren zu können. Bei diesen Athleten muss Easy Flossing sehr sensibel eingesetzt werden, weil eine Absenkung des Muskeltonus eine Verschlechterung der Kraftentwicklung bewirkt.

Fallbeispiel B

Ein Patient, der aufgrund einer Fehllagerung während einer Operation eine Peroneusparese erlitten hatte, konnte nach einer Easy Flossing-Behandlung die gelähmte Muskulatur wesentlich besser ansteuern. Dadurch hat sich sein Gangbild spontan verbessert. Der Effekt hielt zwar nur ca. 36 Stunden. Durch die Wiederholung der Therapie konnte aber insgesamt eine bleibende Wirkung erzielt werden.

Bei einigen Athleten, die sich für die Paralympics qualifiziert und teilgenommen hatten, konnten wir mit Easy Flossing detonisierend auf die Spastik einwirken. Nach dem Wettkampf hatte dies für die Regeneration einen positiven Effekt. Vor dem Wettkampf war Easy Flossing hingegen nicht von Vorteil, weil bei einer Änderung des Muskeltonus das gesamte Bewegungsprogramm verändert wird.

4.4.5 Schmerzlinderung

Die Schmerzlinderung trägt ebenfalls zur Verbesserung der Bewegungsqualität bei. Durch die Abnahme des Schmerzes bewegen sich Patienten und Sportler in dieser Zeit deutlich besser und schneller, ohne eine Schonhaltung einzunehmen. Ausweichbewegungen werden weniger, die Synchronisation der Bewegung (zeitlich-räumliche Summation) wird besser. Dadurch verringert sich das Risiko für Verletzungen und Folgeschäden bei dyskoordinierten Bewegungen.

Hinweis i

Weil der Effekt zunächst nur vorübergehend anhält, muss Easy Flossing mehrfach wiederholt werden, bis keine Verbesserung mehr erzielt wird. Erst dann kann man davon ausgehen, das Optimum für den jeweiligen Patienten oder Athleten erreicht zu haben.

4.4.6 Verbesserte Mobilität

Wie es bei Easy Flossing zu einer verbesserten Beweglichkeit kommt, wurde weiter oben schon beschrieben. Im Hinblick auf Movement Development sind, insbesondere im Sport, die objektive Leistungsverbesserung und das subjektiv bessere Bewegungsgefühl von Interesse. Beide Effekte konnten wir bei unzähligen Behandlungen immer wieder feststellen.

Fallbeispiel B

Viele Athleten berichten mir immer wieder, dass sich Bewegungen nach der Behandlung mit dem Flossband deutlich „besser" anfühlen als vor der Behandlung. Auch ihre objektiven Leistungsparameter im Hinblick auf das Bewegungsziel verbessern sich nach Angabe der Athleten deutlich. So gelingt es Eishockeyspielern z. B. leichter, ihre Gegenspieler zu täuschen. Laufsportler berichten, dass sie nach der Behandlung mit dem Flossband wieder ein „sicheres Gefühl" beim Laufen haben und nach Verletzungen wieder näher an ihre alten Zeiten herankommen.

4.5 Wundheilung

Frische Sportverletzungen sind für mich als Sportphysiotherapeuten mein tägliches Brot, da ich schon seit Jahrzehnten Eishockeyspieler und anderen Spitzenathleten betreue. Dank Easy Flossing habe ich dabei seit einigen Jahren ein zusätzliches Werkzeug, das sich hervorragend für die Versorgung von Sportverletzungen eignet. In Kap. 9.5 stelle ich eine posttraumatische Anlage vor, wie ich sie schon häufig unmittelbar nach einer Verletzung mit Erfolg praktiziert habe. Hier erkläre ich

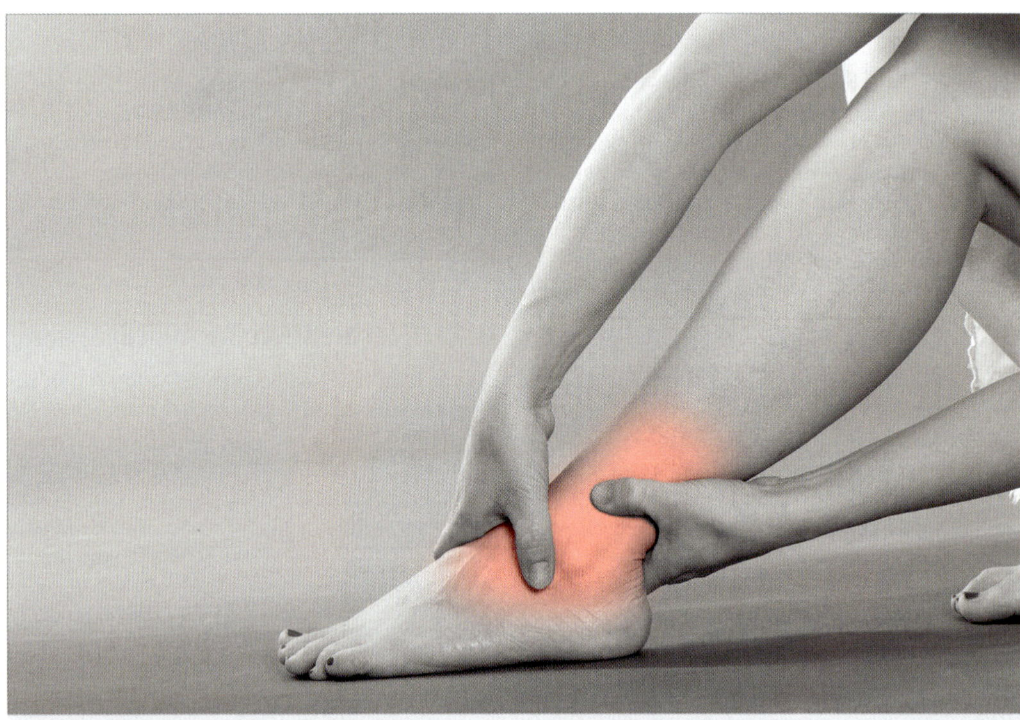

Abb. 4.10 Das Bild zeigt eine typische Situation beim Sport. Nach einem Inversionstrauma hält sich die Läuferin den schmerzhaften Knöchel. Schon unmittelbar nach der Verletzung beginnt die Wundheilungskaskade, die man mit Easy Flossing günstig beeinflussen kann.

Ihnen die Grundlagen für diese Anlage, aber auch für Anlagen in späteren Phasen der Wundheilung. Ein Fallbeispiel am Ende des Buchs zeigt die typische Anlage nach einem Inversionstrauma am Sprunggelenk (siehe Kap. 10.1).

Hinweis

Über den Ablauf der Wundheilung findet man in der Literatur unterschiedliche Angaben bezüglich der Benennung und Dauer der Phasen. Auch von Individuum zu Individuum gibt es hinsichtlich der Dauer der einzelnen Phasen erhebliche Unterschiede. Beachten Sie daher im Einzelfall bei jeder erneuten Behandlung die klinischen Symptome (insbes. Temperatur, Schwellung, Schmerz), bevor Sie mit dem Flossen oder anderen Therapiemaßnahmen beginnen.

4.5.1 Akutphase

Entzündungsphase (Tag 0–5)

Vaskuläre Phase

Mit der Verletzung beginnt die vaskuläre Phase der Wundheilung, die bis zum zweiten oder dritten Tag andauert. In der Regel kommt es durch die Verletzung zu einer Einblutung ins Gewebe, auf die der Organismus mit der Blutstillung durch Vasokonstriktion und Blutgerinnung reagiert. Aufgrund einer gesteigerten Kapillarpermeabilität tritt vermehrt Blutplasma ins Interstitium aus, was die Einwanderung von Makrophagen und Granulozyten erleichtert.

Als Physiotherapeut können wir in dieser Phase die physiologischen Reaktionen so beeinflussen, dass so wenig lymphpflichtige Lasten ins Gewebe gelangen wie möglich (Zelltrümmer, Blut, Plasma etc.). Eis hat in der frühen Phase keine große Bedeutung und dient in erster Linie der Schmerzlinderung. Wichtiger im Hinblick auf die nachfolgenden Heilungsvorgänge ist ein schneller Verschluss der Wunde.

Flossen im Akutfall M!

Nach dem Ausschluss möglicher Kontraindikationen (Fraktur, offene Wunde) können wir unmittelbar nach einer Verletzung mit Easy Flossing beginnen. Im Akutfall flossen wir grundsätzlich nur mit dem schwächsten Band (limette) im Sinne einer Kompression. Dabei wird das Band ca. 30 % in Vordehnung gebracht und bleibt, abhängig vom aktuellen Befund, maximal 5 min angelegt. Danach überprüfen wir den Zustand des Gewebes und legen das Flossband erneut an. Dieses Prozedere kann mehrmals wiederholt werden, bis sich der Zustand des Gewebes im Verletzungsbereich nicht mehr ändert.

Kommt es beim Anlegen des Flossbandes bzw. mit dem angelegten Band zu starken Schmerzen unterhalb des Abbindens, muss das Band sofort abgenommen werden, damit es distal der Verletzung keinen weiteren Gewebsschaden gibt.

Zelluläre Phase

Etwa 24 Stunden nach der Verletzung beginnt die zelluläre Phase. Ihren Höhepunkt erreicht sie innerhalb von 72 Stunden. In dieser Zeit bildet sich sogenanntes Granulationsgewebe, das die Wunde auffüllt. Voraussetzung hierfür sind die Einsprossung neuer Gefäße von den Wundrändern her, die Vernichtung von Bakterien und die Ansiedlung von Fiboblasten, die vom Wundrand in das Gerinnsel einwandern und das Fibrinnetz darin als provisorische Matrix nutzen. Das neu entstehende Gewebe im Wundbereich ist noch sehr empfindlich und kann leicht zerstört werden.

Hinweis i

In der Akutphase sollte man mit dem Flossen und anderen mechanischen Beeinflussungen des Wundgebiets sehr vorsichtig sein, um die Neubildung des Gewebes im Wundbereich nicht zu stören. Dies verzögert die Wundheilung oder stört sie in anderer Weise. Beim Flossen beschränkt man sich auf eine passive Anlage des Flossbandes mit 30 % Dehnung des Bandes (limette) im Sinne einer Unterstützung physiologischer Vorgänge (Abtransport lymphpflichtiger Lasten, Verbesserung der Durchblutung). Bewegungen sind bis in die Proliferationsphase hinein allenfalls im Matrixbelastungsbereich erlaubt (van den Berg 2011).

Proliferationsphase (Tag 5–21)

Die Dauer der Proliferationsphase wird mit 5-21 Tagen angegeben. Es handelt sich hierbei aber nur um einen Richtwert, weil die Dauer dieser Phase sehr stark variieren kann. Abhängig ist dies von der Lokalisation der Verletzung, der Art des verletzten Gewebes, dessen Durchblutung und Nährstoffversorgung sowie Alter, Erkrankungen (Diabetes), Trainingszustand, Lebensgewohnheiten (Rauchen stört die Wundheilung) etc.

In der Proliferationsphase dominieren Fibroblasten die Stoffwechselvorgänge in der Wunde. Die Entzündungsaktivität geht deutlich zurück und es werden immer mehr Matrixbestandteile gebildet. Vor allem die Kollagensynthese nimmt zu und erreicht ihren Höhepunkt um den 14. Tag herum. In dieser Phase unterstützt moderate Bewegung die Organisation des Gewebes. Allerdings muss der Wundbereich bis zu zwei Wochen nach der Verletzung noch geschont werden, um das Abklingen der Entzündungsvorgänge nicht zu gefährden. Andernfalls droht ein ständiges Wiederaufflammen der Entzündung, was neben Schmerzen auch das Entstehen von Kapselmustern begünstigt (van den Berg 2011).

Therapie in der Proliferationsphase M!

Erlaubt sind kleine, achsengerechte Bewegungen im schmerzfreien Bereich für formative Reize. Sie begünstigen die Adaptation neu gebildeter Gewebe an die zu erwartende Belastung (→ Mechanotransduktion, Kap. 4.1.5).

Mit der Lymphanlage (Kap. 9.6) kann man die Stoffwechselvorgänge unterstützen. Weil lymphpflichtige Lasten leichter abtransportiert werden und Nährstoffe bessser zur Wunde gelangen, werden die Heilungsvorgänge angeschoben. Die Heilungskaskade lässt sich so in Grenzen beschleunigen. Allerdings nicht über die Maßen, weil die physiologischen Vorgänge ihre Zeit benötigen.

Easy Flossing kann bis zu dreimal täglich wiederholt werden. Neben der Unterstützung der Wundheilung sind weitere Ziele die Vermeidung störender Adhäsionen und die Linderung von Wundschmerzen. Weniger Schmerzafferenzen und Schadensmeldungen wirken sich günstig auf die Heilung aus. Das Bewegungsausmaß (ROM) wird besser, die Bewegungsmuster nähern sich schneller denen im unverletzten Zustand an.

Außerdem empfidet der Sportler/Patient mit größerer Wahrscheinlichkeit eine Besserung seiner Beschwerden, „der Arm/das Bein fühlt sich besser an".

„*Hot Ice*" trägt ebenfalls zur Schmerzlinderung bei. Wir verwenden hierfür Schwämme oder elastische Binden, die wir zunächst in mit Eiswürfeln gekühltes Wasser (Temperatur 1–6 °C) tauchen um sie dann im Verletzungsbereich so lange auf- bzw. anzulegen, bis der Schmerz nachlässt. Dieses Vorgehen verhindert eine reaktive Hyperämie bzw. die Exsudation lymphpflichtiger Lasten.

Hinweis

Nicht oder falsch behandelte Verletzungen machen im weiteren Verlauf oft wegen einer eingeschränkten Gelenkbeweglichkeit und unerwünschter Adhäsionen unnötig Probleme.

Durch Easy Flossing kann es zu einer deutlichen Schmerzabnahme kommen, die den Patienten/Sportler dazu verleitet, das Gewebe zu früh wieder zu belasten. Weisen Sie den Patienten/Sportler auf die Risiken einer zu frühen Belastungssteigerung hin (Rezidiv, verzögerte Wundheilung, Chronifizierung der Beschwerden etc.).

Patient Values (nützliche Hinweise für Patienten und Sportler)

Crosslinks: In den ersten vier Wochen der Wundheilung bilden sich physiologische Crosslinks. Diese Querverbindungen dürfen nicht zerstört werden, weil sie für die Organisation und Stabilität der neu gebildeten Gewebe wichtig sind. Aus diesem Grund werden Belastung und Bewegung in der frühen Phase der Wundheilung limitiert. Drohen solche wasserlöslichen Querverbindungen die Mobilität von Gelenken, Muskeln und Faszien zu behindern, können sie relativ einfach durch Dehnungen, Bewegung und eine verbesserte Durchblutung gelöst werden. Mit zunehmender Dauer, aber auch aufgrund der entzündlichen Veränderungen im Gewebe erhöht sich im Verletzungsbereich und in angrenzenden Gelenken/Segmenten die Zahl pathologischer Crosslinks. Das sind irreversible, wasserunlösliche Querverbindungen wie Lipidbrücken oder Disulfatbrücken, die unbehandelt zu erheblichen Bewegungseinschränkungen führen können. Das Gewebe verklebt, wird unelastisch, Gleitvorgänge werden behindert. Solche pathologischen Crosslinks müssen aufgebrochen werden, um eine dauerhafte Bewegungseinschränkung zu verhindern (Physiolexikon 2007; van den Berg 2007).

Begleitung: In der Proliferationsphase fördern gesicherte funktionelle Bewegungen ohne Dehnreiz auf die verletzte Struktur die Regeneration. Die Therapie hat das Ziel, die physiologischen Vorgänge zu begleiten (im Gegensatz zur Unterstützung); man möchte die Wiederherstellung steuern.

Sensomotorik: Sobald Belastung möglich ist, darf der Sportler/Patient unter gesicherten Bedingungen geeignete Übungen auf labilen Unterlagen durchführen, um eine optimale Ansteuerung sämtlicher beteiligter Muskeln und Gelenkanteile zu erreichen („frühfunktionelle Behandlung").

Aspekte des motorischen Lernens: Mentaltraining kann den Heilungsverlauf günstig beeinflussen. Stellt sich der Patient/Sportler mit geschlossenen Augen vor, seinen Sport auszuüben, insbesondere kritische/anspruchsvolle Situationen und Bewegungsabläufe, kann dies helfen, Angst zu reduzieren und vorhandene Bewegungsprogramme zu behalten bzw. nicht zu beschädigen. Dabei wird die Ansteuerung der Muskulatur in komplexen Bewegungsmustern gefördert.

Ernährungstipps für die Wundheilung: Vieles weist darauf hin, dass eine ausgeglichene Ernärung die Wundheilung fördert. Eine Übersäuerung des Gewebes (pH-Wert < 6,5), z. B. durch hohen Konsum von Kaffee, schwarzem Tee und tierischen Eiweißen, Rauchen, Stress etc. wirkt sich ungünstig auf die Syntheseaktivität von Fibroblasten aus. Basenbildende Nahrungsmittel sind z. B. grüne Gemüsesorten und Salat und die meisten Obstsorten. Die Bedeutung von Nährstoffen für die Wundheilung können Sie der Tabelle entnehmen (▸ Tab. 4.2). Allerdings gibt es für den Einsatz von Nahrungsergänzungsmitteln keine einheitlichen Empfehlungen (DGFW 2012; van den Berg 2011).

Tab. 4.2 Wichtige Nährstoffe für die Wundheilung (DGFW 2012).

Nährstoff	Wirkung
Vitamin C	Aufbau von Bindegewebe
Vitamin A	Bildung von Zellmembranen
Vitamin K	Beteiligung an der Blutgerinnung
Vitamin B_6	Wundheilung, Immunsystem
Natrium	Verteilung der Körperflüssigkeit
Zink	Fördern der Wundheilung, Immunsystem
Selen	Immunsystem
Folsäure	Wundheilung
Eisen	Transportiert Sauerstoff zu den Zellen
Pantothensäure	Wundheilung

4.5.2 Umbauphase

Konsolidierungsphase (Tag 21–60)

In dieser Phase wird das neu gebildete Kollagen stabilisiert und organisiert. Dank dieser Veränderungen und der vermehrten Bildung von Grundsubstanz stabilisiert sich das Gewebe. Gleichzeitig nimmt die Elastizität zu.

Hinweis

Steigerung der Belastung. Die zunehmende Belastbarkeit des Gewebes erlaubt in dieser Phase eine deutliche Steigerung der Belastung. Beim Flossen kann die Intensität gesteigert werden, indem man nach und nach stärkere Bänder verwendet. Manuelle Techniken und funktionelle Bewegungen sind bis in den unteren Kollagenbelastungsbereich hinein möglich. Ziel ist neben der Steigerung von Kraft, Ausdauer und Koordination und der Entwicklung der sportmotorischen Fertigkeiten die Steuerung der Wundheilung.

Reifungsphase (bis zu ein Jahr)

Die Kollagensynthese verringert sich. Während anfangs v. a. Kollagen Typ III gebildet wurde, wird dieses nach und nach vor allem durch Kollagen Typ I ersetzt. Parallel dazu nimmt die Zahl der Fibroblasten im neu gebildeten Gewebe ab. Der Umbau kann bis zu ein Jahr dauern.

Regeneration oder Reparation?

Ob es bei der Wundheilung zu einer Regeneration, der vollständigen Wiederherstellung des verletzten Gewebes (lat. „restitutio ad integrum") oder zu einer Reparation (Defektheilung) mit der Bildung einer Narbe kommt, hängt in erster Linie von der Art der Wundheilung ab. Glatte Wundränder, die gut adaptieren und keimfrei sind, sind eine optimale Voraussetzung für die Regeneration, aber auch oberflächliche Verletzungen heilen in der Regel ohne Narbenbildung aus. Man spricht, wie auch bei chirurgischen Operationswunden von einer primären Wundheilung. Eine sekundäre Wundheilung findet man eher bei klaffenden Wunden, die nicht entsprechend behandelt (geklammert) wurden, bei infizierten Wunden und solchen mit unregelmäßigen Wundrändern.

Auch bei Sportverletzungen und anderen Verletzungen im Alltag, bei denen die Hautoberfläche weitestgehend intakt bleibt und die konservativ versorgt werden, findet eine sekundäre Wundheilung statt. Es bildet sich ein Granulationsgewebe, das den Defekt auffüllt und das über den Zeitraum von einem Jahr und länger reorganisiert wird. Selbst bei gutem Heilungsverlauf verbleibt eine Narbe, die weniger elastisch, weniger belastbar und weniger gut durchblutet ist als das Ursprungsgewebe. Im ungünstigen Fall stört sie die Übertragung von Spannungen im myofaszialen Gewebe und in der Haut. Bei einer optimalen Therapie hingegen entwickelt sich das Narbengewebe so günstig, dass es die Bewegungsabläufe und die Funktionen im faszialen Netzwerk nicht wesentlich behindert.

Hinweis

Die Reorganisation des Bindegewebes ist nach einer Rehabilitationsmaßnahme noch nicht abgeschlossen.

Therapie in der Reifungsphase

Easy Flossing ist in vollem Umfang möglich, wobei aber immer die individuellen Gegebenheiten (Voranschreiten der Heilung/Belastbarkeit, Trainingszustand) berücksichtigt werden müssen. Neben dem verletzten Bereich können auch angrenzende Körperabschnitte und Gelenke geflosst werden, um diese frei zu machen und Bewegungen nach der erfolgten Schonung wieder anzubahnen (Faszilitation).

Korrigierende Übungen fördern die Bewegungsentwicklung (engl: Movement Development).

Ziel der Therapie ist die vollständige Wiederherstellung der Sport- bzw. Arbeitsfähigkeit. Hierfür ist eine kontinuierliche Steigerung bis in den oberen Kollagenbelastungsbereich notwendig. Als Therapeut begleitet man den Patienten/Sportler mit einem entsprechenden Übungsangebot, das auch regenerative Phasen beinhaltet. Mithilfe standardisierter Tests aus der Sportphysiotherapie kann man feststellen, wie die Heilung voranschreitet und wann der Patient/Sportler wieder mit alltäglichen Aktivitäten und Sport beginnen kann.

Im Leistungssport muss ein wesentlich höheres Niveau erreicht werden als bei „normalen" Reha-Patienten. Die Therapie wird nach Abschluss der Reha fortgesetzt, nicht nur um das alte Niveau wieder zu erreichen, sondern auch, um alte Verletzungen, Dysfunktionen und Defizite aufzudecken, die möglicherweise ursächlich für die stattgefundene Verletzung waren oder das Risiko für erneute Verletzungen erhöhen.

Belastungstests differenzieren zwischen unterschiedlichen Aktivitätsniveaus („Return to Activity", „Return to Sport", „Return to Play"). Hierfür gibt es zahlreiche Managements (Handlungsempfehlungen), die u. a. von der „Isokinetic Medical Group" der FIFA wissenschaftlich evaluiert werden.

4.6 Abschwellung/Wirkung auf das Lymphsystem

4.6.1 Verschiedene Ödemformen (Herpertz 2001)

Es gibt unterschiedliche Ödemformen.

- Das *Phlebödem* tritt in erster Linie an den Beinen auf. Ursache ist ein erhöhter Venendruck beim Vorliegen einer Venenerkrankung. Diese tritt gemeinsam mit oder in Folge einer primären Varikose auf. Wegen der Insuffizienz der Venenklappen tritt vermehrt Flüssigkeit ins Interstitium aus. Diese Flüssigkeit muss dann über das Lymphsystem abtransportiert werden. Gelingt dies nicht in ausreichendem Maß (lymphodynamische Insuffizienz) verbleibt zu viel eiweißarme Flüssigkeit im Gewebe. Nach anfänglicher Blaufärbung (Zyanose) verfärbt sich die betroffene Extremität meist braun und es kann zu Stauungsekzemen oder Ulzerationen kommen. In diesen Fällen und bei oberflächlichen Varizen sollte *nicht mit dem Flossband* gearbeitet werden.
- Das *Lymphödem* entsteht infolge einer Schädigung der Lymphgefäße. Die Hautfarbe ist in der Regel normal, eine Varikose ist meist nicht vorhanden. Die Haut kann beim unbehandelten Lymphödem eingedellt werden. Durch die Insuffizienz des Lymphsystems werden Eiweiße aus dem Interstitium nicht mehr abtransportiert und von Fibrozyten bindegewebig organisiert. Typisch ist das Stemmer'sche Zeichen, eine Verdickung der Zehenhaut durch Eiweißfibrose, bei der die Haut über der zweiten Zehe nicht mehr abgehoben werden kann.
- Das *posttraumatische Ödem* ist ein sekundäres Lymphödem, das sich unmittelbar nach einer Verletzung oder einer Operation entwickelt. Nach einer Verletzung kommt es dabei oft auch zur Bildung eines Hämatoms. Posttraumatische Ödeme bilden sich nach Tagen oder Wochen oft spontan zurück. Eine Behandlung ist aber trotzdem sinnvoll, weil sie die Heilungsvorgänge unterstützt, Schmerzen lindert und hilft, einer drohenden Chronifizierung vorzubeugen.
- Das *Lip- oder Fettödem* ist Folge einer anlagebedingten Fettgewebsvermehrung (Lipidhypertrophie) im Bereich der Extremitäten. Der Rumpf ist davon nicht betroffen, weswegen es zu einer disproportionalen Fettverteilung kommt. Liegt aber eine Adipositas vor, ist der Rumpf ebenfalls dicker. Am Lipödem erkranken nur Frauen. Die Haut ist unauffällig und nicht dellbar. Typische Symptome sind Spannungsschmerzen und ein Schweregefühl. Die Beine der Patientinnen sind oft druckempfindlich. Die Ursache des Lipödems ist zum einen Lymphostase, zum anderen eine erhöhte Permeabilität der Kapillare. Die eingelagerte Wassermenge ist relativ gering, weswegen das Volumen und damit der Umfang der betroffenen Extremitäten durch die Behandlung nur relativ wenig abnimmt.

In der Praxis begegnet man häufig Mischformen und muss seine Behandlung den individuellen Gegebenheiten anpassen.

Hinweis

Easy Flossing eignet sich sehr gut für die Behandlung von Lymphödemen. Auch Phlebödeme können mit dem Flossband behandelt werden. In der Therapie von Lipödemen haben wir keine Erfahrungen.

4.6.2 Aufbau des Lymphgefäßsystems

Um die abschwellende Wirkung von Easy Flossing zu verstehen, ist es hilfreich, den Aufbau des Lymphgefäßsystems zu kennen. Man unterscheidet ein oberflächliches (epifasziales) und ein tiefes Lymphgefäßsystem, die beide über sogenannte Perforanslymphgefäße miteinander verbunden sind. Das oberflächliche System entsorgt interstitielle Flüssigkeit der Haut, das tiefe die von Muskeln, Gelenken, Organen und Gefäßen.

Initiale Lymphgefäße (siehe folgender Kasten) nehmen lymphpflichtige Lasten auf. Sie leiten diese weiter zu den Präkollektoren und von dort zu den Kollektoren. In den Wänden von Präkollektoren und Kollektoren befinden sich Klappen, die gewährleisten, dass der Lymphstrom nach zentral erfolgt. Die Kollektoren des oberflächlichen Lymphgefäßsystems sind in ihrer Anzahl größer als die des tiefen. Sie transportieren den Hauptteil der Lymphflüssigkeit nach zentral. Kollektoren bilden mit benachbarten Gefäßen ein Lymphgefäßbündel, das in einem Lymphknoten mündet. Von dort leiten abführende Lymphgefäße die gefilterte Lymphe weiter zu den Lymphstämmen, die zusammen größere Sammelgefäße bilden und schließlich über die größten Lymphstämme, den Ductus thoracicus und den Ductus lymphaticus dexter im venösen System münden (Wittlinger et al. 2009).

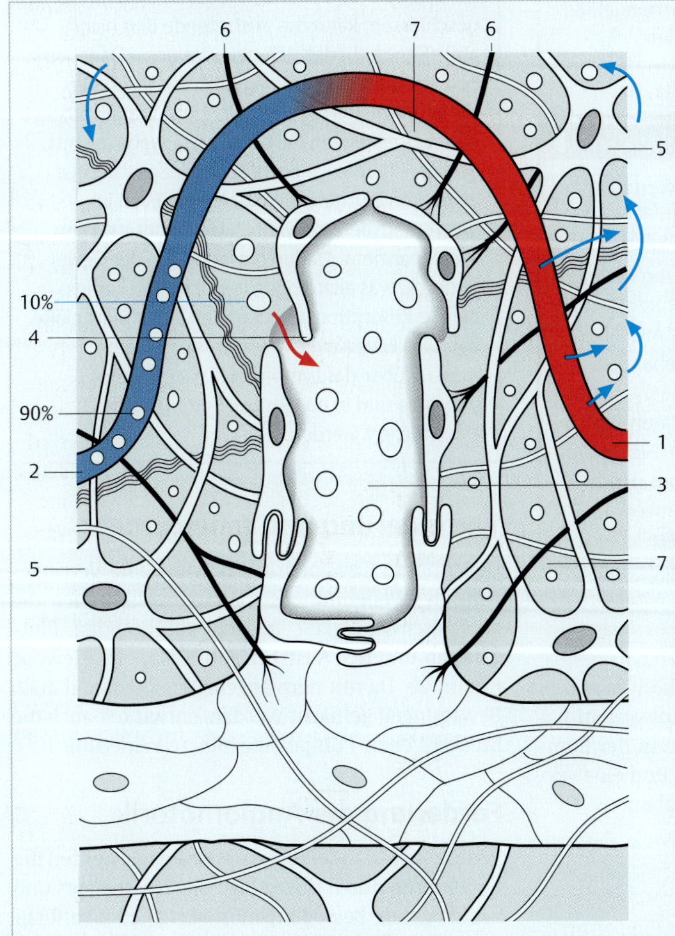

Abb. 4.11 Längsschnitt durch ein handschuhfingerförmiges initiales Lymphgefäß, das blind im Gewebe beginnt. 1 arterieller Kapillarschenkel; 2 venöser Kapillarschenkel; 3 Lymphkapillare; 4 schwingende Zipfel der Endothelzellen der Lymphkapillare mit Eintritt interstitieller Flüssigkeit (roter Pfeil) an einer geöffneten Junction; 5 Fibrozyt; 6 Ankerfilamente; 7 Interzellularraum. (Wittlinger 2009).

Bildung von Lymphflüssigkeit in den initialen Lymphgefäßen M!

Initiale Lymphgefäße beginnen „blind“ im Gewebe, ähnlich wie die Finger eines Handschuhs. Sie sind von sich überlappenden Endothelzellen begrenzt, die sich über den Zug von Ankerfilamenten öffnen können (▶ Abb. 4.11). Herrscht niedriger Gewebedruck, sind die Öffnungen geschlossen. Erhöht sich der Druck im Bindegewebe, geraten die Kollagenfasern unter Spannung. Es entsteht ein Zug auf die Ankerfilamente, die eine Öffnung der initialen Lymphkapillare bewirken. Durch den relativen Unterdruck und andere Mechanismen können lymphpflichtige Lasten (Wasser, Moleküle, Zellfragmente und Zellen) aus dem Interstitium in das Lymphgefäß einströmen und abtransportiert werden.

Hinweis i

Praktisches Vorgehen. Beim Flossen wird Lymphe in die Präkollektoren gepresst, dann in die Kollektoren. Das Flossband muss eine gewisse Zeit angelegt bleiben, damit die Verlagerung der Lymphflüssigkeit erfolgen kann. Inder Regel reichen hierfür zwei bis drei Minuten. Anschließend nimmt man das Band ab und behandelt die betroffene Extremität.

Ankerfilamente in den Lymphkapillaren verschließen sich nach Abnahme des Bandes. Es entsteht eine Sogwirkung, die Einstrom der Lymphe in die Kapillare unterstützt. Ankerfilamente reagieren wie glatte Muskelzellen.

4.6.3 Wirkmechanismen

Mit dem Anlegen des Flossbandes erhöht man den Gewebedruck. In Bezug auf das Lymphsystem hat dies unterschiedliche Wirkungen, die in der Summe eine Abnahme von Schwellungen und eine verbesserte Ödemresorption zur Folge haben.

Verminderte Filtrationsrate

Durch die Erhöhung des Gewebedrucks vermindert sich die Filtrationsrate an den Blutkapillaren. Es tritt weniger Flüssigkeit aus den Blutgefäßen ins umgebende Gewebe aus. Auch der Austritt von Eiweiß aus verletzten Blutgefäßen (z. B. nach einem Sportunfall) wird gebremst, wodurch das Ausmaß von Schwellungen begrenzt werden kann.

Ursache verletzungsbedingter Schwellungen M!

Schwellungen nach Verletzungen haben mehrere Ursachen. Zum einen blutet es so lange in den Wundbereich, bis die Blutung zum Stillstand kommt oder unterbunden wird. Ist die Wunde geschlossen, kann das austretende Blut nicht abfließen, es bildet sich ein Hämatom. Daneben bedingt die Verletzung eine Veränderung der Gefäßpermeabilität, weshalb mehr Wasser aus den angrenzenden Gefäßen ins Gewebe austritt. Schließlich bedingt auch der Eiweißaustritt aus verletzten Blutgefäßen das Anschwellen im Verletzungsbereich, weil Eiweiß im Interstitium Wasser anzieht. Dadurch erhöht sich der Gewebedruck, was allerdings für sich keinen Einfluss auf die Resorption von Eiweißen in die Blutgefäße hat, weil Eiweiße nicht reabsorbierbar sind. Sie müssen über das Lymphgefäßsystem aufgenommen und in das venöse System zurücktransportiert werden.

Verringerung des Venenlumens

Der erhöhte Gewebedruck bewirkt eine Verringerung des Venenlumens. Dadurch erhöht sich die Fließgeschwindigkeit in den abführenden Blutgefäßen und der Austrtitt von Plasma ins Gewebe nimmt ab. Da mit dem angelegten Flossband auch Bewegungen gemacht werden, entwickelt auch die Muskel-Venen-Pumpe eine höhere Wirksamkeit.

Förderung der Angiomotorik

Wie bei der Manuellen Lymphdrainage werden die Kollektoren durch die Anlage des Flossbandes und nachfolgende Bewegungen in verschiedenen Richtungen gedehnt. Dies erhöht die Kontraktionsfrequenz der abführenden Lymphbahnen. So kann mehr Flüssigkeit abtransportiert werden.

Verlagerung lymphpflichtiger Lasten

Die Flüssigkeit im Gewebe wird beim Anlegen des Flossbandes in angrenzende Bereiche verdrängt. Dort bedingt die Volumenzunahme eine Druckerhöhung im Bindegewbe, wodurch es zu einer Öffnung der initialen Lymphkapillare kommt (s. o.). Somit hat Flossing eine direkte Wirkung auf die Lymphbildung, nicht nur wegen des beschriebenen Effekts, sondern auch, weil durch die Flüssigkeitsverlagerung ein größeres Areal für die Ödemresorption zur Verfügung steht.

Hinweis

Prinzipiell beginnt man mit der Bandfarbe limette (schwächstes Band) und steigert die Intensität sukzessive durch Erhöhung des Zuges aufs Band und dann durch Wechsel der Farbe.

Patientinnen haben berichtet, mit der Selbstanwendung bei postoperativen Ödemen sehr gute Erfahrungen gemacht zu haben. Sie flossen sich Arme und Beine selbst.

In der Manuellen Lymphdrainage wird argumentiert, dass zu hohe Kompression die Ankerfilamente bzw. die feinen Kollektorgefäße schädigt. Die Praxis zeigt aber, dass diese Strukturen auch höhere Kompression aushalten. Wie hoch diese Kräfte letztlich sein dürfen, müssen wissenschaftliche Untersuchungen zeigen.

5 Anwendungsgebiete, Indikationen und Kontraindikationen

5.1 Anwendungsgebiete

Easy Flossing kann vielfältig eingesetzt werden. Man kann sehr unterschiedliche Patientengruppen mit ein und derselben Technik behandeln, aber auch Sportler sind eine wichtige Zielgruppe (▶ Abb. 5.1). Das Behandlungsspektrum reicht von der Behandlung im Akutfall über die Unterstützung anderer therapeutischer Techniken (Manuelle Therapie, Manuelle Lymphdrainage, Schmerztherapie, Medizinische Trainingstherapie etc.) bis hin zu Trainingsbegleitung und Leistungsoptimierung.

Abhängig von den Behandlungszielen, dem Stadium der Therapie und den individuellen Voraussetzungen wählt man bei Easy Flossing aus dem Set mit vier Bandstärken individuell das geeignete Band aus. Patienten mit hohem Leistungsvermögen, die evtl. übertrainiert oder überlagert sind, vertragen andere Intensitäten als Patienten, die aufgrund von Inaktivität, Fehlhaltung oder nach Verletzungen über Beschwerden klagen.

Hinweis

Bei der Therapie mit dem Flossband kommt es nicht nur auf die richtige Auswahl der Bandstärke an. Wichtig ist auch die Regenerationszeit zwischen den Behandlungen. Ältere Menschen benötigen längere Pausen zwischen den Therapiesitzungen als jüngere. Auch beeinflussen die Zielsetzung der Behandlung, die Art der Anwendung und der individuelle Befund, wie oft und in welchen Abständen man einen Patienten oder Sportler flossen soll.

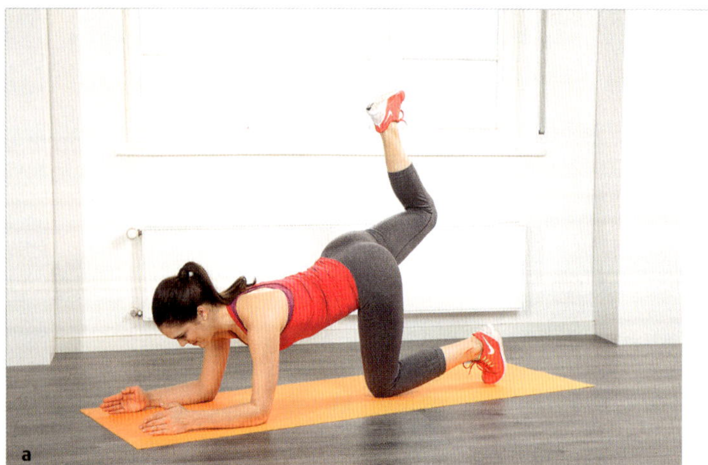

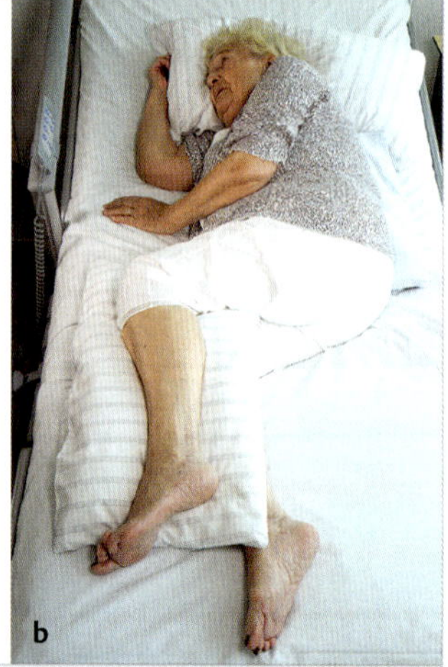

Abb. 5.1 Es gibt zahllose Anwendungsmöglichkeiten für Easy Flossing. Sowohl junge, aktive als auch ältere, nicht aktive Menschen profitieren von den vielfältigen Wirkungen.

5.2 Indikationen

- bewegungsabhängige Schmerzen
- Gelenkblockaden, allgemeine Restriktionen
- Bewegungseinschränkungen jeglicher Art (auch Fibrosen und bei unklarer Genese)
- (Kraftverlust durch) unzureichende Rekrutierungsfähigkeit der Muskulatur
- Dyskoordination
- Spastik (länger bestehende)
- posttraumatische/postoperative lokale Lymphödeme (noch intaktes oder vorübergehend insuffizientes Lymphgefäßsystem), chronisches Lymphödem Stadien 0–II, Lipödem und Phlebödem, superfizielle Flüssigkeitsansammlungen
- verminderte Trophik aufgrund kontrahierter, veschlossener präkapillärer Sphinkter bei segmentaler Dysregulation
- Anlagen zur Leistungssteigerung bei Sportlern (Koordination, Kraftentwicklung, Ökonomie und Effizienz)
- Prävention/Prophylaxe von Muskelverletzungen
- Regeneration
- korrektive Anlagen (Skoliose z. B.)

5.3 Kontraindikationen

- Frakturen
- Venenentzündungen (Phlebitis), Thrombose
- arterielle Verschlusskrankheiten
- akute Gelenkentzündungen, Arthritiden
- maligne Tumorerkrankungen, Neoplasmen
- fortgeschrittener Diabetes mellitus
- chronisches Lymphödem Stadium III, sekundäres malignes Lymphöden (Gefahr der Metastasierung), Stauungsekzeme, Ulzerationen
- Einnahme blutverdünnender Medikamente
- hoch dosierte Kortikosteroide
- Sudek (CRPS Grad I und II)
- dekompensierte Herzinsuffizienz (Stadium C und D)

Daneben gibt es relative Kontraindikationen, bei denen Sie im Einzelfall mit dem Patienten Vor- und Nachteile einer Behandlung besprechen sollten (Aufklärung). Gegebenenfalls ziehen Sie einen behandelnden Arzt zurate.

Zu den relativen Kontraindikationen zählen:

- akute Hauterkrankungen, offene Wunden
- Fieber
- Schwangerschaft
- Hyper- und Hypotonie
- Krampfadern (Varikosis)
- chronische entzündliche Prozesse bzw. Erkrankungen (in akuten Phasen)
- Latexallergie (Flossen über eng anliegender Kleidung möglich)
- Psychisches Belastungstrauma
- Schilddrüsendysfunktionen
- individuelle Abneigung gegen das Einschnüren

6 Materialkunde

> **Hinweis**
>
> Gute Flossbänder dürfen nicht zu glatt sein, damit die sich überlappenden Bereiche bei der Anwendung nicht verrutschen (Kohäsivkraft). Für verschiedene Anwendungen gibt es Flossbänder in unterschiedlicher Stärke, Breite und Länge.

6.1 Latex

Das Flossband von Sanctband ist in seiner ursprünglichen Form ein 5 cm breites ca. 2 m langes Latexband. Es ist ca. vier- bis siebenfach dicker als ein herkömmliches Gymnastikband aus Latex und wird aus natürlichem Kautschuk hergestellt. Die Oberfläche der Flossbänder ist nicht glatt, die Bänder glänzen nicht, sondern sehen eher samtig aus. Dadurch rutschen die Flossbänder weder auf der Haut noch wenn sich Touren beim Wickeln überlappen. Lediglich bei der ersten Tour (Basis) muss das Band bei der Anlage vom Therapeuten fixiert werden.

6.1.1 Verträglichkeit von Flossbändern aus Latex

Die Flossbänder der Firma Sanctband werden in Malaysia hergestellt. Weil die Kautschukbäume dort quasi vor der Haustür wachsen, sind die Transportwege kurz und es können Konservierungsstoffe eingespart werden. Die Bänder bestehen fast ausschließlich aus Naturlatex, einem nachwachsenden Rohstoff, und enthalten weder PVC noch Weichmacher. Nach der Herstellung werden sie gewaschen. Dadurch sinkt der Anteil der löslichen Latexproteine signifikant, das allergene Potenzial wird maximal reduziert. Die Flossbänder der Firma Sanctband sind daher hypoallergen. Bestehen trotzdem Bedenken oder kommt es zu Irritationen der Haut, kann Flossing auch auf dünner, eng anliegender Kleidung angewendet werden. Dies schmälert die Wirkung in geringem Maß. Eine Latexallergie ist daher kein Grund, das Flossband nicht einzusetzen. Auch religiöse Gründe, die das Entkleiden verbieten, müssen kein Grund sein, auf Easy Flossing zu verzichten. Die möglichen „Textilverluste“ bei der Wirkung betragen geschätzt ca. 20–25 %.

6.2 Bandstärke

Flossbänder von Sanctband gibt es in vier verschiedenen Stärken (Limette, Blaubeere, Pflaume, Grau), drei unterschiedlichen Breiten (2,5, 5 und 7,5 cm) und zwei Längen (206 und 350 cm). Die verschiedenen Stärken bedingen unterschiedliche Widerstandswerte und wurden von Bernd Becker von der Firma wagus und mir extra für die Easy Flossing-Methode entwickelt (▶ Abb. 6.1). So hat man als Therapeut stets das optimale Dehnungsverhalten, die optimale Bandstärke für die unterschiedlichen Einsatzbereiche und Personen zur Verfügung.

Ein weiterer Vorteil ist, dass die Flossbänder bei der Anlage nie um mehr als 50 % verlängert werden müssen. Dies erleichtert die korrekte Ausführung der Technik und ein optimales Ergebnis der Behandlung. Außerdem gibt dies dem Anwender die Sicherheit, den Behandelten nicht zu verletzen.

Weiter unten bei der Beschreibung der Techniken werden die aus unserer Erfahrung jeweils geeigneten Bandfarben genannt. Von diesen Empfehlungen kann man abweichen, wenn die jeweilige Behandlungssituation und die Gewebespannung des Behandelten dies erforderlich machen.

Bei der Auswahl der Farbe/Stärke des jeweils geeigneten Flossbandes berücksichtigt man folgende Parameter:

- Alter
- Trainingszustand (Sportler, Nichtsportler)
- Bindegewebstyp/-status
- Einsatzzweck/Behandlungsziel (beabsichtigte Verdichtung des Gewebes, Densität)
- Anlagetechnik
- Behandlungsverlauf, Progression
- (Schmerz-)Toleranz des Patienten

> **Hinweis**
>
> Da die Gewebeelastizität von vielen Parametern wie Trainingszustand, Alter, Gewebetyp, Erkrankungen, usw. abhängt, ist es sehr wichtig, jeden Patienten oder Sportler vor dem Flossen zu untersuchen. Auf Grundlage dieser Untersuchung ermittelt man die benötigte Druckstärke für die Behandlung und das hierfür geeignete Band.

Flossband by Sanctband™

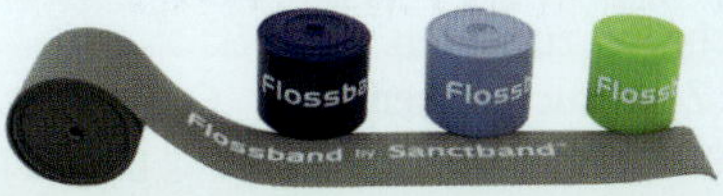

Flossband Level 1) leicht / Farbe Limette 1,1mm / 206cm x 5cm	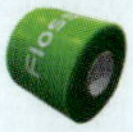	Ideal für ältere oder sportlich nicht aktive Patienten, bei niedriger oder unbekannter Schmerztoleranz, Patienten mit Bindegewebsschwäche, für die Akutversorgung nach Traumata, Einsteigerband im Therapiebereich.
Flossband Level 2) mittel / Farbe Blaubeere 1,3mm / 206cm x 5cm	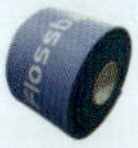	Nächst stärkeres Band in der Therapiefolge für ältere Patienten oder bei schlechtem Bindegewebsstatus, erlaubt differenziertes Erreichen unterschiedlicher Gewebeschichten, Einstiegsband im Sportbereich.
Flossband Level 3) stark / Farbe Pflaume 1,6mm / 206cm x 5cm	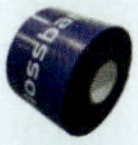	Drittstärkstes Band in der Therapiefolge (höchste Therapiestufe bei älteren Patienten), bei mittelstark ausgeprägter Muskulatur und gutem Bindegewebsstatus.
Flossband Level 4) extra stark / Farbe Grau 1,8mm / 206cm x 5cm	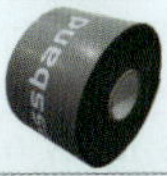	Erlaubt beim gut trainierten Sportler mit hohem Muskelanteil hohe Applikationswerte hinsichtlich Kompressionsstärke, Tiefe der erreichten Gewebeschichten und Verdichtung des Gewebes (Densität).
Flossband Version SCHMAL **Breite 2,5cm** / 206cm 4 verschiedene Stärken	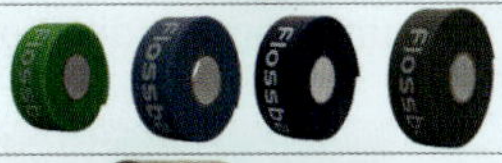	Notwendig für Applikationen im Bereich der Finger und Zehen, in der Literatur wird auch der Einsatz beim Okklusionstraining vorgeschlagen.
Flossband Version EXTRA BREIT **Breite 7,5cm** / 206cm 2 verschiedene Stärken	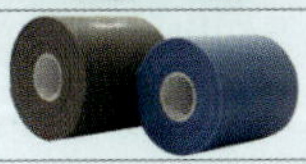	Generell bei großflächigen Anlagen, Becken- oder Hüftanlage, Hamstrings, Lymphanlagen sowie in den Bereichen Bodybuilding, leistungsorientierter Sport.
Flossband Version EXTRA LANG Breite 5cm / **Länge 350cm** 4 verschiedene Stärken	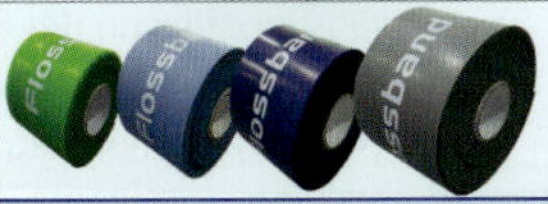	Für großflächige Applikationen oder komplexe Anlagen um Hüfte und Oberschenkel, bei Überkreuzapplikationen im Thoraxbereich. Hämatom- oder Lymphapplikationen sowie in den Bereichen Bodybuilding, leistungsorientierter Sport.

Die o.g. Verwendungsempfehlungen basieren auf den Erfahrungen zahlreicher Experten, wissenschaftliche Studien stehen noch aus.

Abb. 6.1 Übersicht über die unterschiedlichen Stärken der Flossbänder der Firma Sanctband und die geeigneten Einsatzzwecke.

6.2.1 Vorteil der unterschiedlichen Bandstärken

Wie bereits weiter oben erwähnt (Kap. 4.1.5) ist es fundamental wichtig, dass die benutzte Bandstärke genau die elastischen Eigenschaften liefert, die erforderlich sind, um unter definierten Bedingungen einen Druck zu erzeugen, der höher ist als die aktuelle Gewebespannung. Nach unbefriedigenden Erfahrungen mit den anfangs für das Flossen erhältlichen Bändern haben Bernd Becker und ich gemeinsam mit der Firma Sanctband ein Sortiment von Bändern in vier Stärken entwickelt, mit dem wir fast alle unserer Patienten adäquat behandeln können.

Die Bänder sind so konzipiert, dass eine optimale Kompression bei Dehnungswerten von 50–70% erreicht wird. So findet man dank der unterschiedlichen Bandstärken immer das passende Material. Würde man versuchen, mit einem Flossband durch Verlängerung um mehr als 70% eine höhere Kompressionswirkung zu erzielen, kommt man in einen Dehnungsbereich, in dem die Festigkeit eher einschnürt, als einen elastischen Druck in das Gewebe zu geben. Zudem würden unerwünschte Scherkräfte an der Hautoberfläche auftreten, die – besonders bei Behaarung – sehr schmerzhaft sein können. Auch die Gefahr von Verletzungen bei der Therapie mit dem Flossband würde erheblich zunehmen – bei gleichzeitig nachlassender Wirkung! Deshalb ist es sehr wichtig, die Bandstärke den biomechanischen Eigenschaften der zu behandelnden Struktur anzupassen.

Bei großen Umfängen, z. B. der Behandlung der Oberschenkelmuskulatur eines durchtrainierten Sportlers, muss mit einem stark elastischen, breiten Band gearbeitet werden, um das Band mit einer höheren Vorspannung als der Gewebespannung anlegen zu können. Wohingegen z. B. an einem Unterarm eines älteren Menschen mit sitzender Tätigkeit mit einem entsprechend schwächeren und schmaleren Band gearbeitet werden kann.

Zusätzlich zum wirksamen physiologischen Kompressionsdruck ist es noch möglich, mit der Wahl der entsprechenden Bandstärke auf die individuell recht unterschiedliche Toleranzgrenze für Schmerz zu achten.

Zu Druckstärken und Gewebeveränderungen unter der Flossing-Behandlung gibt es bisher kaum Forschungsergebnisse, vor allem noch keine Gewebemessungen. Möglich wäre dies mit quantitativem Scherwellenultraschall, mit dem man die elastische Steifigkeit im Gewebe ermitteln kann. Allerdings wurden gerade von einer australischen Gruppe erste Druckmessungen beim Flossing durchgeführt. In dieser Studie wurde die Beweglichkeit des oberen Sprunggelenks vor und nach Flossing untersucht. Zur Kontrolle der Druckstärke des Flossbandes benutzten sie einen Kikuhime Pressure Monitor zum Messen des Drucks zwischen Haut und Band. Sie haben dabei festgestellt, dass sie mit einen durchschnittlichen Druck von 182 mmHg ± 38 beim Flossen gearbeitet haben (Driller und Overmayer 2016).

6.3 Verschiedene Bandlängen und -breiten

Mit den verschiedenen Breiten lassen sich die Flossbänder sehr einfach an jegliche Körperteile anpassen (▶ Abb. 6.2). So ist der optimale Sitz des Bandes garantiert – ein entscheidender Effekt für die Wirkung des Verfahrens. Die unterschiedlichen Längen, die zur Verfügung stehen, ermöglichen die Behandlung größerer Bereiche, wie zum Beispiel bei der Lymphanlage, an Hüfte und Oberschenkel oder bei der Behandlung des Rumpfes. Prinzipiell können auch mehrere Bänder in einer Applikation gemeinsam verwendet werden.

Hinweis i

Einsatz mehrerer Flossbänder. Hat man kein langes Flossband zur Verfügung oder möchte man größere Areale behandeln, können die Flossbänder auch kombiniert eingesetzt werden. Den Anfang des zweiten Bandes wickelt man über das Ende des ersten. Dabei sollte die erste Tour eine vollständige Überlappung gewährleisten, damit auch das zweite Flossband korrekt sitzt. Bei Bedarf kann man auch Bänder unterschiedlicher Stärke und Breite miteinander kombinieren. In der Praxis hat es sich bewährt, distal das stärkere Band anzulegen.

6.4 Pflege und Desinfektion der Bänder

Die Bänder können mit warmem Wasser gereinigt werden. Es empfiehlt sich, die Bänder nach jedem Einsatz zu reinigen, sie abzustreifen und hängend trocknen zu lassen. Da die Bänder nicht gepudert sind, können sie auch mit herkömmlichen Flächendesinfektionsmitteln desinfiziert werden.

Man kann Patienten, die wiederholt mit dem Flossband behandelt werden, auch vorschlagen, das entsprechende Band zu kaufen und zur Therapie mitzbringen. Je nach Lokalisation der Applikation könne Betroffene auch angeleitet werden, das Flossband bei sich selbst anzulegen. Allerdings darf das nicht ohne den Hinweis auf mögliche Risiken und Kontraindikationen geschehen.

Fallbeispiel B

In meinem Umfeld sind es vor allem Leistungssportler, die von der Behandlung mit dem Flossband profitiert haben, die mich bitten, ihnen eine geeignete Bandanlage für das Aufwärmen im Training zu zeigen. Oft machen z. B. bei den Iserlohn Roosters, einer professionellen Eishockeymannschaft, mehrere Spieler in der Kabine, unmittelbar bevor sie aufs Eis gehen, noch Workouts mit dem angelegten Flossband, um sich optimal auf die nachfolgende Belastung vorzubereiten.

Hinweis 

Hülse nicht wegwerfen. Die Anlage des Flossbandes gelingt am besten, wenn man das Band immer wieder straff auf die mitgelieferte Papphülse wickelt. Dies gewährleistet, dass man das Band mit gleichmäßiger Vordehnung anlegen kann. Sollte die Hülse verloren gehen, wickelt man das Band am besten immer ganz eng auf, sodass man es gut in der Hand halten kann.

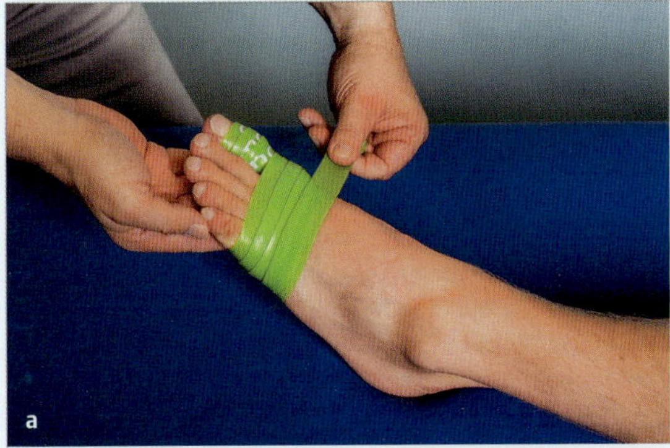

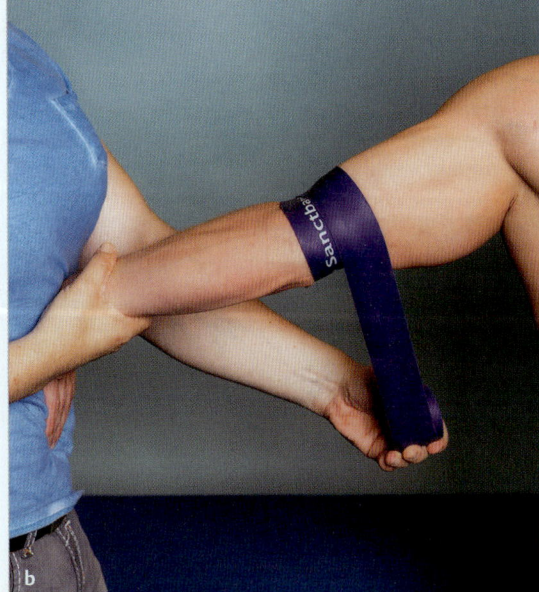

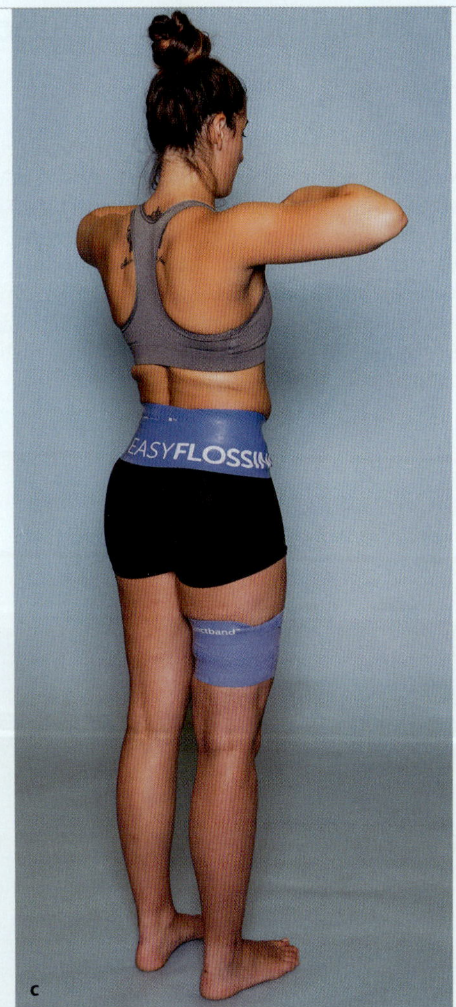

Abb. 6.2 Dank der verschiedenen Bandbreiten findet man für jedes Körperteil das geeignte Flossband.
a Das schmale Band mit 2,5 cm Breite eignet sich optimal für das Flossen von Fingern und Zehen.
b Für Arme und Beine benutzt man meist die Standardbreite 5 cm.
c An Rumpf und Extremitäten mit großem Umfang kommt das 7,5 cm breite Band zum Einsatz.

7 Prinzipien der Anwendung, allgemeine Richtlinien

7.1 Basis

Die Basis des Flossbandes wird mit immer einer vollständigen Überlappung fixiert. Anschließend werden die weiteren Touren mit etwa 50 %iger Überlappung und einer ca. 50 %igen Dehnung des Bandes angelegt (▶ Abb. 7.1). Es ist wichtig, die Vordehnung des Bandes während der gesamten Anlage beizubehalten, um einen gleichmäßigen Druck auf die zu behandelnden Gewebsschichten aufzubauen.

Hinweis

Wichtig: Bei der Bandanlage muss der Patient wenn möglich das distale Ende der Extremität durch Aufstützen oder Stützen gegen den Körper des Therapeuten fixieren. So gelingt es leichter, das Flossband mit dem erforderlichen Zug zu applizieren.

Bei der Bandanlage darf die Haut unter dem Band nicht eingeklemmt werden. Die Gefahr hierfür ist besonders groß bei der Bandanlage im Bereich der Achsel (Schultergelenksanlage, Anlage für die Fascia brachii) und am proximalen Oberschenkel/in der Leiste (Anlagen für das Hüftgelenk bzw. die Adduktoren).

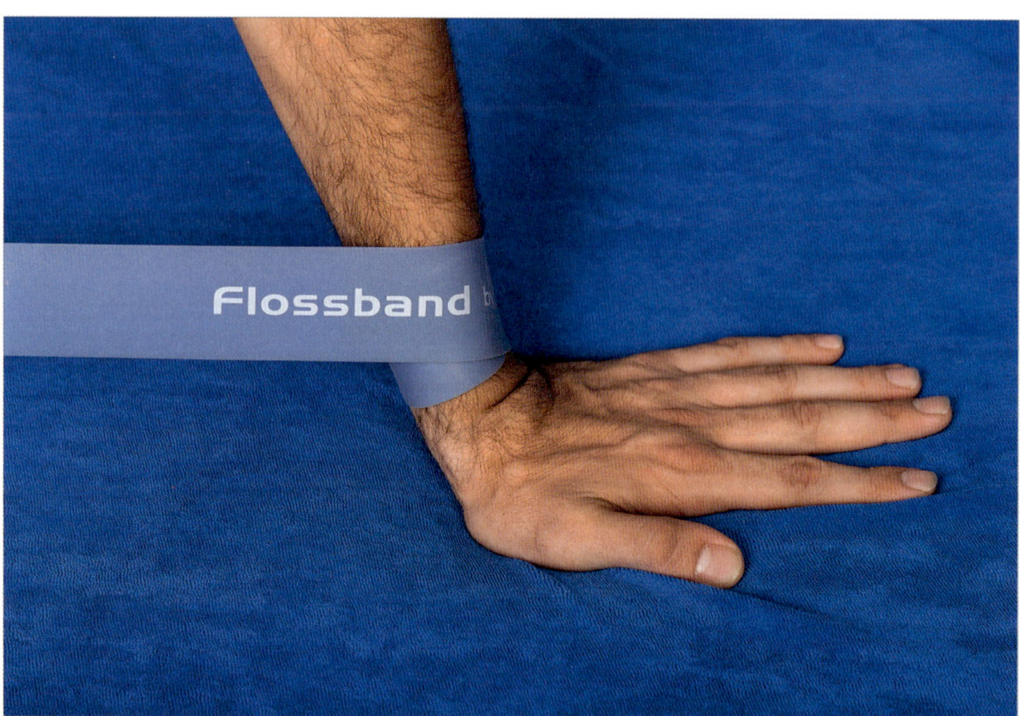

Abb. 7.1 Das Band wird zunächst mit einer vollständigen Überlappung fixiert. Bei den weiteren Touren überlappt das Band die vorangegangene Tour zur Hälfte. Die erforderliche Vordehnung des Bandes von 50 % kann man nur realisieren, wenn die Hand abgestützt wird.

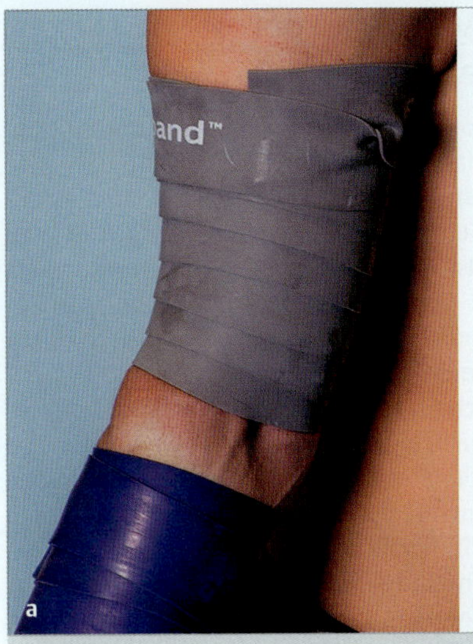

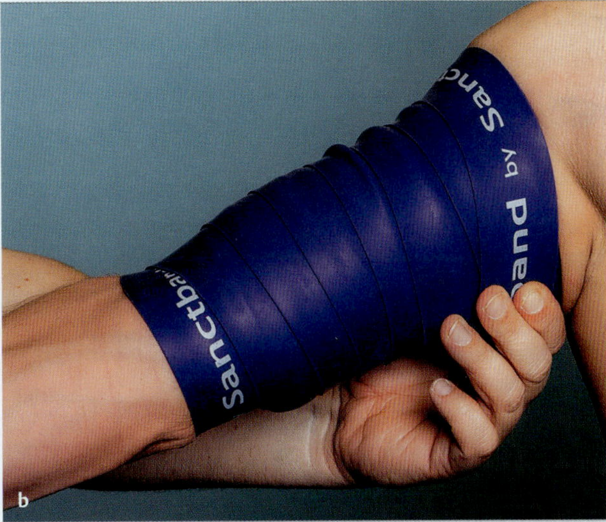

Abb. 7.2 Verwahren des Bandendes.
a In der Regel steckt man das Bandende von oben unter die letzte Tour ein.
b Bei Engstellen oder starker Behaarung ist es besser, das Bandende von unten einzustecken.

Das Bandende wird in der Regel bei der letzten Tour von oben unter die vorangegangene Tour gesteckt. Bei starker Körperbehaarung und bei Engstellen steckt man es besser von unten ein (▶ Abb. 7.2).

7.2 Ermitteln der Anlagerichtung

> **Hinweis** i
>
> **Tissue listening.** Der erfahrene Therapeut erspürt die freie Richtung mit dem Auflegen der Fingerkuppen. Dabei achtet er auf die Gewebespannung (Tonus), die Textur (Faseranordnung), Densität (Dichte), Temperatur und subtile Bewegungen. Dieses „Hineinhören" ins Gewebe (engl. „tissue listening", der Begriff stammt aus der Osteopathie) gibt den entscheidenden Hinweis, welche Anlage für den Patienten oder Sportler aktuell die optimale Anlagerichtung ist. In der Regel entscheidet sich der Therapeut für die freie Richtung, um dann die Mobilität mit verschiedenen Techniken in die gesperrte Richtung zu verbessern.

Der Patient merkt oft schon beim Anlegen, ob ihm die Anwendung gut tut oder nicht. Denn die Wirkung der Anlage hängt stark von der Entscheidung für die richtige Anlagerichtung und die entsprechende Behandlungstechnik ab. Daher ermittelt der Therapeut, bevor er das Band anegt, die Anlagerichtung im Gewebe (→ Kasten „Tissue listening").

Die Richtung des Kraftvektors muss erspürt werden. Beachtet man das nicht, passiert bei der Therapie wenig oder gar nichts, weil das Gewebe nicht reagieren kann. Muskeln, aber auch fasziales Gewebe, z. B. Sehnen, haben aufgrund ihrer Textur (Kollagenbündelausrichtung und dreidimensionale Struktur) ein ausgeprägt anisotropes (nicht nach allen Richtungen gleiches) Verhalten. Das heißt, bei Dehnung in Längsrichtung hat das Gewebe ein anderes biomechanisches Verhalten als bei Dehnung in Querrichtung (siehe Kap. 8.3.5). Wenn man sich nun vorstellt, dass in einer Extremität sehr unterschiedliche Gewebetypen und zusätzlich noch Restriktionen in Form von Adhäsionen oder fibrotischen Veränderungen vorhanden sind, resultiert aus diesem gerichteten elastischen Verhalten ein bestimmter Kraftvektor, der nur individuell manuell erspürt werden kann und dann therapeutisch zum Anlegen des Bandes benutzt wird.

7.2.1 Internal vs. external

Wir verwenden diese beiden Begriffe, um die Anlagerichtung eindeutig zu benennen. „Internal“ entspricht der Anlage im Sinne einer Innenrotation, „External“ entspricht der Anlage im Sinne einer Außenrotation.

Hinweis

Legt man das Flossband entsprechend dem Verlauf des erspürten Kraftvektors an, fördert dies die Detonisierung des Gewebes, das Entspannen myofaszialer Strukturen (Releasing) wird erleichtert. Bei umgekehrter Anlagerichtung nimmt der Tonus eher zu, was die Rekrutierung von Muskelfasern erleichtert.

7.2.2 Way of ease (indirekte Richtung)

Der Begriff stamt aus der Osteopathie/Manualtherapie und beschreibt die Mobilisation in die „freie“ Richtung, den Weg entgegen einer Barriere. Bowls und Hoover entwickelten in den USA in der ersten Hälfte des 20. Jahrhunderts funktionelle Techniken für die Mobilisation blockierter Gelenke. Diese wurden von Professor William Johnson weiterentwickelt (Hartmann 1997). Im Prinzip beruht diese Vorgehensweise auf der Beobachtung, dass eine segmentale Dysfunktion einen erhöhten Gewebswiderstand zur Folge hat, wenn man das Gelenk in die „blockierten“ Richtungen bewegen möchte. Bewegt man ein „blockiertes“ Gelenk hingegen in eine freie Richtung, lässt der Gewebewiderstand spürbar nach. Werden alle freien Richtungen und Wege gefunden und wird in diese Richtungen behandelt, soll sich der propriozeptive Input aus dem betroffenen Gelenk ins ZNS beruhigen und die Einstellung der Golgi-Rezeptoren in Sehnen und Gelenkkapseln normalisieren.

Hinweis

Bei schmerzhaften Irritationen und Bewegungseinschränkungen bevorzugen wir die indirekte Richtung, die Mobilisation in die freie Richtung.

7.2.3 Way of barrier (direkte Richtung)

Der „Way of barrier“ bezeichnet in der Manuellen Therapie das Mobilisieren direkt in die gesperrte Bewegungsrichtung. Hierbei versucht man in der Regel, mit einem Impuls einen derartigen Reiz zu setzen, dass die Blockierung unmittelbar verschwindet. Dabei geht es nicht darum, die Bewegung mechanisch zu erweitern, sondern durch die gezielte Stimulation von Propriozeptoren eine reflektorische Tonussenkung myofaszialer Strukturen zu erreichen.

Eine andere Alternative, die wir beim Flossen häufiger nutzen, ist die rhythmische Mobilisation, bei der wir versuchen, eine Blockade bzw. Bewegungseinschränkung durch wiederholtes rhythmisches Bewegen bis an die Bewegungsgrenze langsam zu lösen.

Hinweis

Gelenkmanipulationen mit Impuls können mit angelegtem Flossband an sämtlichen Extremitätengelenken erfolgen, wenn der Therapeut entsprechend geschult ist und Kontraindikationen beachtet.

7.3 Allgemeine Grundsätze

7.3.1 Von distal nach proximal

Grundsätzlich wird von distal nach proximal gearbeitet. Wegen der Venenklappen und Ankerfilamente in den Lymphkapillaren (Kap. 4.6) muss dieses Vorgehen unbedingt eingehalten werden. Wir arbeiten niemals entgegen der Abflussrichtung, weil dabei die Gefahr besteht, das venöse Blut und Lymphflüssigkeit in die falsche Richtung zu drücken. Unser Ziel ist es, das Risiko von Schäden zu minimieren.

Auch wollen wir keine Stauungsphänomene verursachen. Zwar kommt es während der Bandanlage kurzfristig zu einem Rückstau von venösem Blut und Lymphe. Bei intakten Abflusswegen löst sich der Stau aber schnell auf und es kommt zu dem gewünschten Schwammeffekt (Kap. 4.2.1).

7.3.2 Schnell lösen!

Den größten Effekt erzielt man, wenn das Flossband schnell abgenommen wird. Insbesondere der Refill kann dann seine größte Wirkung entfalten. Bei der posttraumatischen Anwendung sollte man gegebenenfalls etwas vorsichtiger sein.

> **Hinweis**
>
> Bei der ersten Behandlung empfehle ich, das Band etwas langsamer zu lösen, um den Patienten an das Gefühl zu gewöhnen, das man hat, wenn das Blut wieder einströmt. Bei den folgenden Anwendungen ist er dann damit vertraut und kann sich besser auf die Behandlung einlassen.

7.3.3 Fascial Thrust

Wir verwenden diesen Begriff, um den Effekt zu beschreiben, der durch einen auf 70 % verstärkten Zug bei der Anlage des Flossbandes erreicht wird. Wird die Dehnung des Bandes bei jeder Tour auf einer Seite eines Gelenks/einer Extremität oder über Schmerzpunkten verstärkt, nimmt die separierende Translation der faszialen Etagen auf der entsprechenden Seite des Gelenks/der Extremität zu. So erzielt man eine intensivere Wirkung, wenn das betroffene Gelenk oder der betroffene Körperabschnitt mit dem angelegten Flossband manuell behandelt oder bewegt wird.

8 Praktische Durchführung

8.1 Vorbereitung

8.1.1 Aufklärung

Bevor Sie mit der Behandlung beginnen, ist es wichtig, den Patienten oder Sportler aufzuklären: Flossen kann schmerzhaft sein, insbesondere wenn für das Erreichen des Behandlungsziels endgradige Bewegungen mit angelegtem Flossband erforderlich sind. Die Schmerzen können auch nach der Behandlung maximal zwei bis drei Tage als muskelkaterähnliches Gefühl oder als erhöhtes Berührungsempfinden weiterbestehen.

Hämatome (► Abb. 8.1) sind eine oft nicht zu vermeidende Nebenwirkung des Flossens. In der Regel ist ein Bluterguss harmlos und beweist, dass im Gewebe pathologische Crosslinks zerstört wurden. Solange ein Bluterguss nicht am Abklingen ist, sollten Sie die Behandlung mit dem Flossband im betroffenen Bereich nicht wiederholen. Bei Patienten mit Blutverdünnern müssen Sie besonders vorsichtig vorgehen oder auf Flossen verzichten (siehe Kap. 5.3).

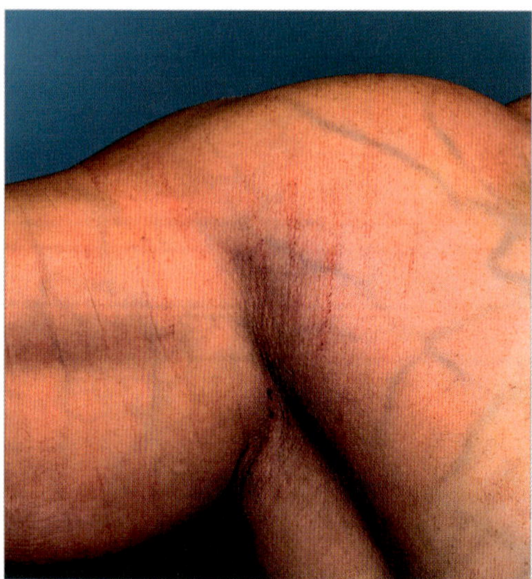

Abb. 8.1 Bereits unmittelbar nach Abnahme des Flossbandes kann man die Hyperämie und leichte Hämatome entdecken – beides Zeichen für den starken Effekt der Technik.

Hinweis

Über beide „Nebenwirkungen" des Flossens, Schmerzen und Hämatome, müssen Sie den Patienten/Sportler vor der Behandlung aufklären!

Ausreichende Behandlungspausen gewährleisten, dass das Gewebe in der behandelten Region regeneriert.

8.1.2 Anamnese/Untersuchung

Die Untersuchung erfolgt mit dem Ziel, das Problem genau herauszuarbeiten. Aktive und passive anguläre Bewegungstests sind geeignet, die Beschwerden genauer einzugrenzen. Ergänzend können Sie neben üblichen Untersuchungsverfahren Bewegungs- und Belastungstests machen.

Referenzbewegung M!

Vor der Behandlung lässt man den Patienten eine geeignete Referenzbewegung ausführen, die man mit dem Smartphone dokumentiert. Verwendet man als Therapeut das eigene Smartphone, sollte man die Aufnahmen unmittelbar nach der Behandlung löschen, um keine Persönlichkeitsrechte zu verletzen. Die Bewegung sollte immer auch im Seitenvergleich oder bilateral durchgeführt werden. Mit derselben Bewegung nach der Behandlung kann man den Behandlungserfolg exakt feststellen.

Bei Schmerzen als Leitsymptom soll der Patient seine Schmerzen auf einer geeigneten Skala vor und nach der Behandlung dokumentieren (► Abb. 8.2).

Safety/Traumaanalyse

Dieser Untersuchungsschritt bezieht sich auf den Gewebszustand und dient der Sicherheit des Patienten/Sportlers und Anwenders. Die Belastbarkeit des Gewebes ergibt sich aus der Anamnese, dem Traumahergang (Schwere, einwirkende Kräfte, Richtung der Bewegung/Kraft) und gibt Hinweise, ob die Therapie mit dem Flossband möglich ist und wie diese geplant werden sollte. Nach schweren Traumata sind weitere Unter-

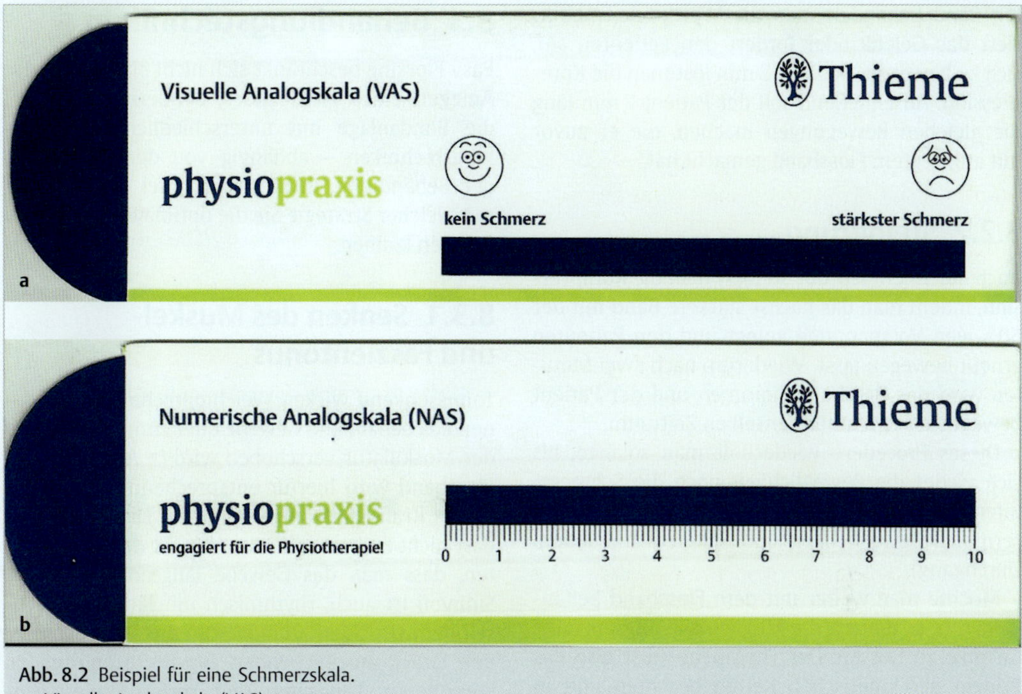

Abb. 8.2 Beispiel für eine Schmerzskala.
a Visuelle Analogskala (VAS).
b Auf der Rückseite befindet sich eine numerische Analogskala.

suchungen erforderlich, gegebenenfalls auch apparativ. Sind Frakturen etc. ausgeschlossen, kann vorsichtig geflosst werden. Bei chronischen Beschwerden kann die Intensität schneller gesteigert werden, falls der Patient dies toleriert (angepasst an das Belastungsniveau des Patienten).

> **Hinweis**
>
> Bei der Repetetive Strain Injury (RSI) und bei Instabilitäten sollte das Flossen mit Vorsicht erfolgen. Hierbei muss das Ziel sein, die aktiven Subsysteme zu stimulieren. Ist das nicht möglich, muss die Behandlungsstrategie angepasst werden.

8.1.3 Entscheidung

In Abhängigkeit von Befund und Patient entscheidet man sich für die aktuell geeignete Applikationsform (s. u.). Ändert sich das Beschwerdebild innerhalb einer Therapiesitzung oder bis zur nächsten Wiedervorstellung, müssen Sie die Applikationsform gegebenenfalls anpassen (siehe Prozedere).

8.2 Prozedere

Wenn möglich erfolgt die Applikation immer auf der Haut. Optimal ist es, wenn diese rasiert ist. Auf dünner, enger Kleidung funktioniert die Behandlung auch, kann aber weniger effektiv sein (s. o.). Die Haut muss gereinigt und unbehandelt sein, frei von Salben, Massagelotions, Pflaster bzw. Pflasterrückständen.

> **Hinweis**
>
> Die Haut muss vor dem Flossen gereinigt werden. Salben und Öle, mindern die Wirksamkeit oder verhindern den gewünschten Effekt.

8.2.1 Einschleichende Kompression

Nach Feststellung der Anlagerichtung und Beurteilung der Referenzbewegungen (s. o.) erfolgt die erste Bandanlage als Toleranzprobe. Das Band wird hierbei mit maximal 50 %-iger Dehnung appliziert oder man verwendet ein schwächeres Band als dies eigentlich erforderlich wäre. Mit dem angelegten Band behandelt man die Weichteile, mobilisiert das Gelenk oder fordert den Patienten auf, sich zu bewegen. Nach ca. 2 min löst man die Kompression. Anschließend soll der Patient 2 min lang die gleichen Bewegungen machen, die er zuvor mit angelegtem Flossband gemacht hat.

8.2.2 Steigerung

Nach der Toleranzprobe steigert man die Kompression, indem man das nächst stärkere Band mit der 50 %-igen Vorspannung anlegt und den Patienten erneut bewegen lässt. Wiederum nach zwei Minuten wird das Band abgenommen und der Patient bewegt sich erneut für denselben Zeitraum.

Dieses Procedere wiederholt man solange, bis sich weder die Beweglichkeit noch die Schmerzintensität weiter verbessert (normalerweise bessern sich Beweglichkeit und Schmerz mit jedem Durchgang).

Möchte man weiter mit dem Flossband behandeln, gibt es danach die Möglichkeit, angrenzende Gelenke zu flossen. Der Therapeut muss also das Prinzip der kinetischen Ketten beachten und in auf- oder absteigenden Ursache-Folge-Ketten denken.

Hinweis i

Flossing erfordert, wie alle fast physiotherapeutischen Maßnahmen, die aktive Beteiligung des Patienten. Nur wenn dieser durch selbstständiges Bewegen das gewonnene Bewegungsausmaß nutzt, kann eine Nachhaltigkeit erreicht werden.

Die wichtigsten Anwendungsregeln

- Maximale Dauer der Anlage: unter 3 min, in der Regel zwischen 120 und 150 sec (es sollten weder starke ischämische Schmerzen, Taubheit noch Parästhesien auftreten). Nach Abnahme des Bandes sichert der Patient das Ergebnis, indem er die betroffene Extremität aktiv bewegt.
- Band schnell abnehmen (wg. Refill, s. Kap. 4.2).
- Anzahl der Wiederholungen innerhalb einer Therapiesitzung: zwischen drei und zehn.
- Stagniert der Behandlungserfolg trotz Variation von Anlage oder Technik, sollte die Sitzung auf jeden Fall beendet werden.

8.3 Behandlungstechniken

Easy Flossing beschränkt sich nicht einfach auf das Anlegen eines Flossbandes, sondern kombiniert die Bandanlage mit unterschiedlichen Behandlungstechniken – abhängig von der Zielsetzung der Behandlung. In diesem Kapitel erfahren Sie, mit welcher Strategie Sie die optimalen Ergebnisse erzielen können.

8.3.1 Senken des Muskel- und Faszientonus

Tonussenkend wirken Weichteiltechniken, bei denen das behandelte Gewebe quer zum Faserverlauf der Muskulatur verschoben wird (► Abb. 8.3). Das Flossband wird hierfür entsprechend dem gefundenen Kraftvektor angelegt (s. o.). Die Griffanlage darf nicht zu hart sein, v. a. aber ist darauf zu achten, dass man das Gewebe langsam verschiebt. Sinnvoll ist auch, rhythmisch mit langsam wechselndem Druck zu arbeiten, um die auf wechselnden Druck ansprechenden Typ-III-Rezeptoren zu stimulieren. Langsame und verformende Techniken aktivieren darüber hinaus die Golgi-Rezeptoren, die über das γ-Motoneuronensystem die Muskelspannung herabsetzen (Reichert 2015; Schleip 2011).

Bewegt man die gesamte Extremität, Teile davon oder den Rumpf, achtet man ebenfalls auf eine langsame Bewegungsausführung. Bevorzugt kommen Rotationen und Bewegungen in mehreren Ebenen zum Einsatz, um die Mechanorezeptoren und freien Nervenendigungen bis in die tiefen faszialen Schichten zu stimulieren.

Behandlung neurologischer Patienten

Auch neurologische Patienten können geflosst werden. Wir haben beobachtet, dass man mit tonussenkenden Techniken das Ausmaß spastischer Lähmungen zumindest vorübergehend senken kann (siehe Kap. 4.4.1). So eignet sich Easy Flossing als vorbereitende bzw. begleitende Maßnahme funktioneller Therapieansätze. Die Vorbehandlung des Armes z. B. bereitet den Patienten auf aktive Übungen vor, mit denen die Arm- oder Handfunktion trainiert werden kann.

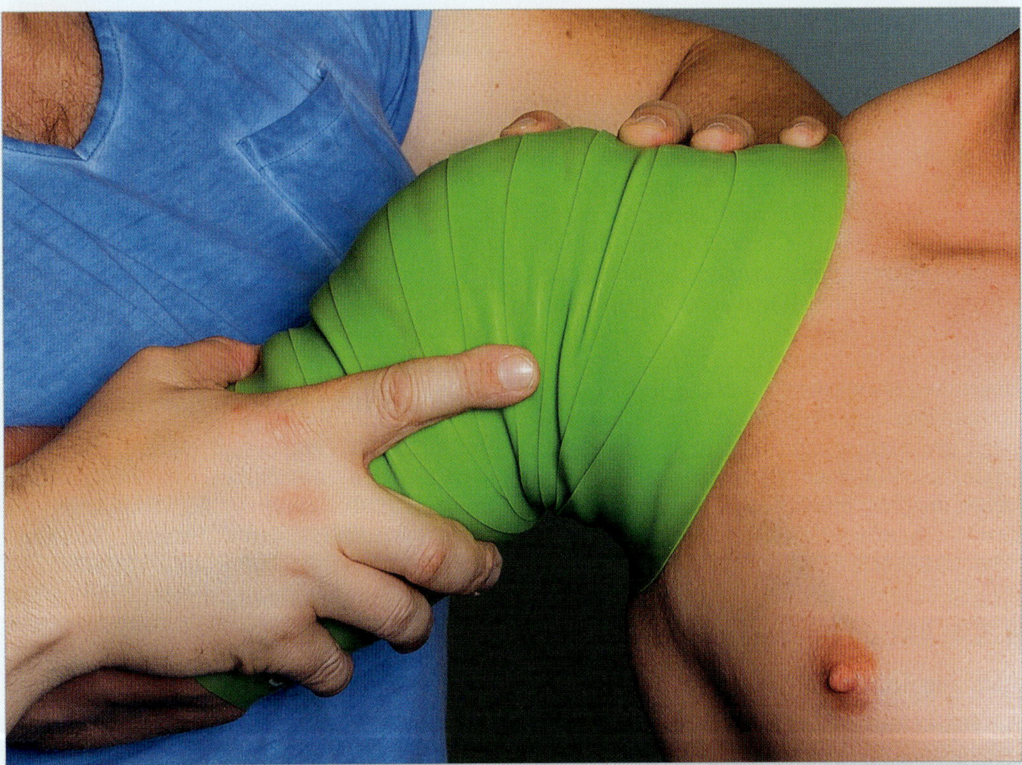

Abb. 8.3 Will man den Tonus der Muskulatur senken, bearbeitet man die geflossten Bereiche mit langsamen, rhythmischen Griffen quer zum Faserverlauf der Muskulatur.

8.3.2 Steigern des Muskel- und Faszientonus

Mit passiven Weichteiltechniken erreicht man eine Tonuserhöhung, wenn man analog zur klassischen Massagetherapie die Weichteile mit Hackungen, Klatschungen oder Klopfungen behandelt (Reichert 2015). Strebt man eine Tonuserhöhung der Faszien an, muss man wissen, dass dies bei passiven Maßnahmen, die auf eine Stimulierung der Myofibroblasten ausgerichtet sind, eine gewisse Zeit benötigt (siehe Kap. 2.1.1). Das Flossband legt man in diesem Fall entgegen dem bei der Untersuchung gefundenen Kraftvektor an (s. o.).

Aus funktioneller Sicht ist es sinnvoll, bevorzugt aktive Bewegungen zur Steigerung des Muskeltonus einzusetzen, weil damit zugleich die Koordination und andere Aspekte der Bewegungssteuerung trainiert werden. Vor allem dynamische Übungsformen und reaktive Aktivitäten erhöhen den Tonus der Muskulatur und der Faszien, weil hier der Recoil-Effekt bewusst genutzt und trainiert wird.

8.3.3 Mobilisation

Passives Bewegen

Sie bewegen die Extremität des Patienten/Sportlers. Geeignet für Patienten in der frühen Phase der Wundheilung (Woche 4–8), bei denen Sulfatcrosslinks die Mobilität behindern. Außerdem unterstützt das passive Vorgehen regenerative Prozesse, bei denen es v. a. darum geht, lokal die Trophik zu verbessern.

Im weiteren Verlauf des Heilungsprozesses sind ergänzende Maßnahmen wie Weichteilmobilisationen, Thrust-Techniken und Manipulationen von Faszien und Extremitätengelenken möglich, bei denen zum einen Lipidbrücken im Gewebe aufgebrochen und Restriktionen in Gelenkkapseln und benachbarten Weichteilen gelöst werden. Über die Richtung der Anlage (internal/external) entscheidet der Befund beim Tissue listening.

Passive Gelenkmobilisation

Die passive Mobilisation von Gelenken bei Vorliegen einer Bewegungseinschränkung bringt oft verblüffende Ergebnisse. Bei der Bandanlage geht man submaximal in die freie Bewegungsrichtung (Kap. 9.1). Nachdem man das Gelenk passiv bewegt hat, wendet man unmittelbar vor der Barriere manuelle Techniken wie Gapping, Traktion, Gleitmobilisationen oder rhythmische Mobilisationen an. Auch fasziale Manipulationen und Impulstechniken sind möglich.

Wichtig ist auch hierbei, das Flossband nicht länger als 2 bis maximal 3 min angelegt zu lassen und den Patienten zwischen den Durchgängen Bewegungen machen zu lassen. Lässt sich die Mobilisation innerhalb einer Behandlungssitzung nicht weiter steigern, beendet man die Therapie mit dem Flossband und sichert das Ergebnis mit geeigneten funktionellen Übungen.

8.3.4 Aktive Bewegungen

Aktiv unloaded

Der Patient/Sportler bewegt die Extremität selbstständig ohne Gewichtsbelastung. Dieses Vorgehen ergänzt die passive Behandlung und erlaubt es dem Patienten, aktiv das erreichte Bewegungsausmaß zu verbessern und zu sichern.

Aktiv loaded

Der Patient/Sportler bewegt die Extremität selbstständig unter Gewichtsbelastung. Dies dient der motorischen Vorbereitung. Der intrinsische Druck steigt, die höheren Scherkräfte bewirken vermutlich, dass selbst Crosslinks in tieferen Gewebeschichten aufgebrochen werden, die man mit passiven und unbelasteten Techniken nicht erreicht. Die Richtung der Anlage wird so gewählt, dass bei der aktiven Bewegung in der Tiefe des Gewebes maximale Scherkräfte erzeugt werden. Bei einer Squat zum Beispiel erfolgt die Bandanlage im Sinne einer Innenrotation, weil bei der korrekten Bewegungsausführung eine Außenrotation im Hüftgelenk stattfindet.

> **Hinweis**
>
> Die Auswahl der Übungen richtet sich nach dem Zustand des Patienten bzw. des Gewebes und orientiert sich an allgemeinen Trainingsprinzipien: vom Leichten zum Schweren, vom Einfachen zum Komplexen, von großer zu kleiner Unterstützungsfläche, von stabil zu labil, von kurzen zu langen Hebeln.

8.3.5 Spezifische Leistungsoptimierung (Corrective Exercises)

Die spezifische Leistungsoptimierung gelingt mit korrigierenden Übungen, sogenannten „Corrective Exercises". Dabei handelt es sich um Übungen, die unter Anleitung und den verbesserten Bedingungen mit dem Flossband durchgeführt werden und eine optimale Ausführung gewährleisten sollen. Diese Übungen müssen nach Abnahme des Bandes weiter geübt werden, um die subkortikalen Bewegungsprogramme zu automatisieren. Dabei gelten folgende Regeln:

- Der Patient/Sportler bewegt in einer belasteten und koordinativ anspruchsvollen Situation. Flossen kann in den Trainingszyklus inkludiert werden (→ Rekrutierung, vgl. Kap. 4.4.3).
- Richtung der Anlage (internal/external) je nach Bewegungsdefizit und Therapieziel.
- Auswahl von alltags- bzw. sportartspezifischen Bewegungen.
- Nutzung von Hilfsmitteln wie Trampolin (▸ Abb. 8.4), Pezzibällen, Faszienrolle. Diese bewirken eine zyklische Energieabfrage myofaszialer Strukturen und nutzen die mechanischen Eigenschaften des Bindegewebes (Kap. 3.3).

Das Ziel der spezifischen Leistungsoptimierung ist nicht nur die Verbesserung von Kraft und Koordination. Es geht dabei auch darum, den Organismus auf die zu erwartenden Belastungen in Wettkampf und Alltag vorzubereiten und Verletzungen zu vermeiden (Prävention).

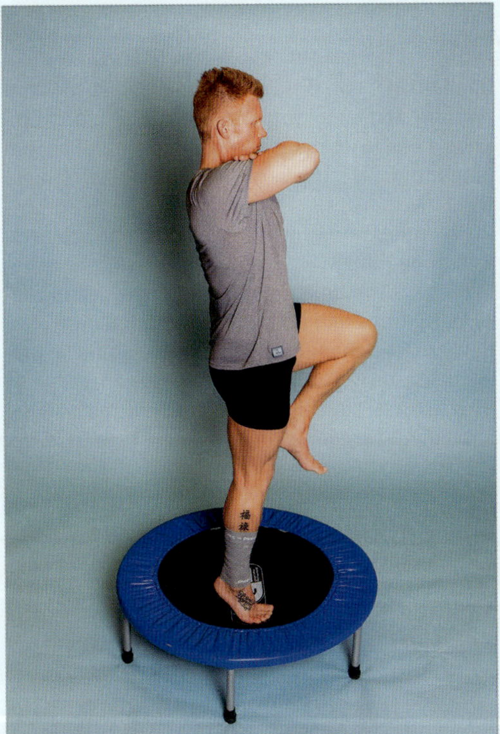

Abb. 8.4 Auf dem Minitrampolin sinkt der Patient langsam in das Tuch ein. Dabei wirken axiale Kompressionskräfte, die sich kontinuierlich erhöhen. Beim Abdruck profitiert der Patient vor der Vordehnung der myofaszialen Strukturen. Das Flossband steigert die Effizenz der Übung.

Anisotropie **M!**

Anisotropie bezeichnet die Richtungsabhängigkeit einer Eigenschaft. Die Elastizität von Fasziengewebe ist in jeder Richtung etwas anders. Dies hängt mit der Faserausrichtung und der mechanischen Beanspruchung zusammen. Mit einfachen, achsengerechten Bewegungen, möglicherweise noch an Krafttrainingsgeräten mit starren Bewegungsachsen, würde man das Bindegewebe und die Faszien nur unzureichend trainieren. Das von uns bevorzugte Vorgehen dient dem Feinschliff der Bewegung und sichert das Behandlungsergebnis nachhaltig. Durch die spezifische Belastung des Gewebes kommt es zu den weiter oben dargestellten Anpassungsmechanismen.

9 Applikationsformen

In diesem Kapitel geht es um die Praxis des Flossings. Vorgestellt werden:

- Gelenkanlagen
- Sonderformen von Gelenkanlagen
- myofasziale Anlagen
- muskuläre Anlagen
- posttraumatische Anlagen
- Lymphanlage

9.1 Gelenkanlagen

9.1.1 Easy Flossing der Gelenke

Bei Gelenken sollten Sie vor dem Flossen mit geeigneten Tests die Gelenkbeweglichkeit und das Endgefühl überprüfen (Instabilitäten, Labilitäten). Bei der Behandlung sollten keine Gelenkmobilisationstechniken angewendet werden, die die Stabilität weiter beeinträchtigen. Gewebetechniken hingegen sind möglich und können das propriozeptive Feedback verbessern, was sich wiederum auf die Gelenkfunktion und das subjektive Empfinden positiv auswirkt.

Liegt eine eingeschränkte Mobilität oder gar eine Blockade vor, sollte immer im Sinne einer Distraktion begonnen werden, z. B. durch Ausnutzung der Kompression (vergl. Kap. 4.1.1). Am besten gelingt dies mit eine *„All in"-Anlage*, bei der das gesamte Gelenk mit den angrenzenden Weichteilen mit dem Flossband eingefasst wird (siehe z. B. ▶ Abb. 9.9).

Besteht die Einschränkung weiter, werden zusätzlich gleitende Mobilisationen und schließlich aktive Bewegungen eingesetzt. Letztere werden erst im geschlossenen und dann im offenen System (im Sinne einer Steigerung) gemacht.

Mit der *Crossover-Anlage* fokussiert man die Wirkung des Flossens auf eine begrenzte Region. Dies bietet sich an, wenn beispielsweise nur ein bestimmter Bereich eines größeren Gelenks schmerzt oder wenn sich die Ursache einer Restriktion genau lokalisieren lässt (▶ Abb. 9.7).

Indikation. Schmerzhafte und schmerzfreie Bewegungseinschränkungen.

Bandmaterial. Richtet sich nach Gewebstyp, Behandlungsstadium und Toleranz, alle Farben geeignet. Schwache Bänder werden eingesetzt, um Schwellungen im Gelenk und in den periartikulären Strukturen zu reduzieren.

Bandanlage. Von distal nach proximal, Vorpositionierung abhängig von der Bewegungseinschränkung, dem Tastbefund und der geplanten Behandlungsstrategie (passive manuelle Mobilisation/aktive Bewegungen).

Zielsetzung. Bewegungsverbesserung und Schmerzlinderung durch Distraktion und Zerstören pathologischer Crosslinks, Reduzierung von Gelenködemen, Hydrops und periartikulären Ödemen.

Bevorzugte Behandlungstechniken. Sämtliche Mobilisationstechniken, aktive Bewegungen.

Progression. Spezifische Leistungsoptimierung (→ Movement Development), abhängig vom Grad der Belastbarkeit, Trainingszustand etc.

Tipps für die optimale Gelenkanlage

Beachten Sie folgende fünf Tipps:

- Wenn möglich sollte die Extremität bei der Bandanlage immer aktiv in der gewünschten Position eingestellt und von distal widerlagert sein! Bei der Behandlung der Arme stützt der Patient/Sportler seine Hand gegen den Therapeuten, die Behandlungsliege oder die Wand oder er legt den Arm auf der Schulter des Therapeuten ab. Bei der Behandlung der Beine steht der Patient/Sportler oder er liegt und drückt seinen Fuß gegen den Oberschenkel des Therapeuten.
- Beim Einsatz *manueller Techniken* zur Verbesserung der Gelenkmobilisation positioniert man das betroffene Gelenk *nahe der Beweglichkeitsgrenze in der gesperrten Richtung*, um eine gute Vorspannung der Weichteile zu erzielen, die bei der verminderten Bewegung auf Länge beansprucht werden.
- Soll der Patient/Sportler *aktive Übungen* zur Verbesserung der Mobilität machen, ist es sinnvoll, das Gelenk bei der Bandanlage *submaximal bis maximal in der freien Richtung* einzustellen, um eine optimale Spannung bzw. Scherkräfte durch die Bandanlage zu generieren (großer Bewegungsweg).
- Bleibt der Erfolg aus, wählt man eine andere Vorpositionierung des Gelenks, ein stärkeres Band oder man ändert die Richtung der Bandanlage.

- Bezüglich der transversalen Adhäsionen im Bereich der Gelenke ist der Effekt des Flossens bei einer Einschränkung der Extension besonders effektiv, wenn das Band in leicht flektierter Einstellung mit zusätzlichem Stretch (→ Fascial Thrust) angelegt und anschließend in die Extension mobilisiert wird.

Hinweis

Cave! Vermeiden Sie Bewegungseinschränkungen durch die Bandanlage. Es kann zur Bildung von Hämatomen kommen!

9.1.2 Großzehengrundgelenk

Indikation. Schmerzhafte Bewegungseinschränkungen und periartikuläre Schwellungen, Fehlstellungen und Zustände nach operativen Maßnahmen unter Berücksichtigung der Wundheilungsphasen (Hallux valgus, Hammerzehe etc.).

Referenzbewegung. Flexion/Extension.

Bandmaterial.

- limette, blaubeere
- schmal

Bandanlage. Siehe ▶ Abb. 9.1

Bevorzugte Behandlungstechniken. Passive und aktive Bewegungen, manuelle Gelenk- und Weichteiltechniken.

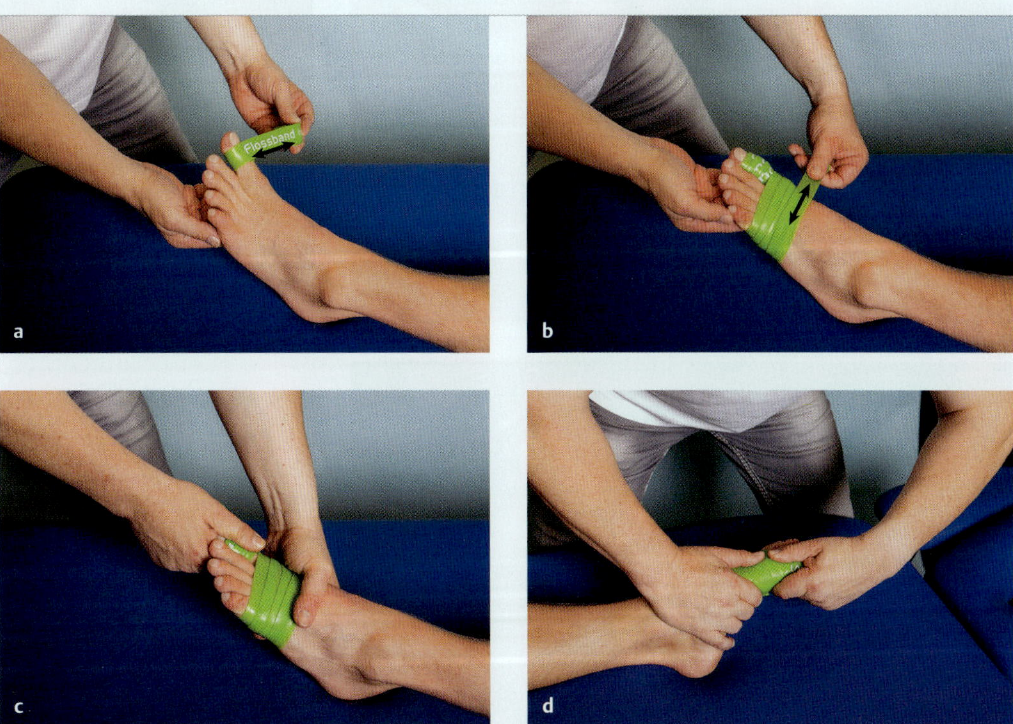

Abb. 9.1 Easy Flossing am Großzehengrundgelenk.

a Die erste Tour mit dem schmalen grünen Flossband wird mit wenig Zug als Basis um die Großzehe gewickelt.

b Anschließend folgen weitere Touren um die Großzehe, den Vor- und den Mittelfuß mit 50 %igem Zug auf das Band. Dabei stellt der Therapeut die Großzehe in der gewünschten Position ein.

c Ist das Band fertig angelegt, kann der Therapeut das betroffene Großzehengrundgelenk manuell behandeln, beispielsweise mit einer Traktion.

d Manuelle Mobilisation des Großzehengrundgelenks.

Progression. Belastete Aktivitäten vom Gehen über Laufen bis zum Springen und propriozeptive Übungsformen mit labiler Unterlage.

Bandanlage bei einer Patientin mit Hallux valgus

Siehe ▶ Abb. 9.2

9.1.3 Oberes Sprunggelenk

Die Beschreibung der Bandanlage bei einer akuten Verletzung des oberen Sprunggelenks (Inversionstrauma) finden Sie in Kap. 10.1.

Indikation. Degenerative und traumatische Erkrankungen des Sprunggelenks, insbesondere Distorsionen und Inversionstraumata des oberen Sprunggelenks (OSG) sowie deren Folgezustände, Bewegungsschmerzen, Bewegungseinschränkungen.

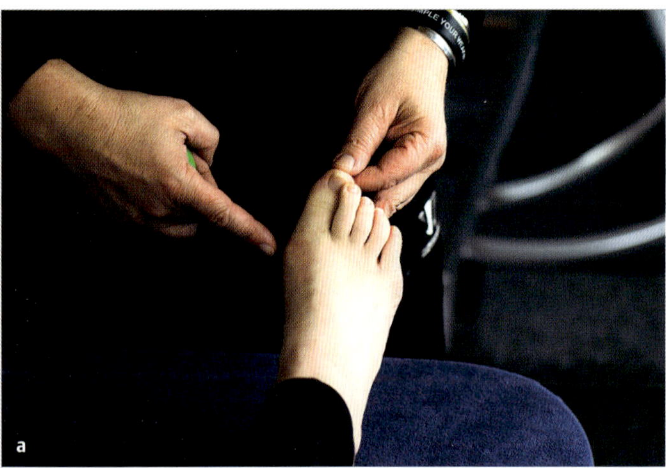

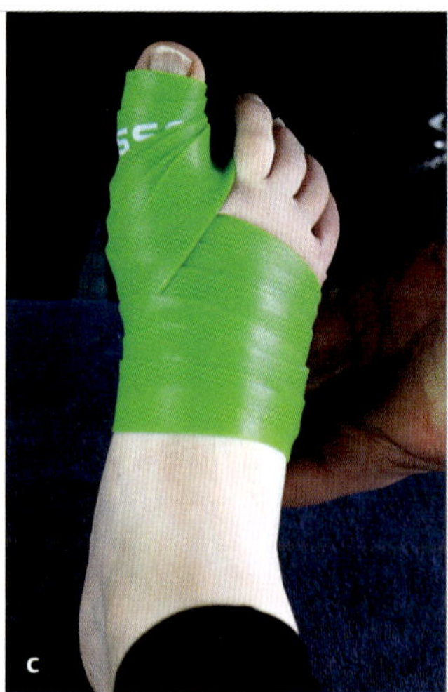

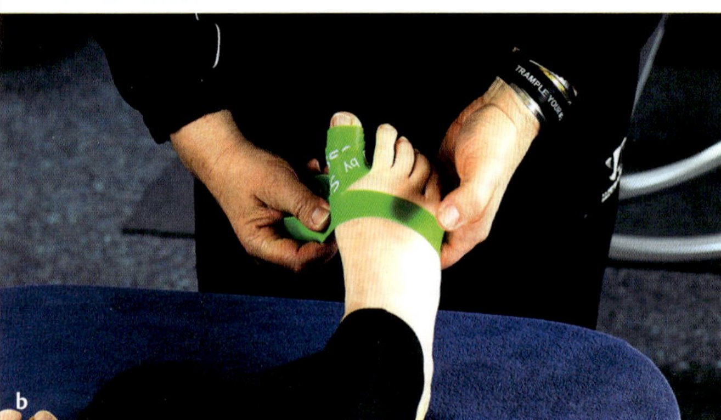

Abb. 9.2 Die Bilderreihe zeigt die Anlage des Flossbandes zur Korrektur einer Achsenfehlstellung der Großzehe bei beginnendem Hallux valgus.

a Deutlich erkennbar ist die Achsenfehlstellung der Großzehe. Unbehandelt entwickelt sich mit hoher Wahrscheinlichkeit ein Hallux valgus.

b Bei der Anlage des Flossbandes korrigiert man die Stellung der Großzehe.

c Mit angelegtem Flossband steht die Großzehe in leichter Abduktion. Die Fehlstellung wird bewusst etwas überkorrigiert.

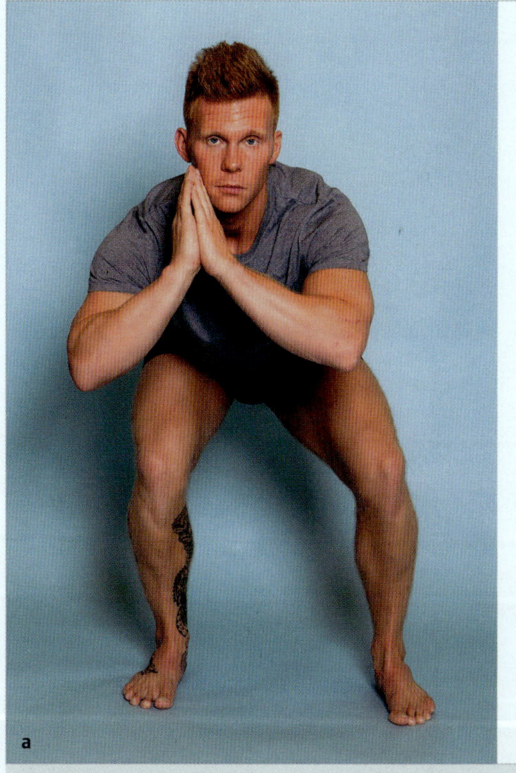

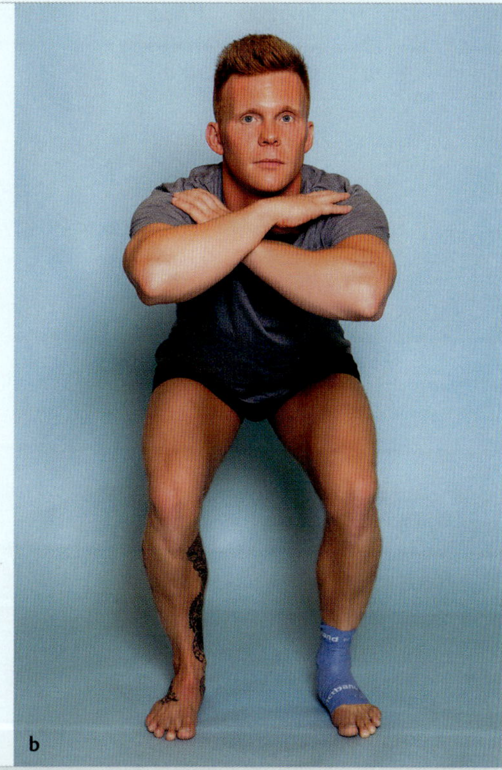

Abb. 9.3 Kniebeuge (Squat) als Referenzbewegung für das obere Sprunggelenk. Diese Übung eignet sich auch für die Verbesserung der Mobilität im OSG.

a Aufgrund einer Bewegungseinschränkung weicht der Sportler auf die nicht betroffene Seite aus.

b Mit angelegtem Flossband kann der Sportler jetzt beide Beine gleichmäßig belasten, weil sich die Beweglichkeit im oberen Sprunggelenk spontan gebessert hat.

Referenzbewegung. Kniebeuge (Squat) mit Fersenkontakt im Seitenvergleich (▶ Abb. 9.3), gegebenenfalls mit Mehrbelastung der betroffenen Seite.

Bandmaterial.

- limette, blaubeere, pflaume
- mittlere Breite

Bandanlage. Erfolgt im Liegen. Die erste Tour wird von lateral über den Mittelfuß auf Höhe des Os cuneiforme nach medial geführt (▶ Abb. 9.4a) und dann weiter nach proximal. Erreicht man den Rückfuß, folgen Achtertouren, die den distalen Unterschenkel mit der Malleolengabel umfassen, die Ferse bleibt frei. Lediglich posttraumatisch wird der Rückfuß komplett eingefasst (s. Kap. 9.5). Am Kreuzungspunkt der Bandzüge über dem Talus, auf Höhe der Malleolengabel bzw. des Gelenkspaltes des OSG (▶ Abb. 9.4b) wird der kontinuierlich gehaltene Zug des Flossbandes bei Bedarf erhöht (→ Fascial Thrust). Bei Affektionen der der Achillessehne wird der Zug dorsalseitig vermindert.

Hinweis

Der Therapeut kann bei der Bandanlage den Fuß des Patienten in der gewünschten Stellung fixieren, wenn dieser die Stellung im OSG nicht halten kann oder aufgrund einer Schwäche oder Bewegungseinschränkung nicht dazu in der Lage ist. Hierfür drückt der Therapeut mit seinem angespannten Bauch den Fuß des Patienten am Fußballen in die Dorsalextension. So sichert er auch die geforderte distale Abstützung der Extremität (S. 82).

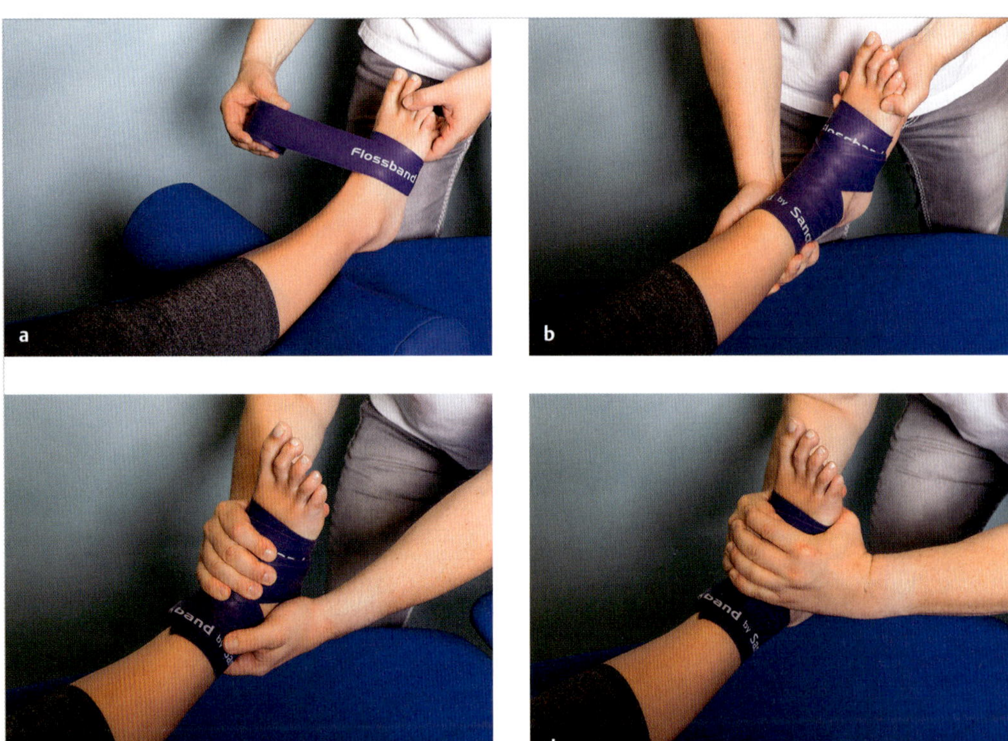

Abb. 9.4 Easy Flossing am oberen Sprunggelenk.
a Die Bandanlage beginnt am Mittelfuß auf Höhe des Os cuneiforme.
b Das Flossband wird unter Zug so um den Mittelfuß und den distalen Unterschenkel gewickelt, dass sich die Touren ventral über dem oberen Sprunggelenk kreuzen (Achtertoren). In diesem Bereich wird auch der Zug während der Bandanlage bei jeder Runde erhöht.
c Mobilisation OSG unbelastet. Der Therapeut mobilisiert das OSG mit angelegtem Flossband in Dorsalextension. Diese Technik mobilisiert, wirkt entstauend und schmerzlindernd.
d Bei der Traktion mit angelegtem Flossband, die auch manipulativ erfolgen kann, stellt der Therapeut die gewünschte Gelenkposition ein und umfasst den Fuß mit beiden Händen über dem angelegten Band. Dies wirkt sofort schmerzlindernd und verbessert unmittelbar die Beweglichkeit im OSG.

Bevorzugte Behandlungstechniken. Passive und aktive Mobilisation, manuelle Techniken, active loaded.

- Mobilisation OSG unbelastet: Der Therapeut umfasst das Fersenbein und den Mittelfuß und akzentuiert die Bewegung am Bewegungsende (▶ Abb. 9.4c). Die Mobilisation wirkt auch entstauend auf den Sprunggelenkskomplex.
- Traktion/Traktionsmanipulation: Hierfür umfasst der Therapeut den Fuß des Patienten mit beiden Händen. In der gewünschten Gelenkposition verstärkt er den Zug nach kaudal, gegebenenfalls mit Impuls (▶ Abb. 9.4d). Das Flossband ermöglicht eine sehr gute Fixation des Fußes.

Progression. „Corrective Exercises" von der Kniebeuge (Squat) über Gehen und Laufen bis zum Springen und propriozeptive Übungsformen mit labiler Unterlage.

Behandlungsbeispiele im Bereich OSG

Am OSG können mit dem angelegten Flossband viele verschiedene Techniken eingesetzt werden, von denen ich am Beispiel einer eingeschränkten Dorsalextension einige beschreiben möchte (▶ Abb. 9.5, ▶ Abb. 9.6).

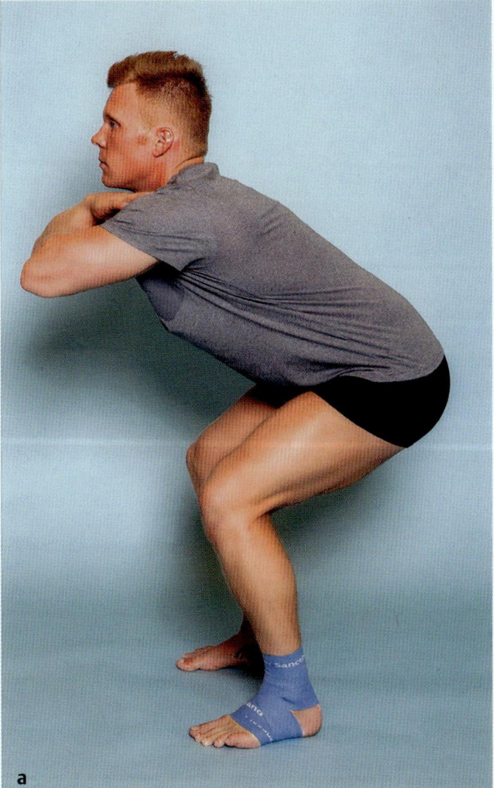

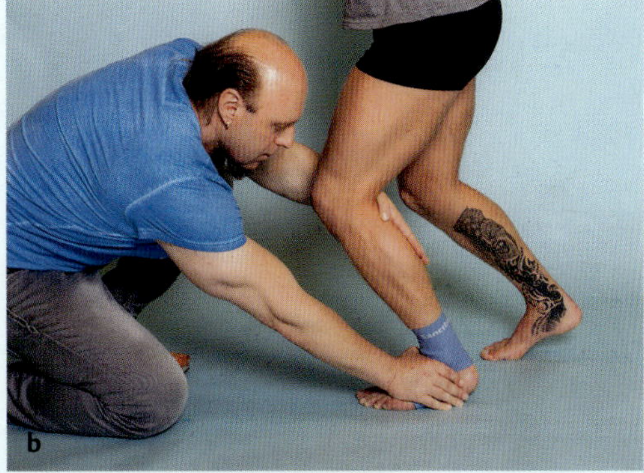

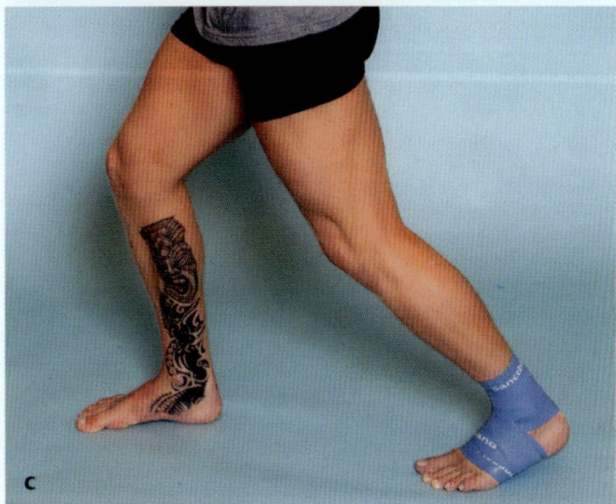

Abb. 9.5 Behandlungsbeispiele am oberen Sprunggelenk.

a Kniebeuge (Squat) mit dem Flossband. Wichtig sind die Stellung der Beinachsen und eine korrekte Bewegungsausführung. Die Übung ist auch gut geeignet bei Affektionen von Knie- und Hüftgelenk sowie dem unteren Rücken.

b OSG-Mobilisation belastet: Während der Therapeut den Talus fixiert, verstärkt der Patient die Dorsalextension, indem er sein Knie nach ventral kaudal schiebt.

c Eigendehnung mit angelegtem Flossband zur Sicherung der verbesserten Dorsalextension. Der Sportler drückt seine Ferse in Richtung Boden.

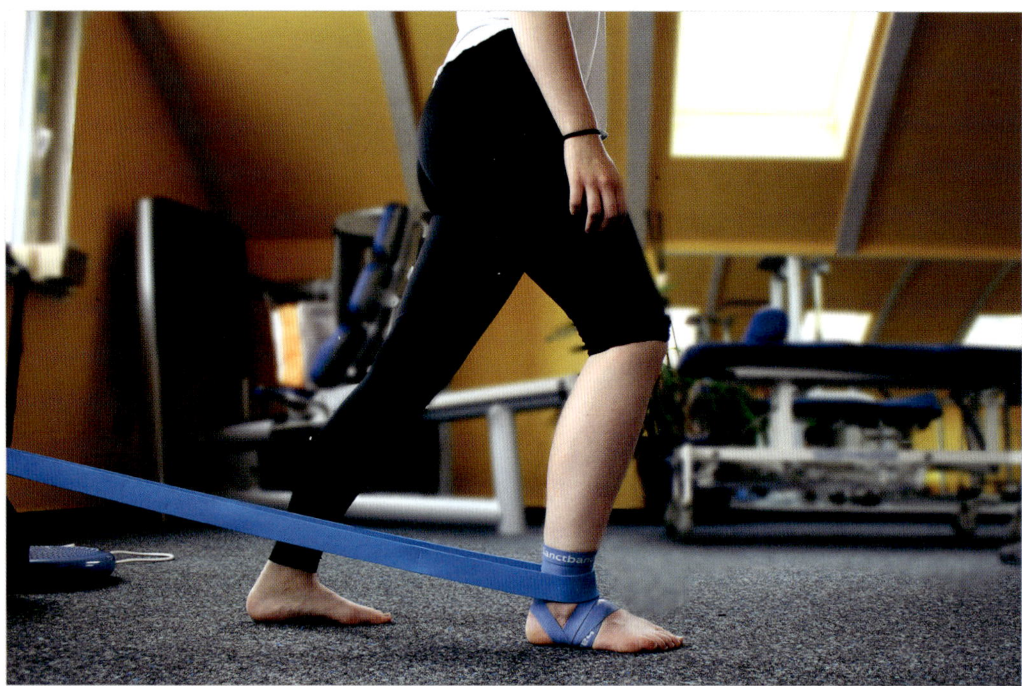

Abb. 9.6 Die Kombination von Easy Flossing und einem zusätzlichen Band (z. B. Superloop der Firma Sanctband) ermöglicht eine Automobilisation des oberen Sprunggelenks. Bei korrekter Positionierung des Superloops zieht dieses die Tibia nach dorsal, während die Patientin in die Kniebeuge geht.

9.1.4 Kniegelenk

Indikation. Sämtliche Kniebeschwerden, insbesondere wenn die Beschwerden trotz anderer konservativer Therapiemaßnahmen weiterbestehen, auch bei akuten Zuständen mit Schwellung mit dem schwächsten Band (limette).

Referenzbewegung. Squat.

Bandmaterial.

- limette, blaubeere, pflaume, grau
- normale Breite und schmal

Bandanlage. Am Kniegelenk wird die Basis unabhängig von der weiteren Zielsetzung mit leichtem Zug unterhalb des Kniegelenks um den proximalen Unterschenkel gelegt. Die Richtung der Anlage ergibt sich aus dem Befund und der gewünschten Akzentuierung. Legt man das Band im Sinne einer Innenrotation an, wirken die Scherkräfte ventral nach medial, auf der Dorsalseite nach lateral. Bei einer Bandanlage im Sinne einer Außenrotation verhält es sich genau umgekehrt.

Bevorzugte Behandlungstechniken. Aktive und passive Mobilisation, manuelle Gelenkmobilisationen, active loaded.

Progression. Spezifische Leistungsoptimierung mit „Corrective Exercises" wie Kniebeugen (Squats), Auf- und Absteiger, Ausfallschritte (Lunges) etc.

Extensionsdefizit im Kniegelenk

Hinweis

Der Fokus der Anlage richtet sich auf die Fossa poplitea (Kniekehle), wo sich die auf- und absteigenden Touren des Flossbandes kreuzen. Bei der Anlage wir der Zug über dem Kreuzungspunkt um ca. 20 % erhöht, um die Wirkung der Anlage zu verstärken (Fascial Thrust).

Indikation. Extensionsdefizit, schmerzhafte Knieextension, Beugekontraktur.

Bandmaterial.

- limette, blaubeere, pflaume
- normale Breite und schmal

Bandanlage. Der Patient steht zur Anlage des Bandes vor dem Therapeuten, das betroffene Knie ist maximal extendiert. Der Therapeut legt die Basis mit zwei zirkulären Touren unterhalb des Kniegelenks, etwa auf Höhe der Tuberositas tibiae. Die Anlagerichtung ergibt sich aus dem Tastbefund („Tissue Listening“). Danach folgen unter kräftigem Zug Achtertouren um das Gelenk, so dass sich die Touren dorsal über der Fossa poplitea kreuzen („Crossover“-Anlage, ► Abb. 9.7a). Die Kniescheibe bleibt bei dieser Anlage ausgespart, damit kein erhöhter Druck auf die retropatellare Gelenkfläche wirkt (► Abb. 9.7b).

Bevorzugte Behandlungstechniken. Passive und aktive Gelenkmobilisation, activ unloaded und loaded.

Progression. Spezifische Leistungsoptimierung, „Corrective Exercises“ mit Betonung der endgradigen Knieextension: Kniebeugen (Squats), Sprünge beid- und einbeinig, Zehenstand etc.

Hinweis

Die Übungen sollten zunächst mit dem Flossband und im Anschluss ohne das Band wiederholt werden, um einen optimalen Effekt zu erzielen.

Fallbeispiel

Mit dem angelegten Flossband kann das betroffene Kniegelenk manuell mobilisiert werden. Der Patient kann zudem die dorsalen Strukturen dehnen, um die Wirkung der Bandanlage zu verstärken. Die Behandlung sollte in jedem Fall funktionelle Übungen beinhalten, bei denen der Patient sein Kniegelenk aktiv so weit wie möglich extendiert (► Abb. 9.8). Selbst wenn der Patient wegen der Spannung des angelegten Flossbandes nicht die volle Extension im Kniegelenk erreicht, wirken Scherkräfte auf die Weichteilstrukturen im Sinne einer Mobilisation der Extension.

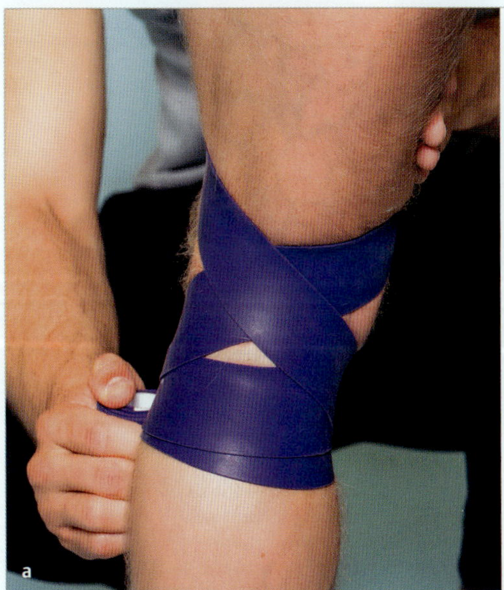

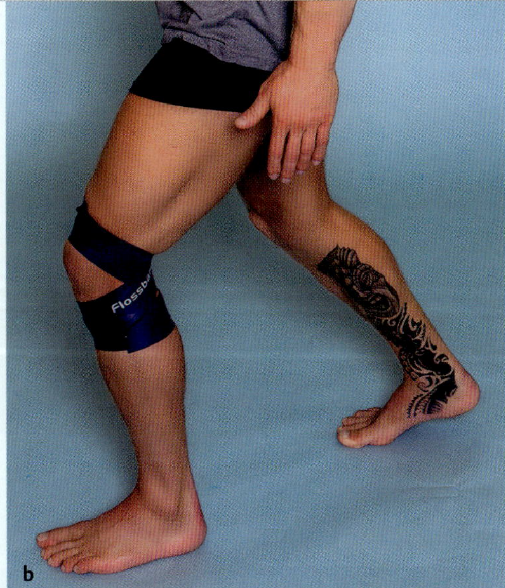

Abb. 9.7 „Crossover“-Anlage am Kniegelenk bei Extensionsdefizit (Beugekontraktur).

a Die Anlage des Bandes erfolgt im Stand. Nachdem die Basis gelegt wurde, erfolgt die weitere Anlage unter kräftigem Zug in Achtertouren um den distalen Oberschenkel und den proximalen Unterschenkel. Auf der Rückseite des Gelenks, über der Fossa poplitea, kreuzen sich auf- und absteigende Bahnen.

b Fertige Anlage des Flossbandes, Ansicht von der Seite. Die Patella bleibt ausgespart.

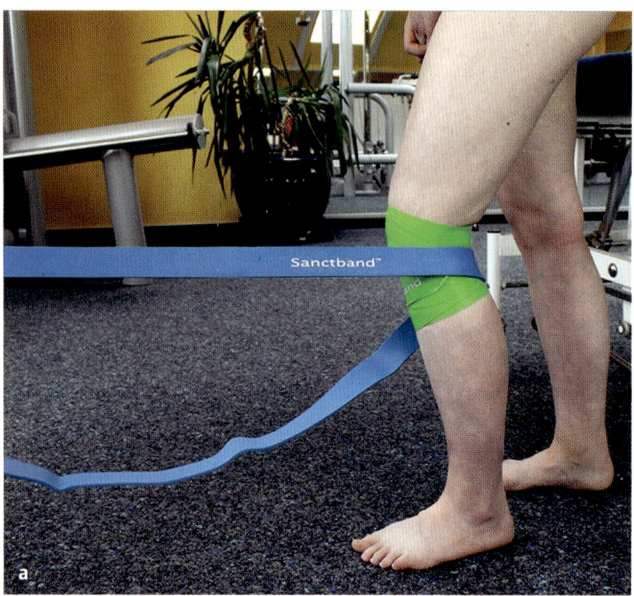

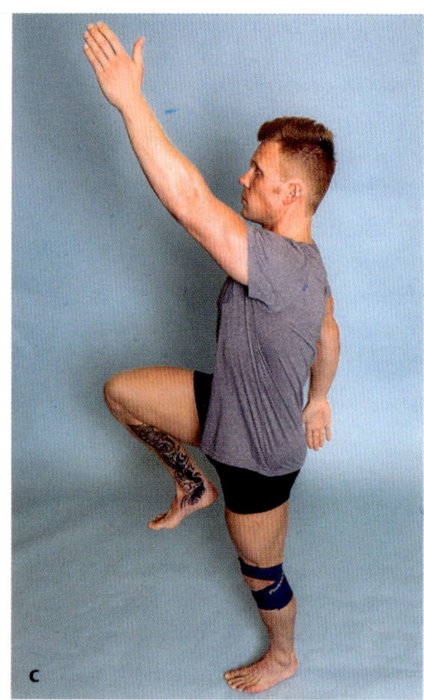

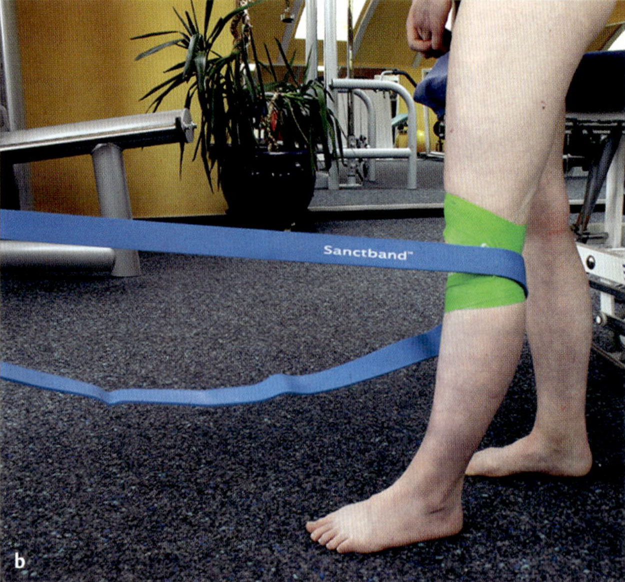

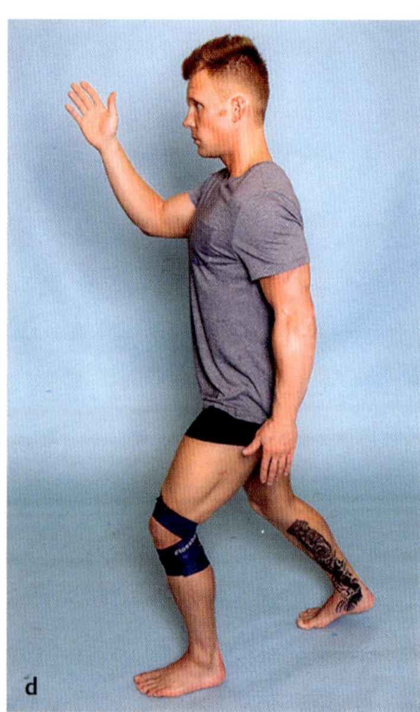

Abb. 9.8 Übung zur Verbesserung der Extension.

a Bei eingeschränkter Extension mobilisiert man mit einem zusätzlichen Band (z. B. Superloop der Firma Sanctband) das Caput fibulae nach ventral. In der Ausgangsstellung ist das Kniegelenk ein wenig flektiert.

b In der Endstellung ist das Kniegelenk maximal extendiert. Diese Anlage eignet sich sehr gut als Automobilisationstechnik und kann auch zu Hause oder beim Training als vorbereitende Maßnahme eingesetzt werden.

c ASTE: Der Patient steht in Schrittstellung und bereitet sich auf die aktive Streckung des rechten Beines vor.

d ESTE: Das betroffene Bein befindet sich in maximaler Streckung, das Kniegelenk ist maximal extendiert. Das straff angelegte Flossband kann die Endstreckung behindern, aufgrund der Scherkräfte wird die Mobilität in Richtung Extension dennoch erweitert.

Flexionsdefizit im Kniegelenk

Indikation. Flexionsdefizit, schmerzhafte Knieflexion.

Bandmaterial.

- limette, blaubeere, pflaume
- normale Breite und schmal

Bandanlage. Prinzipiell strebt man eine vollständige Einfassung des Kniegelenks an (sogenannte „All in"-Technik). Die Anlagerichtung ergibt sich aus dem Tastbefund (→ „Tissue Listening"). Der Thrust erfolgt jeweils ventral, was die Spannung der periartikulären Weichteile erhöht (▸ Abb. 9.9).

Hinweis i

Die Behandlungstechnik erhöht die Belastung retropatellar. Bei Retropatellarschmerz muss die Patella ausgespart werden („Open kneecap").

Bevorzugte Behandlungstechniken. Passive und aktive Gelenkmobilisation, activ unloaded und loaded.

Progression. Spezifische Leistungsoptimierung, „Corrective Exercises" mit Betonung der endgradigen Knieflexion. Es gibt unzählige Trainingsmöglichkeiten die zum Einsatz kommen können, sofern das Flossband nicht unangenehm in der Kniebeuge einschneidet, z. B. Kniebeugen (Squats), Ausfallschritte (Lunges), Auf- und Absteiger etc.

Bei der Kniebeuge (Squat), wie in Kap. 9.1.3 für die Mobilisation des oberen Sprunggelenks beschrieben, ist auf die gleichmäßige Belastung beider Beine zu achten. Das betroffene Gelenk darf nicht aus der Beinachse abweichen.

Fallbeispiel 

Eine gute Eigenübung für die Mobilisation in Flexion zeigt ▸ Abb. 9.10. Bei dieser Technik, die auch ohne Flossband sehr gut funktioniert, kann der Patient durch Änderung der Zugrichtung auch eine rotatorische Komponente einbringen und so die Wirkung auf das mediale oder laterale Kompartiment verstärken.

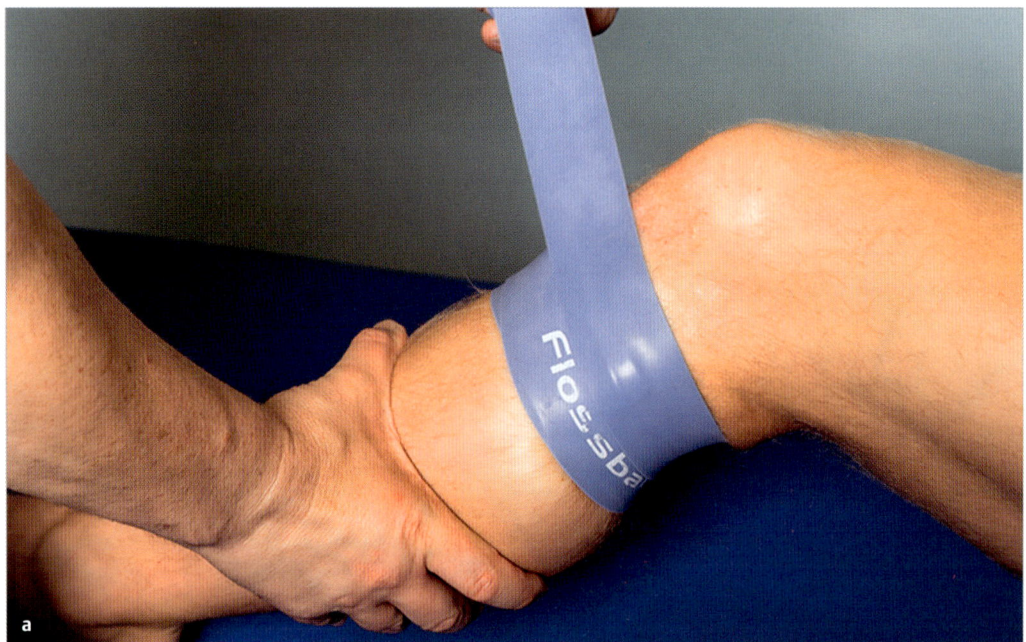

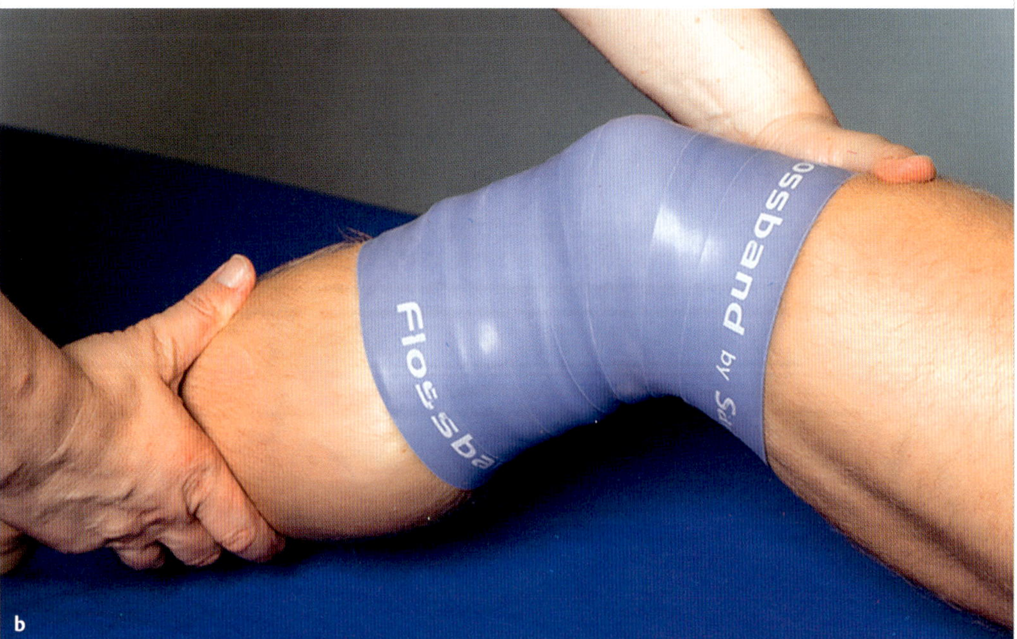

Abb. 9.9 „All in“-Anlage des Kniegelenks bei Flexionsdefizit.

a Der Patient liegt auf dem Rücken und hat das Bein angestellt. Die mögliche Flexion ist nahezu ausgeschöpft. In dieser Position erfolgt die Bandanlage beginnend am proximalen Unterschenkel unterhalb der Tuberositas tibiae. Bei jeder weiteren Tour wird der Zug ventral mit einem Stretch verstärkt (Fascial Thrust).

b Fertige Bandanlage mit vollständiger Einfassung der Gelenkstrukturen („All in“).

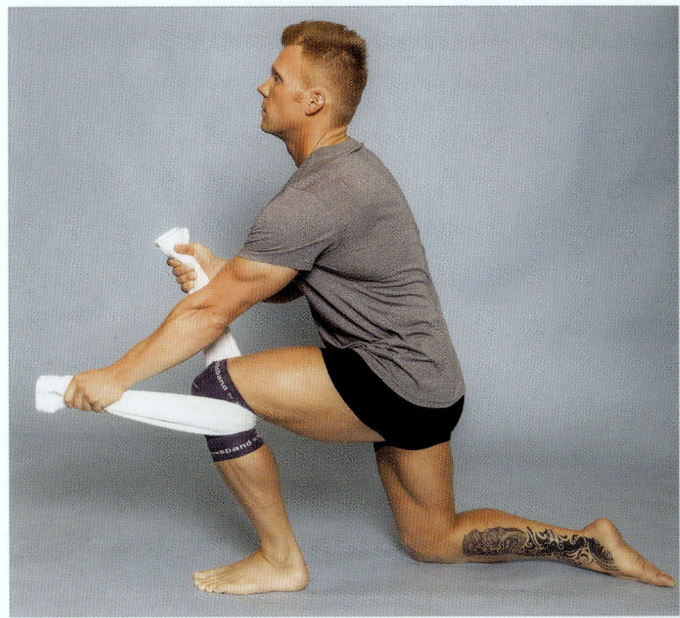

Abb. 9.10 Eigenmobilisation des Kniegelenks in Flexion. Mit dem Handtuch mobilisiert der Patient die Tibia nach ventral, während er sein Knie weiter in Flexion bewegt. Auch das Fibulaköpfchen kann bei dieser Übung mobilisiert werden, indem der Zug am Handtuch mit der linken Hand entsprechend akzentuiert wird.

Medialer Knieschmerz

Indikation. Schmerzen auf der Gelenkinnenseite. Diese können auf eine Überlastung der Bandstrukturen (Lig. collaterale mediale), des Innenmeniskus, der knöchernen Gelenkanteile oder der Muskelansätze im Bereich des Pes anserinus zurückzuführen sein. Hier hat sich die Behandlung mit dem Flossband vielfach bewährt. Die Wirkung beruht wohl auf Zerstörung pathologischer Crosslinks, da andere Effekte wegen des dünnen Weichteilmantels weniger von Bedeutung sind.

Bandmaterial.

- limette, blaubeere, pflaume
- normale Breite und schmal

Bandanlage. Von der Basis um den proximalen Unterschenkel wird das Flossband im Stand bei geringer Kniegelenksflexion in Achtertouren so um das Gelenk angelegt, dass sich die auf- und absteigenden Touren medial über dem Gelenkspalt kreuzen (▶ Abb. 9.11). Die Anlagerichtung ergibt sich aus dem Tastbefund (→ „Tissue Listening“). Zur Verstärkung der Wirkung wird der Zug über dem Gelenkspalt um ca. 20 % erhöht (→Fascial Thrust).

Bevorzugte Behandlungstechniken. Weichteiltechniken zur Senkung des Muskel- und Faszientonus, aktive Bewegungen.

Progression. „Corrective Exercises“ zur Stabilisation unter Belastung.

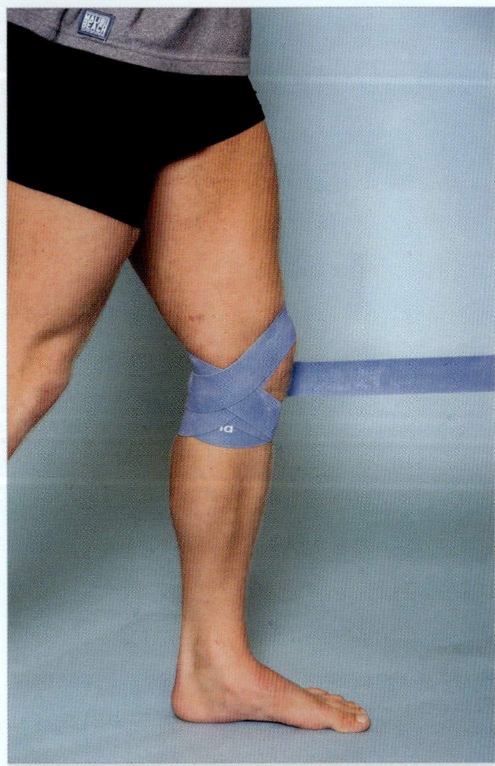

Abb. 9.11 Easy Flossing bei medialem Knieschmerz. Die Bandanlage erfolgt in Achtertouren. Die auf- und absteigenden Bahnen kreuzen sich über dem medialen Gelenkspalt.

Hinweis

Bei hartnäckigen Beschwerden und gesicherter Stabilität der medialen Bandstrukturen ist eine Gap-Manipulation des medialen Gelenkaspektes mit angelegtem Flossband das Mittel der Wahl.

Fallbeispiel

Mit dem Flossband macht der Patient eine modifizierte Kniebeuge (Squat). Aus der Grätschstellung erfolgt eine Flexion in Knie- und Hüftgelenk, bei der die Knie über die Füße nach seitlich außen geschoben werden. Füße, Knie- und Hüftgelenk befinden sich in einer Ebene. Bei der Gewichtsverlagerung auf das nicht betroffene Bein erfolgt eine Extension im Kniegelenk. Die Bewegung verstärkt die Wirkung des Flossbandes (▶ Abb. 9.12a–c).

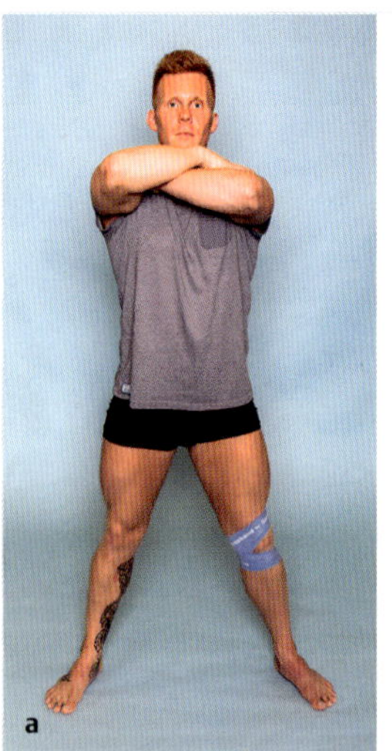
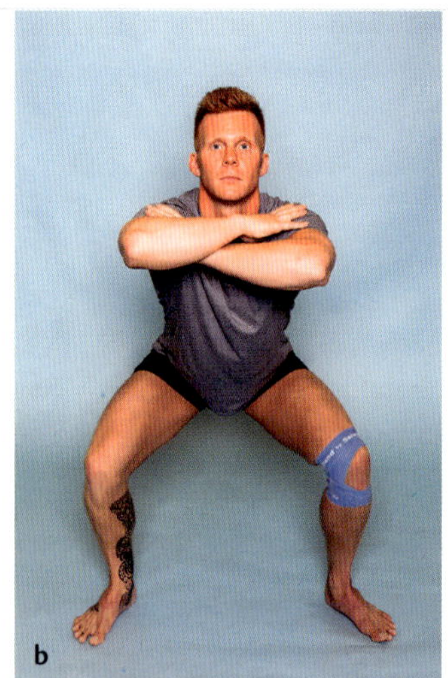
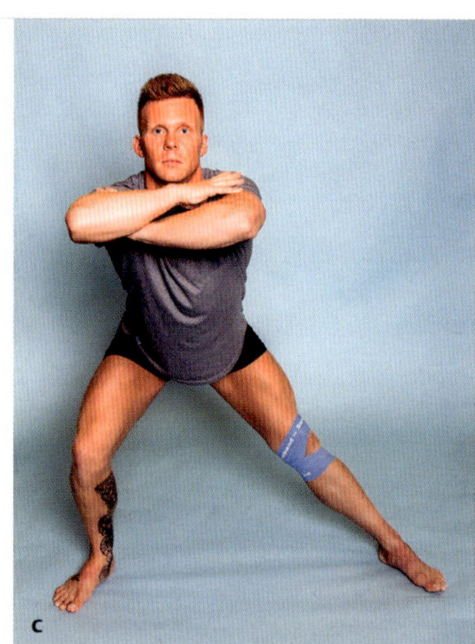

Abb. 9.12 Übungsbeispiel bei medialem Knieschmerz.
a In der Ausgangsstellung steht der Patient mit gegrätschten Beinen.
b Bei der Kniebeuge bewegen sich beide Knie nach vorn außen. bis sich Füße, Knie- und Hüftgelenke beider Seiten jeweils in einer Ebene befinden. Der Rücken bleibt dabei gerade, das Becken nach ventral gekippt.
c Die wiederholte Gewichtsverlagerung auf das nicht betroffene Bein verstärkt die Wirkung des Flossbandes. Das betroffene Kniegelenk wird extendiert, die medialen Strukturen werden gedehnt.

Lateraler Knieschmerz

Hinweis

Das laterale Kompartiment weist eher Instabilitäten auf, weil der Außenmeniskus weniger gut fixiert ist als der Innenmeniskus. Nach Verletzungen ist daher ein defensiveres Vorgehen erforderlich.

Indikation. Überlastungsphänomene der Muskulatur und nicht kontraktiler Strukturen im gelenknahen Bereich. Meist werden die Beschwerden durch Überlastungen der Sehnen des M. biceps femoris und des Tractus iliotibialis ausgelöst. Bandstrukturen und der Außenmeniskus sind seltener betroffen, müssen aber immer auch als mögliche Ursache in Betracht gezogen werden.

Bandmaterial.

- limette, blaubeere, pflaume
- schmale Bänder

Bandanlage. Die Basis liegt unterhalb der Patella auf Höhe der Tuberositas tibiae. Die Anlagerichtung ergibt sich aus dem Tastbefund („Tissue Listening"). Beim Anlegen des Bandes spart man die Patella aus, die äußeren Touren kreuzen sich über dem schmerzhaften Areal. Hier kann der Zug zusätzlich verstärkt werden (Fascial Thrust).

Bevorzugte Behandlungstechniken. Weichteiltechniken zur Senkung des Muskel- und Faszientonus, aktive Bewegungen.

Progression. „Corrective Exercises" zur Stabilisation unter Belastung.

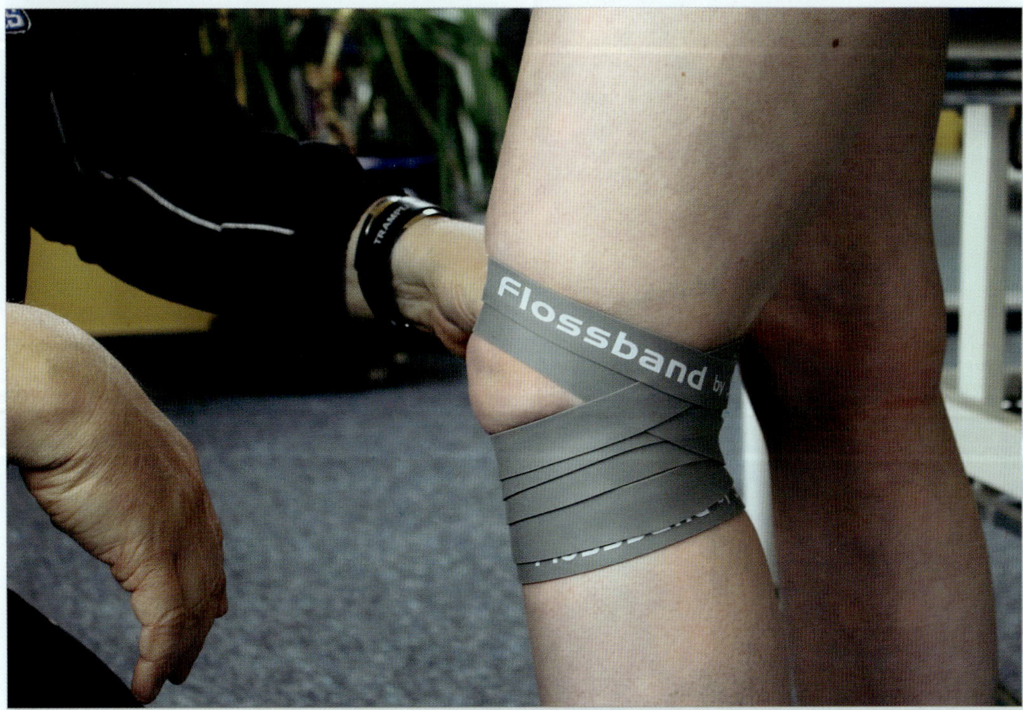

Abb. 9.13 Bandanlage bei lateralem Knieschmerz.

9.1.5 Daumensattel- und Daumengrundgelenk

Indikation. Posttraumatische Schmerzen und Funktionsdefizite (insbesondere Sportverletzungen wie Distorsionen, sogenannter „Skidaumen“ etc.), degenerative Erkrankungen mit Beteiligung von Daumensattel- oder -grundgelenk (Rheuma, Rhizarthrose).

Bandmaterial.

- limette, blaubeere
- schmal

Bandanlage Daumengrundgelenk. Die Bandanlage beginnt an der Nagelfalz des Daumens (▶ Abb. 9.14a). Unter gleichmäßigem Zug erfolgt die weitere Bandanlage in Touren um Daumen und Mittelhand (▶ Abb. 9.14b–▶ Abb. 9.14e).

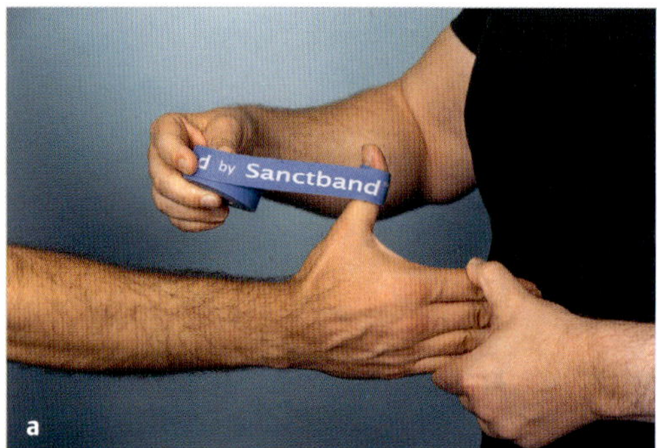

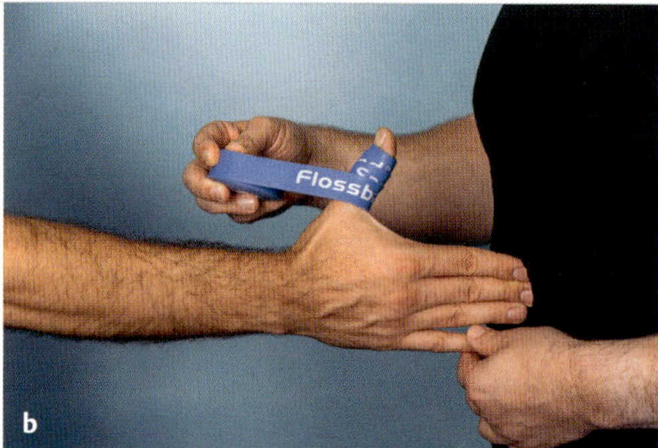

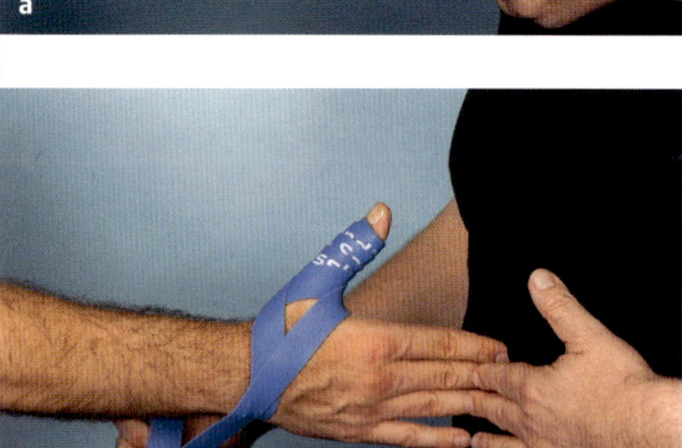

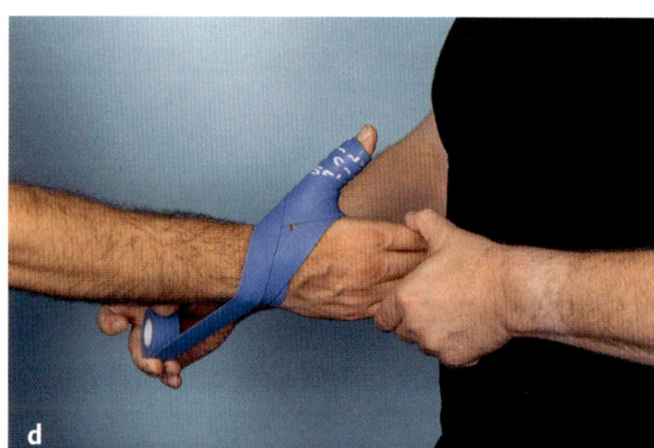

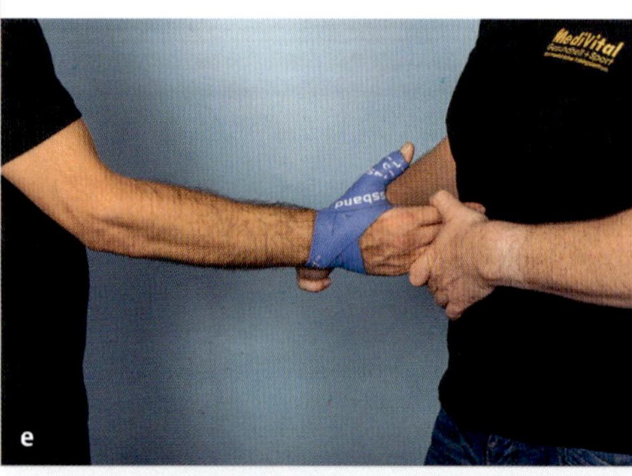

Abb. 9.14 Easy Flossing des Daumengrundgelenks.

a Die Anlage für das Daumengrundgelenk beginnt auf Höhe der Nagelfalz des Daumens.
b Die weitere Anlage erfolgt unter Zug in regelmäßigen Toren um Daumen und Mittelhand.
c Der Patient hält den Daumen dabei aktiv in Abduktion/Extension.
d So kann auch die Grundphalanx des Daumens vollständig umwickelt werden.
e Fertige Anlage für das Daumengrundgelenk.

Bandanlage Daumensattelgelenk. Die Bandanlage beginnt an der proximalen Phalanx des Daumens (► Abb. 9.15a). Danach wird das Daumensattelgelenk in Achtertouren unter Zug vollständig eingefasst („All in“ ► Abb. 9.15b–► Abb. 9.15d).

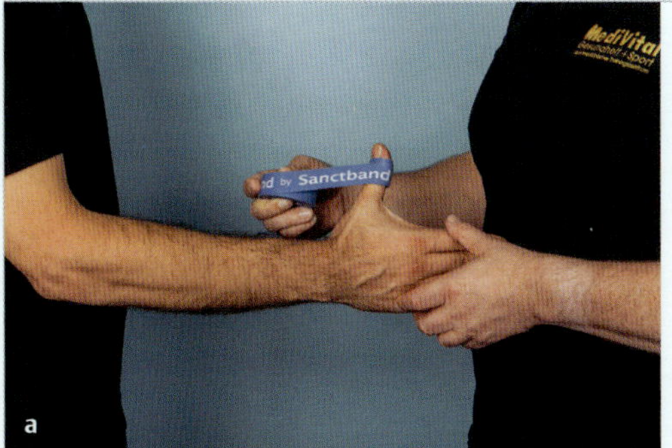

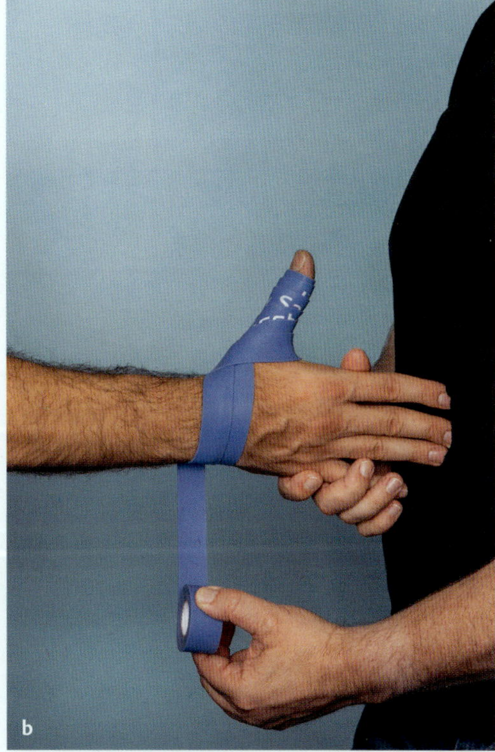

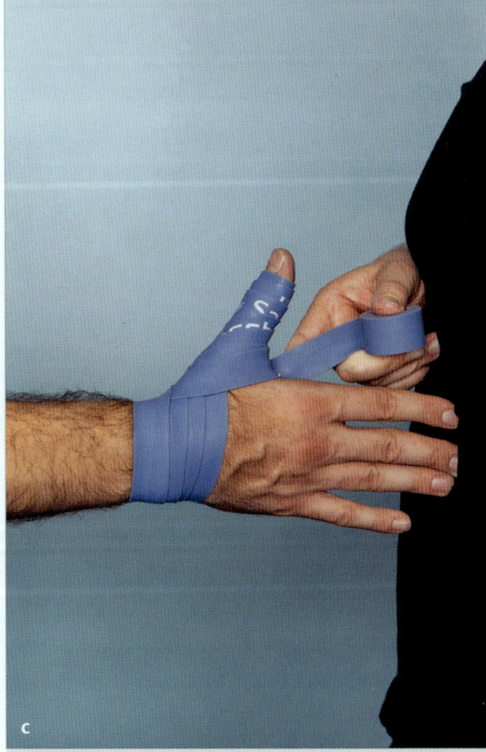

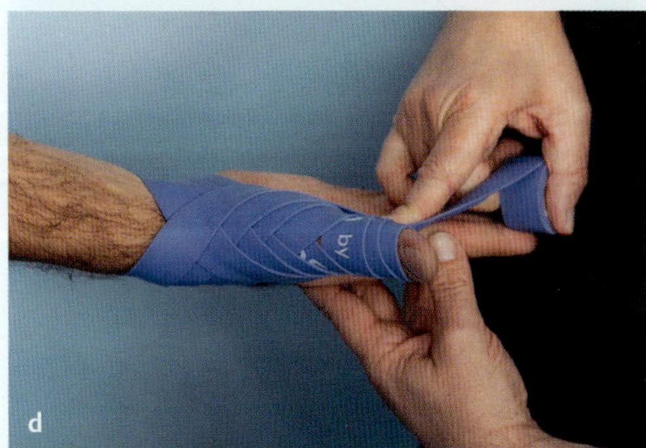

Abb. 9.15 Easy Flossing des Daumensattelgelenks.

a Die Bandanlage beginnt an der proximalen Phalanx des Daumens.

b Nachdem der Daumen vollständig umwickelt ist, wird das Band unter Zug in Achtertouren um den Daumen und die Handwurzel angelegt.

c Bei der fertigen Gelenkanlage sind der gesamte Daumen und das Os metacarpale I umwickelt („All in“-Anlage). So erreicht man eine optimale Wirkung auf die periartikulären Strukturen des Daumensattelgelenks.

d Auf dieser Aufnahme erkennt man die sich überkreuzenden Züge des Flossbands. Die Ausführung der Bandanlage beeinflusst maßgeblich die Wirkung des Flossens.

Bevorzugte Behandlungstechniken. Aktive Bewegungen, manuelle Techniken bis hin zu Manipulationen (▶ Abb. 9.16b) des Gelenks.

Progression. Funktionelle Bewegungen wie Greifen.

Fallbeispiel **B**

Bei schmerzhafter Rhizarthrose haben wir mit der Crossover-Anlage (▶ Abb. 9.16) gute Ergebnisse. Oft lassen die Schmerzen spontan nach, daneben verbessert sich in der Regel auch die Beweglichkeit. Bei der Therapie sollten neben der Traktion und Gleitmobilisationen auch aktive Techniken zum Einsatz kommen (Greifübungen, Alltagsbewegungen).

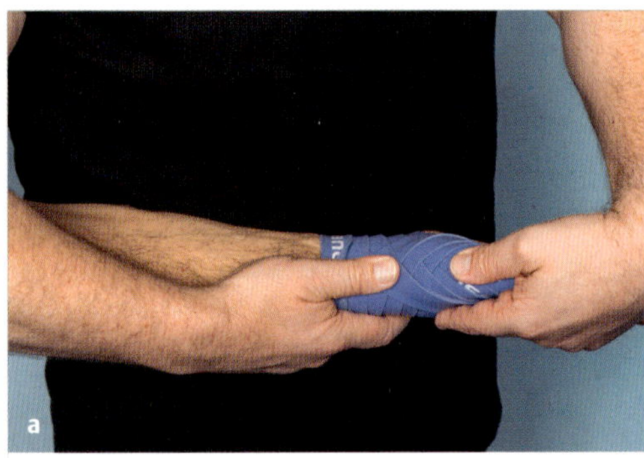

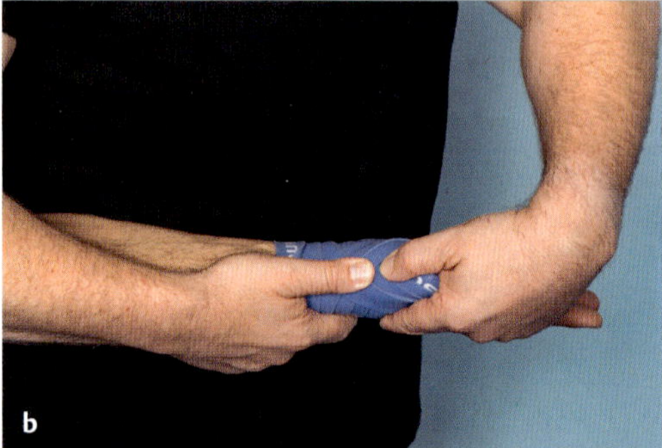

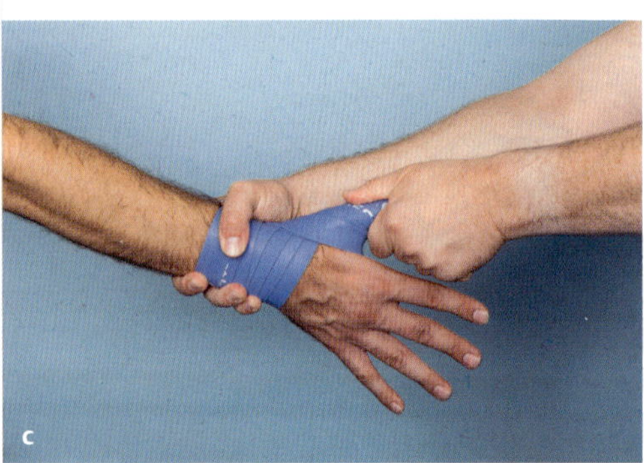

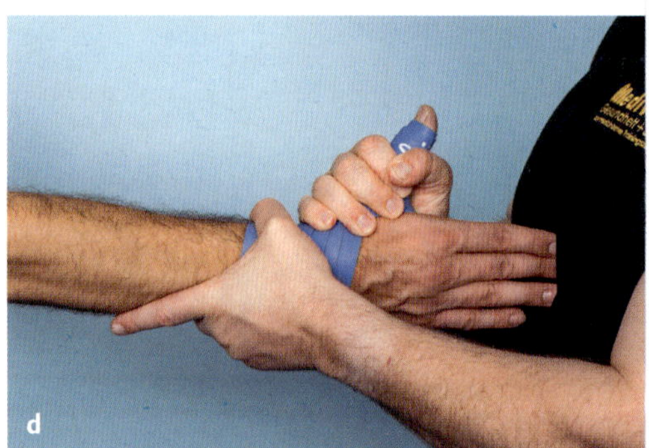

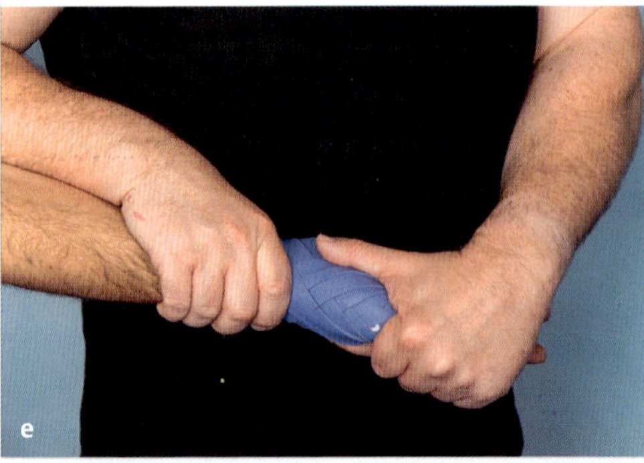

Abb. 9.16 Behandlungstechniken bei einer Rhizarthrose.

a Vorbereitung für die Manipulation des Daumensattelgelenks.

b Durchführung der Gelenkmanipulation. Unter Traktion wird ein Impuls nach ulnar und volar gegeben.

c Traktion des Daumensattelgelenks.

d Mobilisation des Daumensattelgelenks, Variante 1.

e Mobilisation des Daumensattelgelenks, Variante 2.

9.1.6 Fingergelenke

Indikation. Eingeschränkte Mobilität oder Schmerzen der proximalen oder distalen Fingergelenke sowie der Fingergrundgelenke nach Traumen oder bei degenerativen Erkrankungen, Fingergelenkspolyarthrose.

Bandmaterial.
- limette, blaubeere
- schmale Bänder

Bandanlage. Die Bandanlage beginnt bei dem zu behandelnden Finger immer an der distalen Phalanx (▶ Abb. 9.17b). In überlappenden Touren wird das Flossband unter Zug um den gesamten Finger und die Mittelhand gewickelt (▶ Abb. 9.17c). Um die Mobilität der Mittelhand bei Aktivitäten mit angelegtem Band nicht einzuschränken, wird der Zug bei der Bandanlage in diesem Bereich vermindert.

Bevorzugte Behandlungstechniken. Passive oder assistive Mobilisation; manuelle Techniken mit angelegtem Flossband bis hin zur Manipulation sind nach unserer Erfahrung sehr effektiv (▶ Abb. 9.18).

Progression. Alltagsaktivitäten.

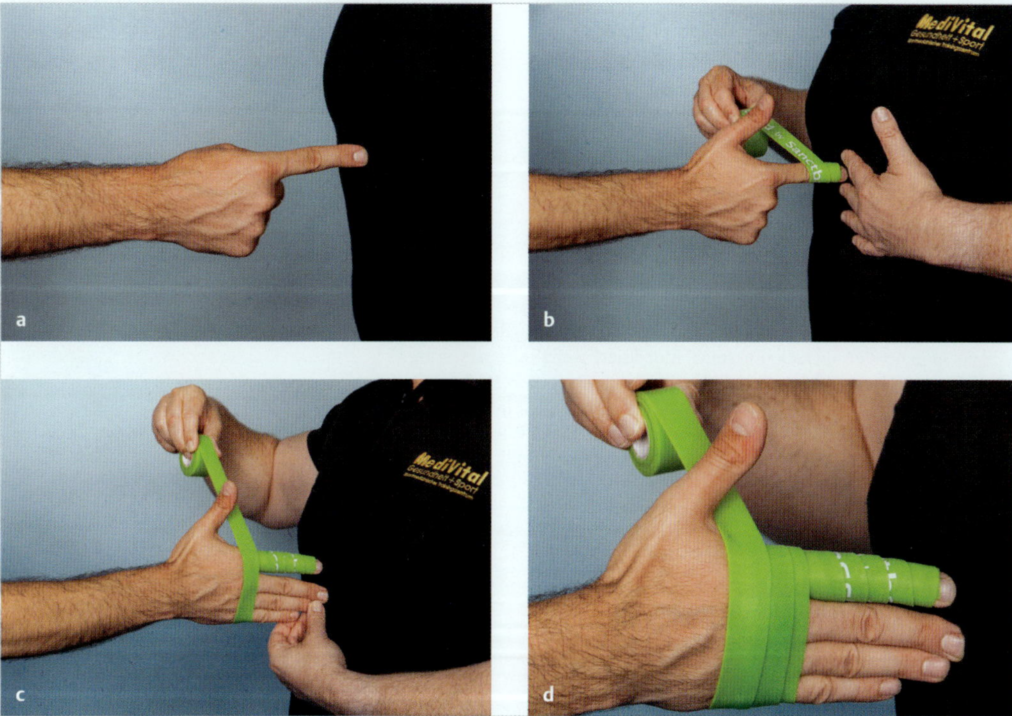

Abb. 9.17 Easy Flossing der Fingergelenke.

a Bei der Bandanlage an den Langfingern drückt der Patient den zu behandelnden Finger leicht gegen den angespannten Bauch des Therapeuten. Die Voreinstellung der Fingergelenke erfolgt entsprechend der eingeschränkten Bewegungsrichtung.

b Für das Flossen der Fingergelenke verwendet man ein schmales Flossband. Als Basis wickelt man das Flossband unterhalb des Nagelfalzes zirkulär um das Endglied.

c Nachdem der Finger vollständig umwickelt wurde, wird die Bandanlage um die Mittelhand fortgesetzt. Dabei drückt der Patient auch die anderen Langfinger gegen den Bauch des Therapeuten, um eine Grundspannung der Mittelhand zu gewährleisten.

d Der Daumen bleibt bei der Bandführung um die Mittelhand, abgespreizt.

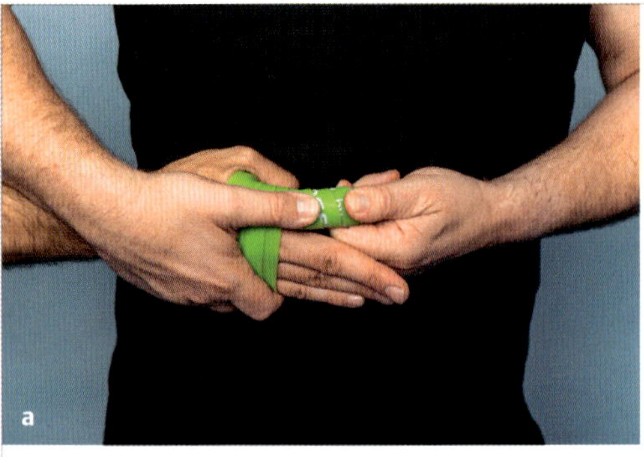
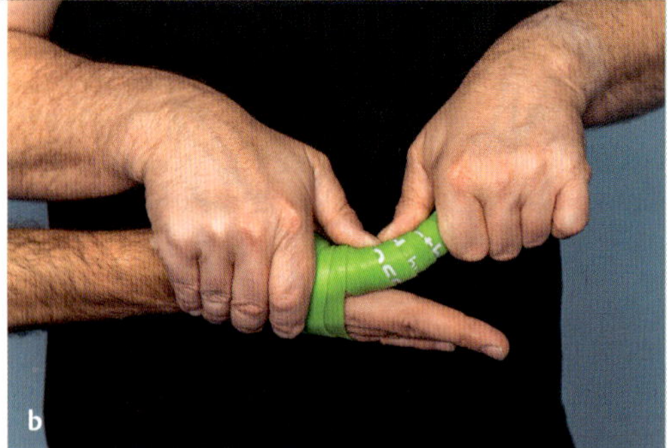
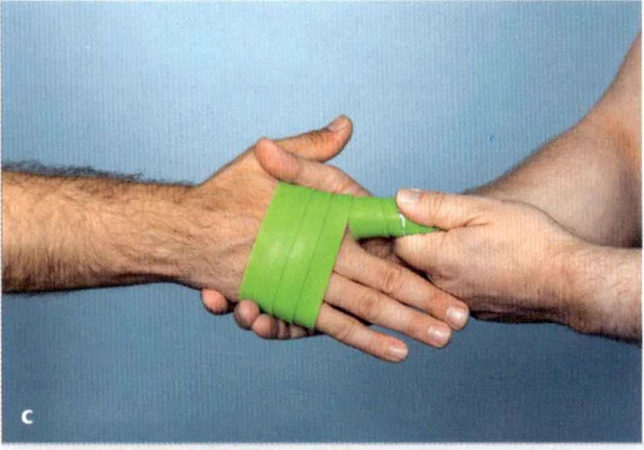
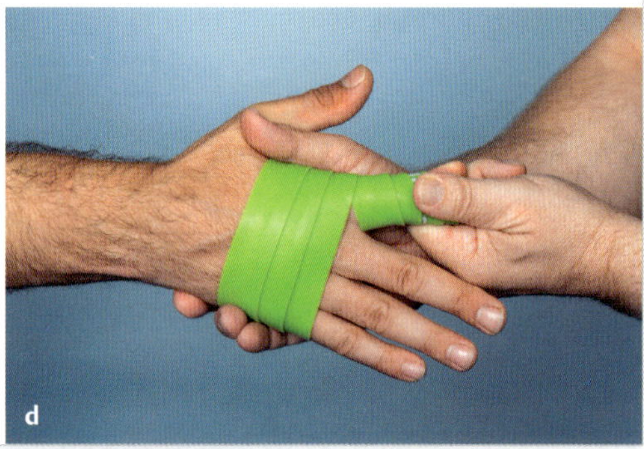

Abb. 9.18 Behandlung des Zeigefingers.
a Mit angelegtem Flossband kann das betroffene Fingergelenk (hier proximales Interphalangealgelenk) bei entsprechender Indikation manuell mobilisiert werden.
b Mit einer Gapping-Technik erzielt man einen sehr guten Effekt auf die gelenkumgebenden Weichteile.
c Griffanlage für die Flexionsmobilisation des proximalen Interphalangealgelenks des Zeigefingers.
d Durchführung der Flexionsmobilisation. Hierbei handelt es sich um eine Technik, bei der auch die gelenkumgebenden Weichteile mobilisiert werden.

9.1.7 Handgelenk

Indikation. Posttraumatische Schmerzen und Bewegungsdefizit, Dysästhesien, Karpaltunnelsyndrom.

Bandmaterial.

- limette, blaubeere
- mittlere Breite oder schmal

Bandanlage. Beginn der Bandanlage in der Mittelhand. Hierbei drückt der Patient seine Hand mit extendierten Langfingern leicht gegen den angespannten Bauch des Therapeuten und spreizt den Daumen weit ab (▶ Abb. 9.19a). Unter Zug folgen weitere sich überlappende Touren über das Handgelenk in Richtung Unterarm (▶ Abb. 9.19b). Die Zugrichtung ergibt sich aus dem Tastbefund („Tissue Listening“).

Behandlungsbeispiele Handgelenk

Mit angelegtem Band kann der Patient sein Handgelenk aktiv oder assistiv bewegen. Übungen zur Eigenmobilisation und Stützübungen mit dem Flossband sind bei Bewegungseinschränkung in die Dorsalextension oder Schmerzen möglich (▶ Abb. 9.19c). Manuelle Techniken sind mit dem Flossband ebenfalls sehr wirksam. Bei der Traktion des Handgelenks umfasst der Therapeut den distalen Unterarm und die Handwurzel und übt einen gleichmäßigen Zug am Handgelenk aus (▶ Abb. 9.19d).

Bei endgradiger Einschränkung der Dorsalextension, die sich klinisch z. B. als Unfähigkeit zu stützen manifestiert, haben wir sehr gute Erfahrungen mit einer Manipulation des Handgelenks mit angelegtem Flossband gemacht. Die Daumen des

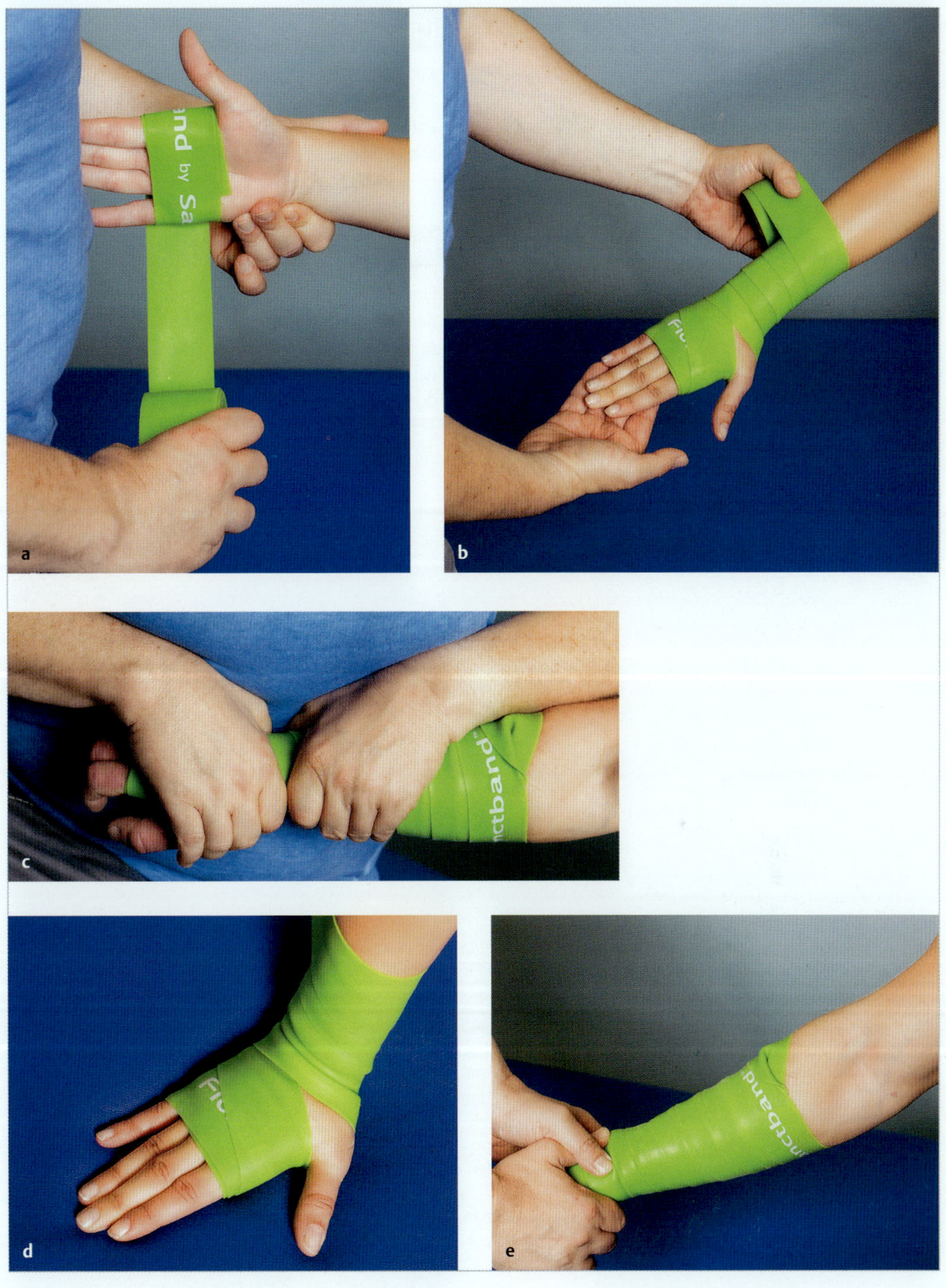
a
b
c
d
e

Therapeuten sind dabei gekreuzt über der Stelle, an der der Patient seinen Schmerz angibt oder wo man die Restriktion am deutlichsten spürt. Der Impuls erfolgt bei gleichzeitiger Dorsalextension und leichter Traktion im Handgelenk (► Abb. 9.19e).

Hinweis

Sehr zu empfehlen sind funktionelle Übungen mit angelegtem Flossband. Der Stütz beispielsweise kann als reaktive Übung gegen die Wand geübt werden. Dabei steht der Patient ca. einen halben Meter vor einer Wand, lässt sich gegen die Wand fallen und stützt sich dann mit beiden Hände in verschiedenen Positionen gegen die Wand ab.

Hinweis

Mit dem Flossband kann der Patient alltägliche Aktivitäten üben. In vielen Fällen vermindern sich dabei zuvor bestehende Schmerzen oder sie verschwinden vollständig.

Fallbeispiel

Eine punktuelle Mobilisation (oder Manipulation) des Handgelenks kann gut mit einer Crossover-Anlage kombiniert werden. Hierzu verwenden wir das schmale Band und kreuzen die Touren dorsalseitig über dem Gelenkspalt ► Abb. 9.20.

◄ **Abb. 9.19** Easy Flossing am Handgelenk.

- **a** Die Basis des Flossbandes wird um die Mittelhand gelegt. Dabei drückt der Patient seine Langfinger leicht gegen die angespannte Bauchdecke des Therapeuten und spreizt seinen Daumen weit ab. Unter verstärktem Zug folgen zirkuläre Touren mit 50 %iger Überlappung nach proximal.
- **b** Die weiteren Touren werden unter gleichmäßigem Zug mit 50 %iger Überlappung um das Handgelenk und den proximalen Unterarm gewickelt. Der Daumen bleibt frei.
- **c** Eigenmobilisation des Handgelenks in Dorsalextension.
- **d** Traktion mit dem Flossband. Der Therapeut umfasst den distalen Unterarm und die Handwurzel und übt einen gleichmäßigen Zug auf das Handgelenk aus.
- **e** Manipulation des Handgelenks mit dem Flossband. Man beachte die gekreuzten Daumen, die einen gezielten Impuls im Bereich der stärksten Restriktion ermöglichen.

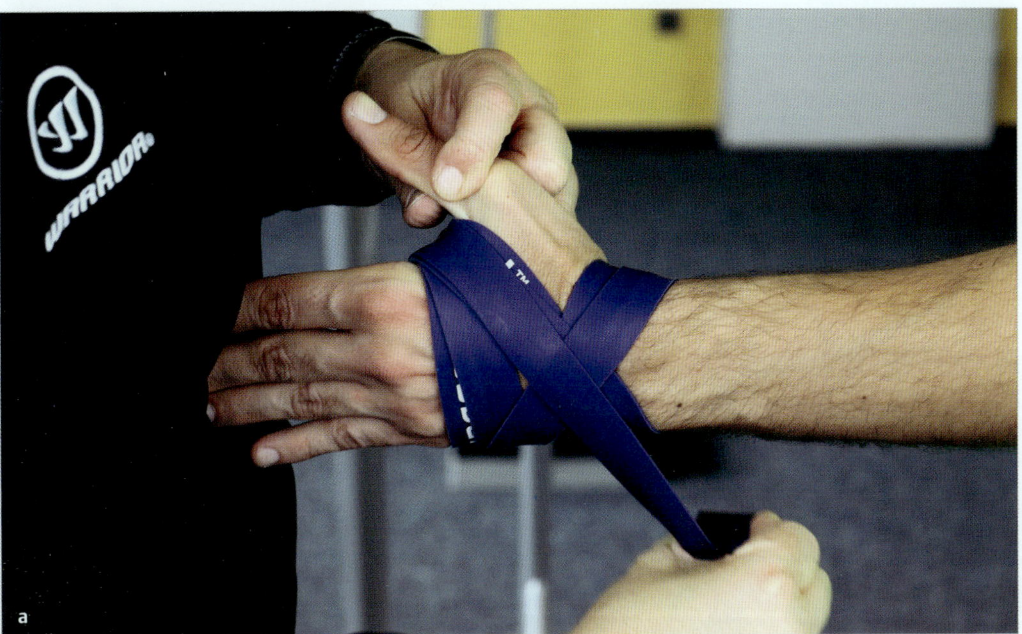

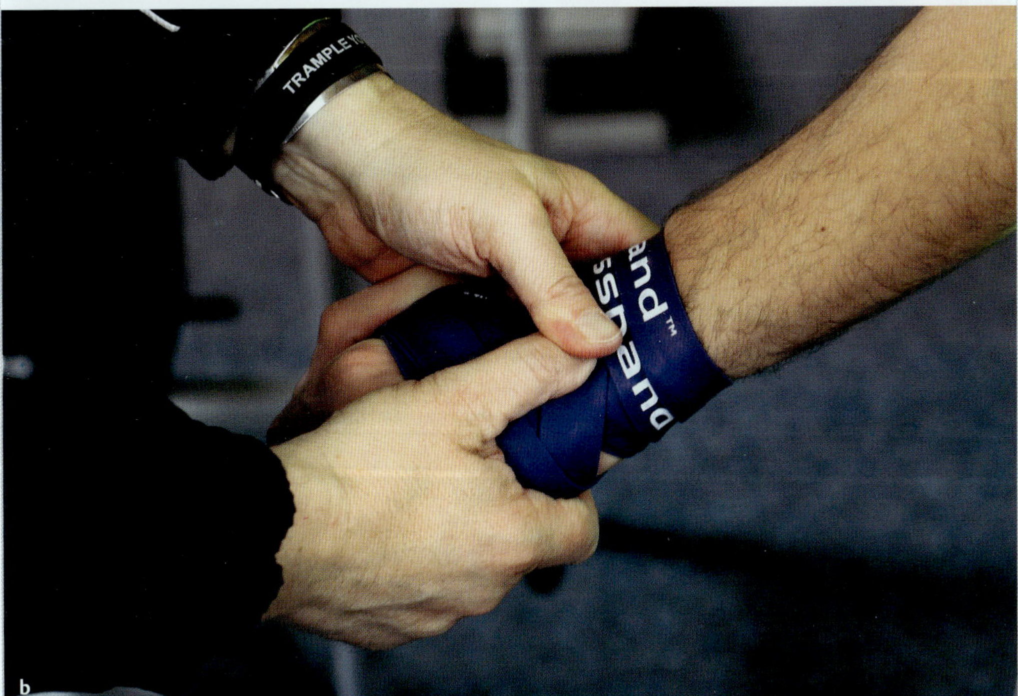

Abb. 9.20 Crossover-Anlage am Handgelenk bei eingeschränkter Dorsalextension.

a Die Touren des Bandes kreuzen über dem Handgelenksspalt.

b Bei der Mobilisation werden die Daumenkuppen über dem zu mobilisierenden Punkt gedoppelt (Daumen-über-Daumen-Technik). Gleichzeitig bewegt man das Handgelenk unter Traktion in Dorsalextension. Diese Technik kann auch als Manipulation durchgeführt werden.

9.1.8 Ellenbogen

Indikation. Medialer und lateraler Ellenbogenschmerz, posttraumatische Bewegungseinschränkungen im Bereich der Gelenke des Ellenbogens, Überstreckungs- und Kompressionstraumata (Abstützbewegung) bei Sportlern oder nach Unfall, Überlastungsbeschwerden bei „Racket“-Sportarten.
Referenzbewegung. Die individuell schmerzhafte Bewegung (kann der Patient in der Regel angeben).

Bandmaterial.

- blaubeere, pflaume
- mittlere Breite und schmal

Extensionsanlage. Die Bandanlage beginnt distal des Muskelbauchs der Extensorengruppe am Unterarm. Somit umfasst die Bandanlage große Anteile des „roten“ und „weißen“ Gewebes (siehe 4.2.1). (▶ Abb. 9.21a). Bei Schmerzen im Bereich des lateralen Epicondylus („Tennisarm“) verstärkt man bei den weiteren Touren den Zug jeweils über

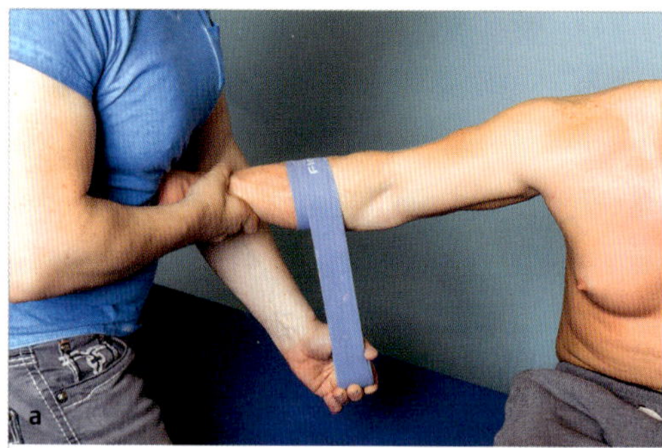

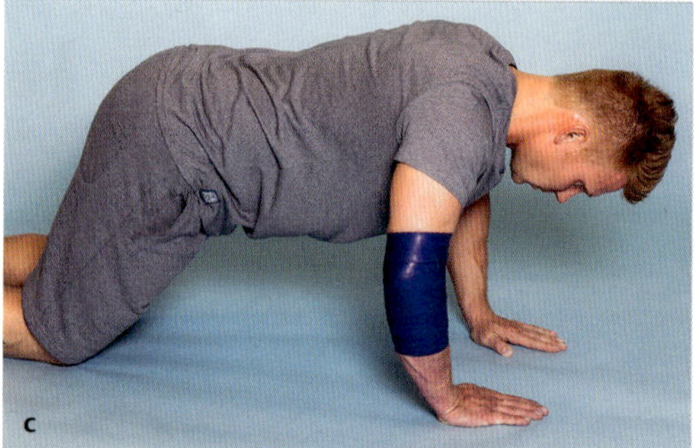

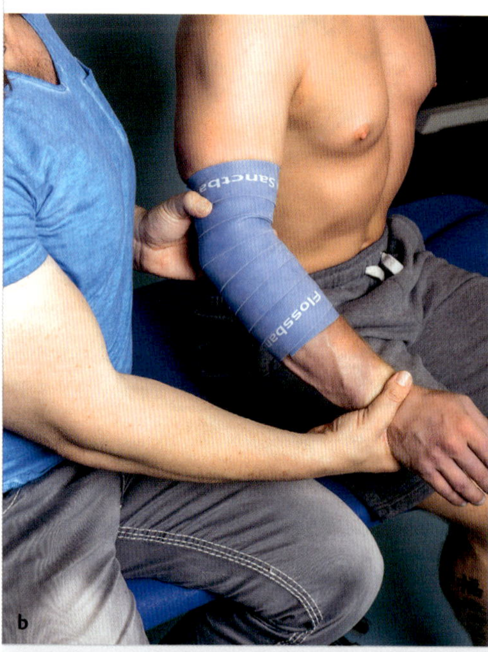

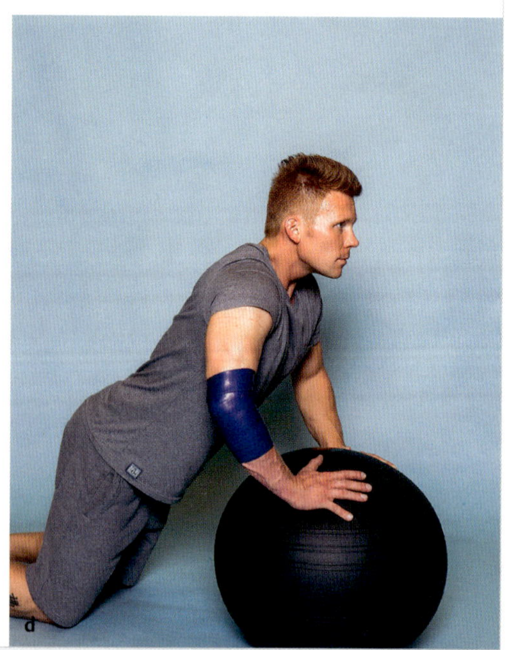

Abb. 9.21 „All in“-Extensionsanlage im Bereich des Ellenbogens.
a Die Basis am Unterarm legt man distal des Muskelbauchs der Extensorengruppe. Im Bereich des Ellenbogens verstärkt man den Zug auf der betroffenen (schmerzhaften) Seite um ca. 20 % (→ Fascial Thrust).
b Der Ellenbogen ist vollständig eingefasst („All in“) und kann nun behandelt werden.
c Stützaktivität im Vierfüßlerstand.
d Der Stütz auf dem Pezziball ist eine anspruchsvolle Übung, bei der die Stabilisation effektiv geübt werden kann. Das Flossband verstärkt den sensorischen Input (reaktive Technik).

den radialseitigen Weichteilen, um die Wirkung auf diese zu verstärken (Fascial Thrust). Die Bandanlage endet etwa in der Mitte des Oberarms (▶ Abb. 9.21b).

Bevorzugte Behandlungstechniken. Passive und aktive Mobilisation, Weichteiltechniken zur Tonusregulierung, manuelle Techniken.

Progression. Alltags- und sportspezifische Bewegungen wie Stützaktivitäten auf unterschiedlichen Untergründen, Würfe, Dehnungen mit dem Flossband.

Behandlungsbeispiele Ellbogen

Im Vierfüßlerstand kann der Patient kontrolliert das Stützen üben (▶ Abb. 9.21c). Bei der Ausführung mit angelegtem Flossband ist das Gelenk zum einen gesichert, zum anderen ergibt sich aus der Bandanlage eine verbesserte Bewegungskontrolle. Eine Steigerung der Übung zeigt ▶ Abb. 9.21d.

Mill's Manipulation nach Cyriax

Für die Therapie der lateralen Epicondylopathie ist Mill's Manipulation nach Cyriax eine wirksame Therapieoption (Nagrale et al. 2009; van den Berg 2011). Der gewünschte Effekt, das Zerreißen von Adhäsionen in periartikulären Geweben, wird bei angelegtem Flossband nach unserer Erfahrung deutlich verstärkt. Auch unsere Mitarbeiterin Sunita Nair setzte bei der Pilotstudiezur Wirkung des Flossens diese Technik ein (Nair et al. 2015). ▶ Abb. 9.22 zeigt die Ausführung, mit der wir die besten Erfahrungen gemacht haben. Zunächst legt man das Flossband mit sich kreuzenden Touren auf der Beugeseite des Ellenbogens an (▶ Abb. 9.22a). Zur Vorbereitung der Manipulation stellt der Therapeut den Oberarm des vor ihm sitzenden Patienten entsprechend (▶ Abb. 9.22b) ein. Anschließend erfolgt eine Innenrotation im Schultergelenk (▶ Abb. 9.22c). Für die Manipulation extendiert der Therapeut den Ellenbogen und

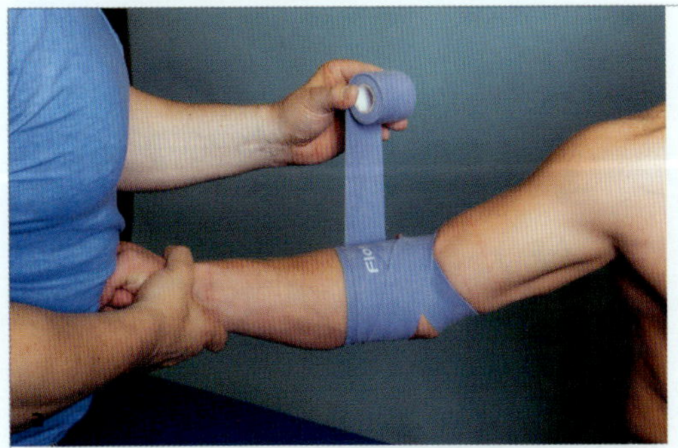

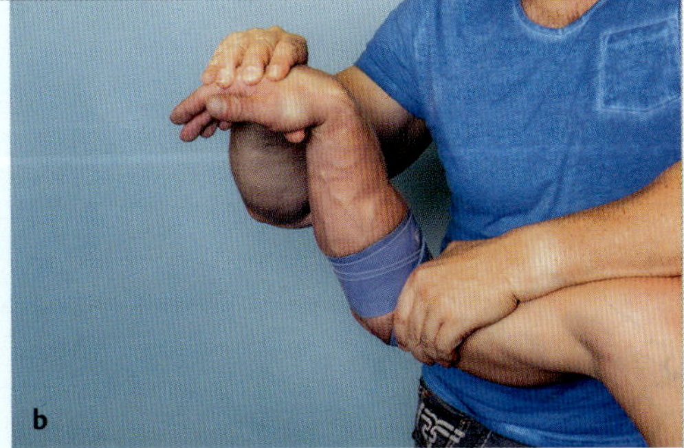

b

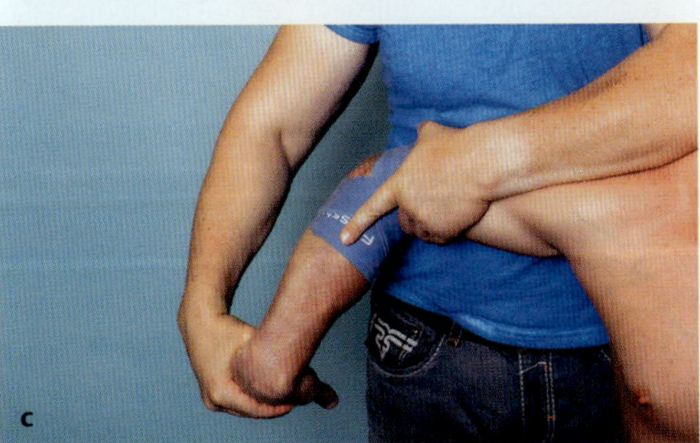

c

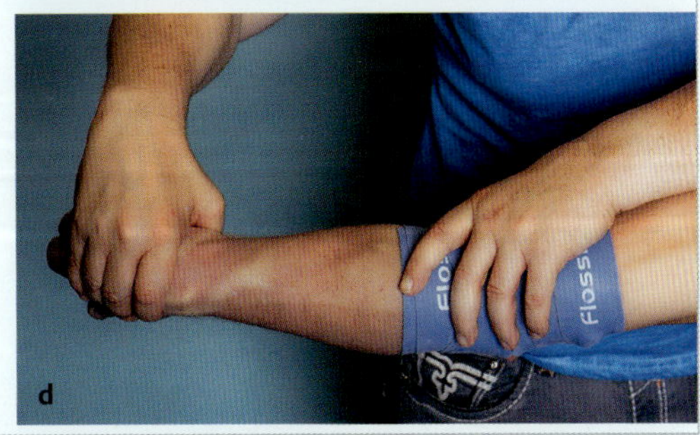

d

Abb. 9.22 Manipulation des Ellenbogens in Anlehnung an die Mill's Manipulation (Erläuterungen im Text).

a Zunächst drückt der Patient seine zur Faust geballte Hand leicht gegen den angespannten Bauch des Therapeuten. Bei der Anlage des Flossbandes achtet man darauf, dass sich die Touren auf der Beugeseite des Ellenbogens kreuzen. Der Ellenbogen ist dabei leicht flektiert.

b In der Ausgangsstellung stellt der Therapeut den Arm in Abduktion und Außenrotation des Schultergelenks, Flexion des Ellenbogens, Pronation des Unterarms sowie Volarflexion des Handgelenks ein.

c Anschließend führt der Therapeut den Arm in Innenrotation im Schultergelenk. Die Skapula wird dabei durch den Therapeuten in Depression gehalten.

d Für die Manipulation wird der Arm im Ellenbogen schnell extendiert. Dabei verstärkt der Therapeut mit einem kurzen Impuls sämtliche eingestellte Bewegungskomponenten in Ellenbogen und Handgelenk.

verstärkt mit einem kurzen Impuls (high velocity-low thrust) alle eingestellten Bewegungskomponenten.

Besonders indiziert ist diese Technik nach unserer Erfahrung dann, wenn Patienten mit lateraler Epicondylopathie bei Widerstand gegen die Extension des Mittelfingers punktuelle Schmerzen im Bereich des Epicondylus lateralis humeri angeben.

> **Hinweis**
>
> In einer noch unveröffentlichten randomisierten, kontrollierten Studie hat meine Kollegin und Mitarbeiterin Sunitha Nair die kurzfristige Wirksamkeit von Easy Flossing in Kombination mit Übungen und einer einmaligen Mill's-Manipulation mit der Wirkung einer konventionellen Therapie in Verbindung mit Eisanwendungen verglichen. Sie konnte einen signifikanten Effekt feststellen. Patienten, die mit dem Flossband behandelt wurden, verbesserten sich hinsichtlich ihres funktionellen Aktivitätsniveaus, hatten weniger Schmerzen und nach 60 min eine geringere Temperatur im betroffenen Bereich als Patienten der Kontrollgruppe (Kruse et al. 2016).

9.2 Sonderformen der Gelenkanlage

Schulter- und Hüftgelenk sind Sonderformen der Gelenkanlage, weil hier der Weichteilmantel und die anatomischen Gegebenheiten (der proximale Gelenkpartner ist Teil des Rumpfes) keinen vollständigen Einschluss des Gelenks mit dem Flossband erlauben.

9.2.1 Glenohumeralgelenk

> **Hinweis**
>
> Der Patient sollte sich vor dem Flossen der Schulter die Achselbehaarung entfernen. Da die Haut unter der Achsel sehr empfindlich ist, lassen sich bei der Anlage und bei der Therapie Schmerzen kaum vermeiden.
>
> Rollt sich das Flossband unter der Achsel auf, darf es bei der folgenden Anlage nicht ganz so weit in die Achsel hinein angelegt werden.

Indikationen. Endgradige Schmerzen und Bewegungsschmerzen im Bereich des Glenohumeralgelenks, der Nachbargelenke und der gelenkumgebenden Weichteile, Bewegungseinschränkungen der Schulter nach Verletzungen oder Gelenkersatz, Z. n. „Frozen shoulder“ (postakut), Affektionen der Sehnen der Rotatorenmanschette und der langen Bizepssehne, Painful Arc.

Referenzbewegungen.

- Elevation beidseits im Seitenvergleich von vorne und von hinten (Bewegungsausmaß, Schmerzen, skapulothorakaler Rhythmus)
- Abduktion im Seitenvergleich
- In der individuellen Schmerzhaftigkeit der Bewegung (Patient demonstriert die schmerzprovozierende Bewegung)

Bandmaterial.

- limette, blaubeere
- mittlere Breite, Standard und extra lang

Bandanlage. Man beginnt mit der Bandanlage unterhalb oder auf Höhe der Tuberositas deltoidea und legt das Flossband unter Spannung nach proximal um den Oberarm und das Schulterdach an. Akromion und die Achsel sollten in jedem Fall mitbehandelt werden, um die zahlreichen Sehnen der Rotatorenmanschette über eine größere Strecke zu erfassen. Gegebenenfalls nimmt man hierfür ein langes Flossband oder man verwendet zwei Bänder gleicher Stärke.

Bevorzugte Behandlungstechniken. Mit angelegtem Flossband mobilisiert der Therapeut das Schultergelenk passiv. Der Unterarm des Patienten ruht dabei auf dem Arm des Therapeuten (▶ Abb. 9.23a). Die üblichen Gleitmobilisationen des humeroskapularen Gelenks entfalten eine bessere Wirkung aufgrund der Scherkräfte, die auf tiefer gelegene fasziale Strukturen wirken.

Bei der Traktionsbehandlung der Schulter fixiert der Therapeut die Skapula. Vor dem Traktionsimpuls können die Weichteile, in diesem Fall die Sehnen der hinteren Achselfalte (Mm. latissimus dorsi und teres major), unter dem Flossband sehr effektiv gelöst werden (▶ Abb. 9.23b). Auf der Aufnahme erkennt man gut, dass bei einer Bandanlage über das Schulterdach sämtliche Sehnen der Rotatorenmanschette und auch das Akromioklavikulargelenk vom Flossband eingefasst werden.

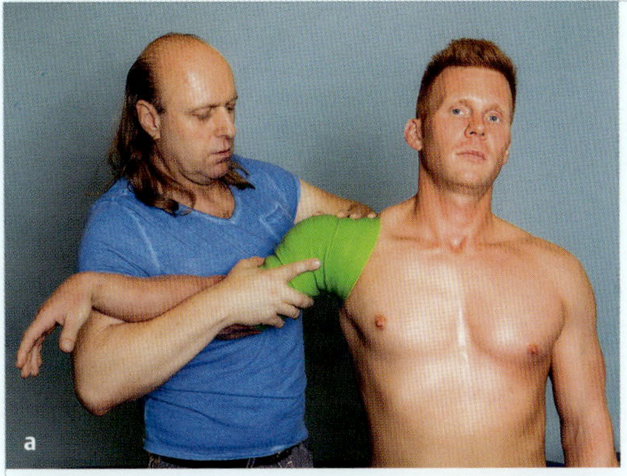

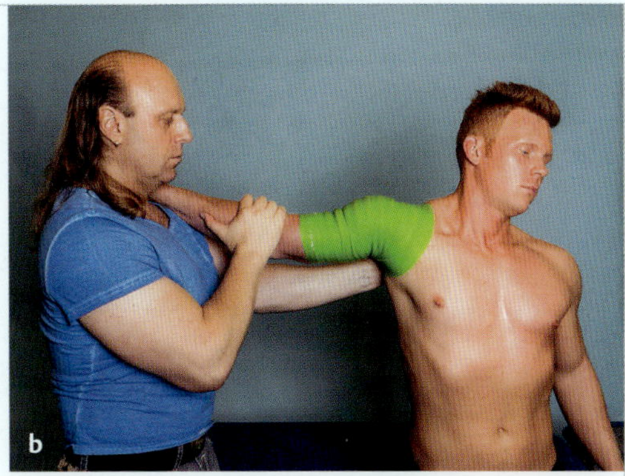

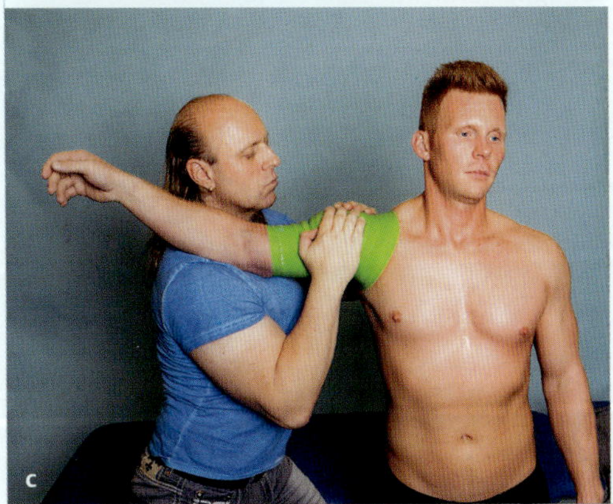

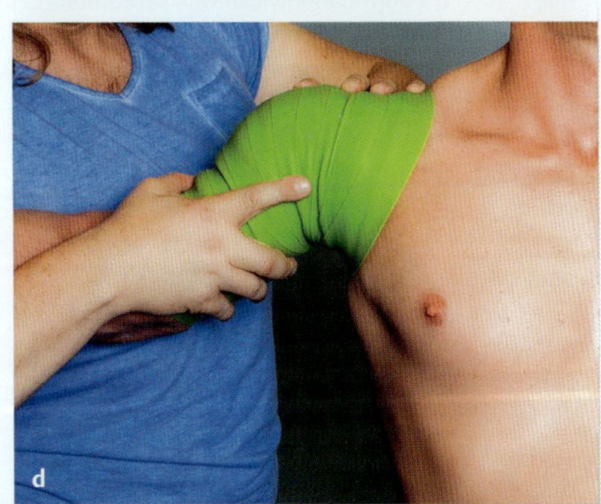

Abb. 9.23 Easy Flossing am Schultergelenk.
a Mit angelegtem Flossband sind Mobilisationen des Schultergelenks als passive anguläre Bewegungen, aber auch Gleitmobilisationen möglich.
b Vor der Traktionsbehandlung der Schulter mit angelegtem Flossband löst der Therapeut die Sehnen der hinteren Achselfalte.
c Mobilisation des Caput humeri nach kaudal mit angelegtem Flossband.
d Mobilisation der Schultergelenkkapsel. Der hintere Anteil der Gelenkkapsel wird hier mit dem (nicht sichtbaren Daumen) der Therapeuten quer gedehnt.

Mobilisation des Humeruskopfes nach kaudal (▸ Abb. 9.23c). Die Technik eignet sich zur Erweiterung der (schmerzhaft) eingeschränkten Abduktion und kann auch manipulativ durchgeführt werden.

Die Mobilisation der Gelenkkapsel (▸ Abb. 9.23d) ist indiziert bei Schmerzen unklarer Pathogenese, nach Stürzen auf den ausgestreckten Arm, bei Zerrungen im Bereich der Außenrotatoren, nach Anpralltrauma mit angelegtem Arm (z. B. im Sport), nach Schulteroperationen, bei gestörtem skapulothorakalem Rhythmus und auch bei spastisch gelähmten Patienten mit Schmerzen in der Schulter.

Progression. Das Übungsniveau kann durch alltagsnahe oder sportspezifische Bewegungen gesteigert werden. Diverse Kleingeräte (Kurz- und Kugelhanteln, Bälle, auch der Zugapparat und die Langhantel) erweitern die Therapiemöglichkeiten.

9.2.2 Hüftgelenk

Im Hüftregion gibt es viele Beschwerden, die nur unter oder nach Belastung auftreten, ohne dass es einen eindeutigen Gelenkbefund gibt. Nach unserer Erfahrung sind die Ursachen solcher Beschwerden oft fasziale Restriktionen, die auf chronische Unter- oder Fehlbeanspruchung der Muskulatur oder vorausgegangene Mikroläsionen zurückzuführen sind. Beschwerden mit dieser Genese gemeinsam ist eine gewisse Therapieresistenz, d. h., herkömmliche Behandlungsmethoden führen zu einem unbefriedigenden Ergebnis oder es kommt immer wieder zu Rezidiven. In diesen Fällen ist Easy Flossing ideal geeignet, die Therapie einen großen Schritt voranzubringen. Durch die komplexe Wirkung des Flossens, die durch aktive Therapiemaßnahmen noch verbessert wird, können so hartnäckige, auch schon länger anhaltende Beschwerden wirksam behandelt werden.

Hinweis

Problematik der Mikrotraumata: Uns ist aufgefallen, dass die Summation vieler Mikrotraumen ab dem Zeitpunkt der Dekompensation mehr Schmerzen verursacht als ein einmaliges größeres Trauma. Die „große“ Verletzung wird in der Regel beser behandelt und zwingt den Betroffenen zur Einhaltung der für die Wundheilung erforderlichen Pausen. So kann die Heilungskaskade (vgl. Kap. 4.5) in der Regel bis zum Ende ungestört ablaufen.

Bei Mikrotraumata wird die Heilungskaskade oft unterbrochen, weil die Verletzungen nur als Bagatelltrauma wahrgenommen werden oder die Umstände eine adäquate Ruhephase und Therapie nicht zulassen (Leistungssportler im Ligabetrieb, Wettkampf, Turnier etc.). Dadurch kommt es leichter zur Fibrosierung der geschädigten Strukturen.

Indikation. Funktionelle Beschwerden im Bereich des Hüftgelenks, des proximalen Oberschenkels und des unteren Rückens, eingeschränkte Mobilität der Hüftgelenke, Schmerzen während und nach der Belastung, arthrotische Gelenkschmerzen und Bewegungseinschränkungen, überlastungsbedingte Schmerzzustände, postentzündliche Gelenkbeschwerden, Bursitiden, Tendinopathien (Adduktoren, Gluteus medius), Schmerzen am Tuber ischiadicum, Insertionstendopathien, Gangbildstörungen, Piriformissyndrom, Hypertonie der gelenkumgebenden Muskulatur.

Referenzbewegung. Aktive Mobilität der Hüftgelenke im Seitenvergleich (z. B. Extension des Spielbeins im Stand – über horizontale Abduktion mit flektiertem Knie in Extension), Rotation der Hüftgelenke in Bauchlage, Drehmannzeichen, End Range Motion im Seitenvergleich, Ganganalyse.

Hinweis

Eine schnelle aktive Bewegungsausführung gibt Hinweise auf fasziale Restriktionen. Bei langsamer Ausführung von Testbewegungen bleiben diese oft unentdeckt!

Bandmaterial.

- blaubeere, pflaume, grau
- normale, lange und breite Bänder, gegebenenfalls zwei Bänder

Bandanlage. Siehe ▸ Abb. 9.24a– ▸ Abb. 9.24c.

Bevorzugte Behandlungstechniken. Für die Behandlung der Hüftregion mit dem Flossband eignen sich aktive Bewegungen, die multidirektional endgradig ausgeführt werden. Gute Erfahrungen haben wir auch mit klassischen Kraftübungen und reaktiven Übungsformen gemacht (z. B. Ausfallschritte, Sidesteps, Minitrampolin etc.). Abhängig von der Endposition beeinflusst das Flossband unterschiedliche Muskelketten und Faszien der Hüftregion.

Fallbeispiel

Die Bilderfolge zeigt die Gelenkanlage am Hüftgelenk (▸ Abb. 9.24). Die Basis wird um den proximalen Oberschenkel gelegt, hier im Sinne einer Innenrotation, weil die Patientin mit dem angelegten Flossband eine Kniebeuge machen soll (▸ Abb. 9.24d,e), bei der im Hüftgelenk eine Außenrotation stattfindet. Dies erhöht den Effekt auf die myofaszialen Grenzschichten.

Eine verstärkte Wirkung erzielt man, wenn man eine zweite Anlage um das Hüftgelenk macht, die die erste Anlage überlagert (▸ Abb. 9.24g,h). Die exzentrische „Mauer“, die wir um das Hüftgelenk legen, wird dadurch wesentlich starrer. Dadurch nehmen auch die durch die Bewegung initiierten inneren Kräfte deutlich zu. Mit dem Ausfallschritt wird die Wirkung durch die höhere Bewegungsamplitude der Extension noch einmal gesteigert (▸ Abb. 9.24h). Das letzte Bild dieser Serie (▸ Abb. 9.24i) zeigt eine bilaterale Anlage, die den Vorteil hat, dass die gelenknahen Weichteile mit den Bändern nahezu vollständig komprimiert werden können.

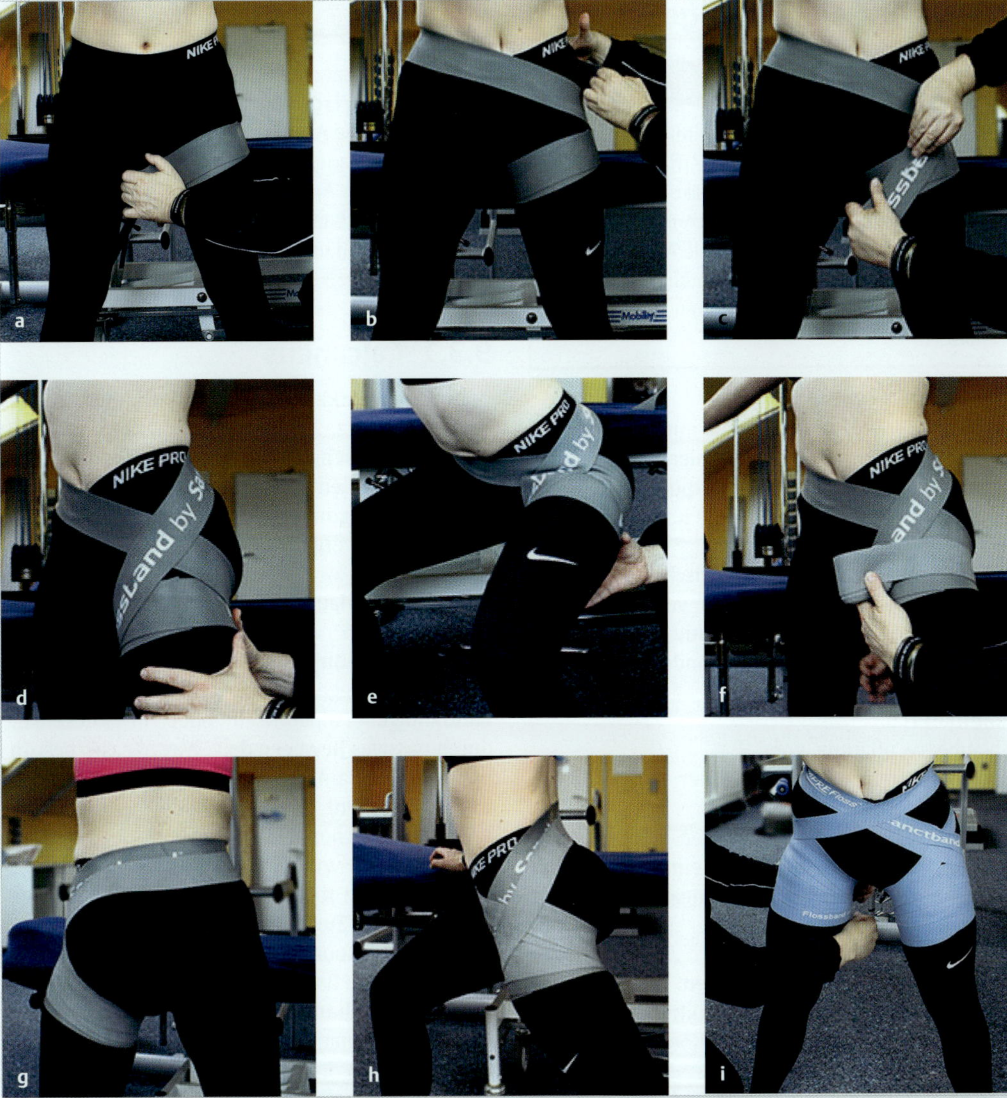

Abb. 9.24 Easy Flossing des Hüftgelenks.

- **a** Die Anlage beginnt proximal am Oberschenkel, so weit inguinal wie möglich.
- **b** Das Band wird unter Zug über den kontralateralen Beckenkamm geführt.
- **c** Auf- und absteigende Touren kreuzen sich ventrolateral über dem Hüftgelenk. Den Rest des Bandes verstaut man am Oberschenkel.
- **d** Mit dem fertig angelegten Band macht die Patientin geführte Kniebeugen (Ausgangsstellung).
- **e** Die Patientin wird aufgefordert, tief in die Hocke zu gehen. Der Therapeut gibt taktilen Widerstand.
- **f** Mit einem zweiten Band kann man die Kompression erhöhen, um eine bessere Wirkung zu erzielen.
- **g** Ansicht von hinten. Beide Flossbänder überlappen sich.
- **h** Ausfallschritt mit geflosstem Hüftgelenk zur Verbesserung der Hüftextension.
- **i** Mit langen Flossbändern ist an der Hüfte auch eine bilaterale Applikation möglich. Diese hat den Vorteil, dass man damit die gelenknahen Weichteile besser fixieren und das Risiko des Einrollen des Bandes verringern kann.

9.3 Myofasziale Anlagen

Hinweis

Bei der myofaszialen Anlage arbeitet man grundsätzlich mit festeren Bändern, die man mit starkem Zug anlegt. Daher ist das Risiko für Hämatombildung stark erhöht und die Anlage kann sehr schmerzhaft sein. Myofasziale Anlagen setzten eine gute Konstitution voraus und sind eher bei sportlichen, gut trainierten Patienten indiziert.

Indikation. Alle Beschwerden mit myofaszialer Beteiligung: Insertionstendopathien, posttraumatische Zustände, Narben, Triggerpunkte, Schmerzen unklarer Genese (wenn keine Kontraindikationen vorliegen).
Zielsetzung. Zerstören pathologischer Crosslinks, Tonusregulation, Ausschwemmen von Mediatoren, Unterstützung der Kollagensynthese (Remodellierung), Mobilisation, Schmerzlinderung, „Movement Development".
Bandmaterial.
- blaubeere, pflaume, grau
- normale, breite und lange Bänder

Bandanlage. Zirkulär mit internen oder externen „Thrust" (der Zug wird im Sinne einer Innen- oder Außenrotation akzentuiert, abhängig vom Befund).
Vorpositionierung. Neutral oder unter Vordehnung.
Bevorzugte Behandlungstechniken. Weichteiltechniken mit angelegtem Flossand, aktive und passive Bewegungen, Muskeldehnung, Koordinationsaufgaben.

Liegt der Schwerpunkt der Therapie auf der Beeinflussung myofaszialer Strukturen, sollte der Patient mit angelegtem Flossband wiederholt multidirektionale Bewegungsmuster ausführen, um Crosslinks in jeglichen Gewebsschichten und -tiefen zu lösen und die gallertartige EZM zu verflüssigen (s. Kap. 2.1.3).

Hinweis

Führt der Einsatz des Flossbandes nicht zum gewünschten Ergebnis, sollte beim folgenden Durchgang die Anlage des Bandes variiert werden: Bandanlage mit umgekehrtem „Thrust", d. h., statt der Anlage im Sinne einer Innenrotation wird das Band im Sinne einer Außenrotation appliziert (und umgekehrt).

9.3.1 Calcaneus

Indikation. Unklare Schmerzen im Bereich des Fersenbeins (ca. 2 QF hinter Sustentaculum), die weder als Fersensporn noch Plantarfasziitis diagnostiziert werden können.
Referenzbewegungen. Fersengang, Dorsalextension im Seitenvergleich.
Bandmaterial.
- blaubeere, pflaume

Vorpositionierung. Neutralstellung im oberen und unteren Sprunggelenk.
Bandanlage. Palpatorisch oder in Rückenlage durch passives Bewegen den „Way of ease" bestimmen. Die Bandanlage erfolgt primär in diese Richtung. Der Patient legt sich auf den Bauch und hebt seinen Unterschenkel an. Die Basis legt man im Bereich der Fußwurzel, von wo das Band in Achtertouren um den Knöchel und die Fußwurzel angelegt wird. Die Zugverstärkung (Fascial Thrust) erfolgt bei jeder Tour medial über dem Sustentaculum tali, wo sich die Bandzüge kreuzen (▸ Abb. 9.25a).
Bevorzugte Behandlungstechniken. In diesem Bereich wendet man in der Regel keine Weichteilmobilisationen an. Es wird mit passiven und aktiven Bewegungen gearbeitet. Beim passiven Bewegen kann man mit gedoppeltem Daumen einen Impuls am Ansatz der Plantarfaszie setzen, um diese zu mobilisieren (▸ Abb. 9.25b). Dies wirkt oft schmerzlindernd.

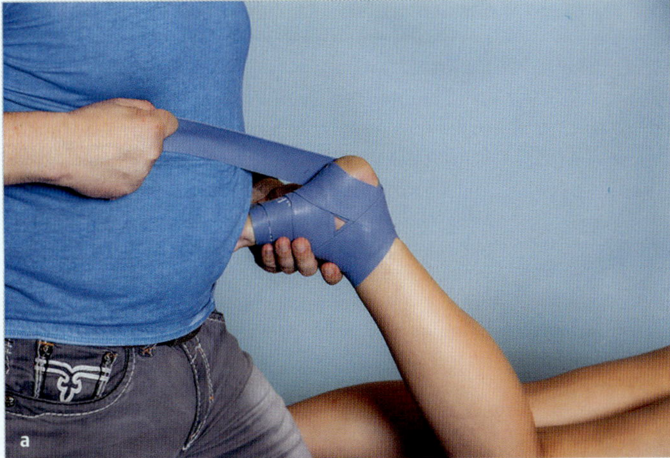

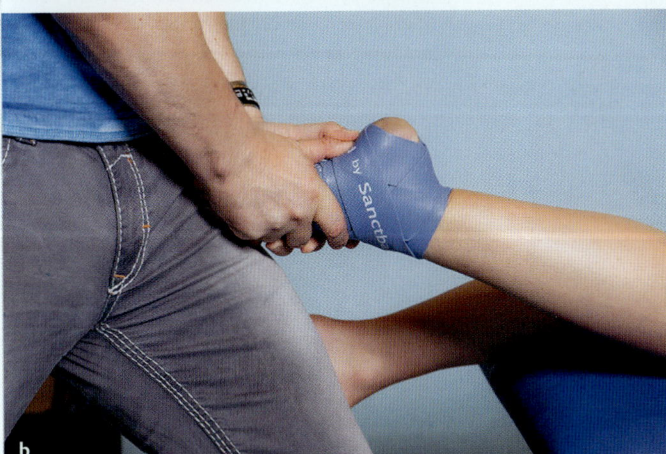

Abb. 9.25 Easy Flossing im Bereich des Fersenbeins, myofasziale Technik.

- **a** Die Bandanlage erfolgt in Bauchlage, der Therapeut fixiert den Fuß in der gewünschten Stellung. Beachte die Kreuzung der Achtertouren über dem Sustentaculum tali.
- **b** Mit gedoppelten Daumen mobilisiert der Therapeut den Ansatz der Plantarfaszie am Processus calcaneus. Gegebenenfalls kann auch ein Manipulationsimpuls erfolgen.

Hinweis

Neben der (passiven) Mobilisation oder Manipulation gehört zu einem umfassenden Behandlungsregime das aktive Einüben der ersten Phase der Standbeinphase („Initial contact") mit dem angelegten Flossband („active loaded"). Dabei achtet der Therapeut auf eine korrekte Bewegungsausführung und leitet den Patienten dazu an, die Ferse lediglich kurz auf den Boden zu stellen, ohne dass die gesamte Fußsohle den Boden berührt. Die Dorsalextension im oberen Sprunggelenk wird aktiv gehalten und die Bewegung abgebremst, bevor das Gewicht wieder vom hinteren Bein übernommen wird und die Ferse des betroffenen Beines den Boden verlässt.

9.3.2 Achillessehne

Die Achillessehne (Sehne des M. triceps surae) bildet zusammen mit der Plantarfaszie eine funktionelle Einheit. Daher ist die Behandlung der Achillessehne auch bei Affektionen der Plantarfaszie indiziert.

Indikationen. Schmerzhafte Affektionen der Achillessehne (Achillodynien), Schwellungen, Wassereinlagerungen, Überlastungssysndrome der Wade, Schmerzzustände posttraumatisch oder postoperativ, Schweregefühl im Unterschenkel, brennendes Gefühl im Unterschenkel, Affektionen der Plantarfaszie.

Referenzbewegungen.

- einbeiniger Zehenstand im Seitenvergleich (Patient muss sich aus dem Stand hochdrücken können)
- bei Bewegungseinschränkungen: tiefe Kniebeuge (deep squat) mit Fersenkontakt
- schmerzauslösende Bewegungen

Beim Schnelltest zeigt sich möglicherweise ein Bewegungsverlust (eingeschränkte Dorsalextension), eine verminderte Kraftgenerierung und Explosivität bei reaktiver Beanspruchung, der Patient hat das Gefühl zu versacken. Häufig hört man Klagen über morgendliche Einlaufschmerzen oder Schmerzen nach Belastung.

Bandmaterial.

- blaubeere, pflaume, grau

Bandanlage. Die Bandanlage erfolgt in Bauchlage des Patienten. Der Patient stellt seinen Fuß in leichter Plantarflexion gegen den Oberschenkel des Therapeuten. Die Basis legt man auf Höhe der Malleolengabel (▸ Abb. 9.26a). Bei den folgenden Touren um den Unterschenkel wird das Band ständig gedehnt, wobei dorsalseitig der Zug um ca. 20 % erhöht wird (→ Fascial Thrust). Die Anlage endet am Beginn des Muskelsbauches des M. triceps surae (▸ Abb. 9.26b). „Überschüssiges" Bandmaterial wickelt man ohne Zug weiter um den Unterschenkel und verwahrt das Bandende unter der vorletzten Tour.

Hinweis

Bei hartnäckigen Beschwerden lohnt es sich, den Tuber calcanei in die Anlage miteinzubeziehen.

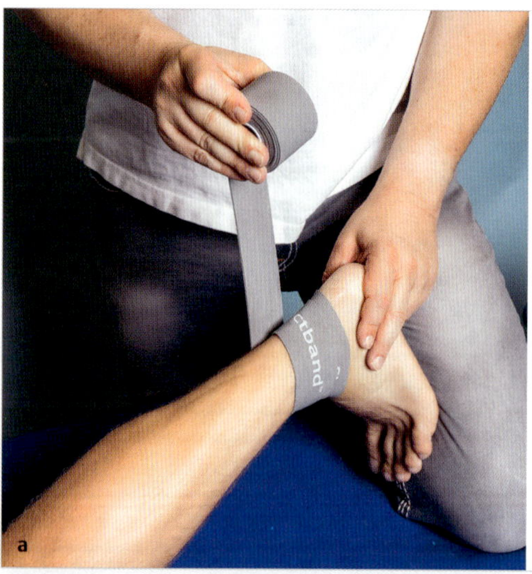

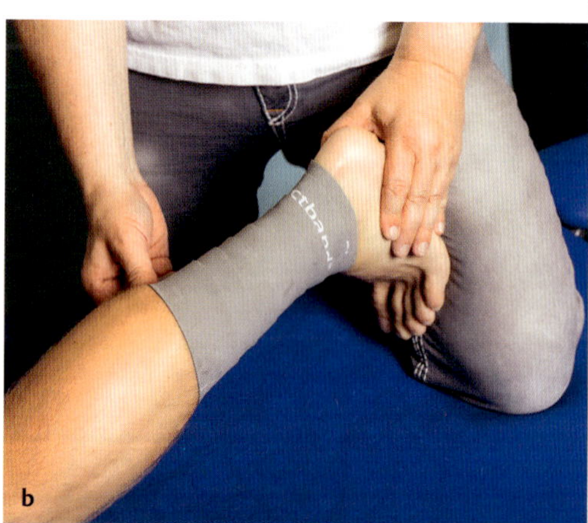

Abb. 9.26 Easy Flossing der Achillessehne, myofasziale Technik.

a Die Basis wird um die Malleolengabel gelegt. Von hier aus legen Sie das Flossband unter Zug zirkulär um den Unterschenkel bis auf Höhe des Muskelbauchs des M. Triceps surae. Der Zug wird bei jeder Tour dorsal über der Achillessehne verstärkt.

b Die Bandanlage endet über dem unteren Bereich des Muskelbauches des M. triceps surae.

Bevorzugte Behandlungstechniken. Geeignet sind alle Behandlungsstrategien, stets mit dem Ziel, eine spezifische Leistungsoptimierung zu erreichen. Exemplarisch zeigt dies die sehr anspruchsvolle Aktivierung der gesamten Streckerkette auf dem Minitrampolin, die vom Patienten höchste Konzentration, eine gute Balance und Rumpfstabilität sowie ausreichend Kraft erfordert (▶ Abb. 9.27). Mit dem grauen Band kann auch ein trainierter Sportler nur wenige Wiederholungen machen. Ziel ist eine verbesserte Rekrutierung der Wadenmuskulatur („Movement Development“). Die Technik eignet sich auch gut zur Therapie von „subfailure injuries“ (S. 45).

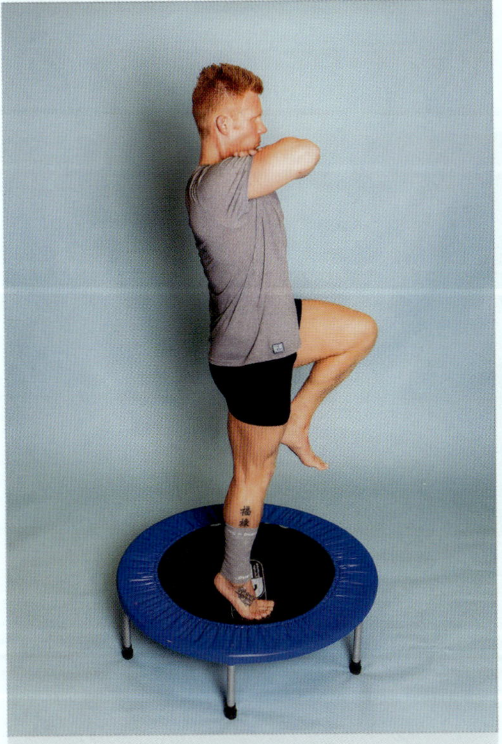

Abb. 9.27 Zehenstand auf dem Minitrampolin. Der Patient drückt sich langsam in den Zehenstand und versucht, in der Endstellung zu bleiben.

9.3.3 Vorderes Schienbeinkantensyndrom (Shin splint), Fascia cruris

Indikation. Ruhe- und Belastungsschmerzen an der vorderen Schienbeinkante, Periostschmerz, Kraftverlust bei anstrengenden Aktivitäten, nächtliche Krämpfe, Gangbildstörungen.

Referenzbewegungen. Fersensitz, Abstoppbewegung (.)

Bandmaterial.

- limette, blaubeere, pflaume, grau

Bandanlage. Der Patient liegt auf dem Rücken und stellt seinen Fuß auf eine Lagerungsrolle (Annäherung der Muskulatur durch leichte Dorsalextension, ▶ Abb. 9.28). Das Band wird im Sinne einer Außenrotation angelegt, um den Muskelbauch von der Knochenkante zu separieren. Der Fascial Thrust wird über die gesamte Länge der Anlage von der Schienbeinkante nach lateral gegeben. Die Bandanlage endet unterhalb des Caput fibulae.

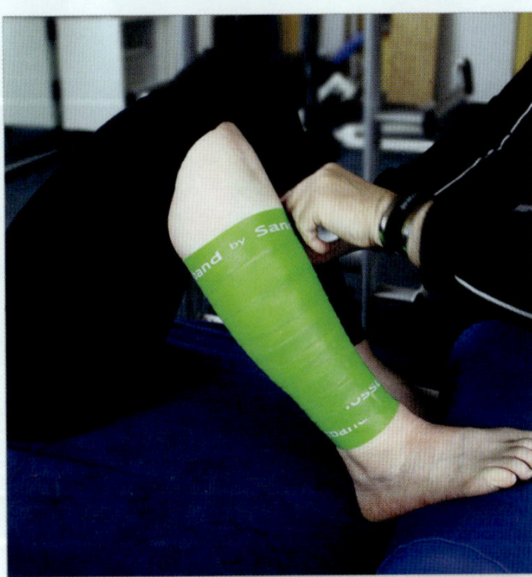

Abb. 9.28 Easy Flossing der Fascia cruris bei vorderem Schienbeinkantensyndrom. Die Bandanlage erfolgt mit angestelltem Unterschenkel (siehe Text).

Bevorzugte Behandlungstechniken. Passiv, assistiv und aktiv bis hin zu Komplexbewegungen.

Progression. Steigerung der Belastung mit propriozeptiven Übungen auf labiler Unterlage, Lauf- und Sprungvarianten etc.

Fallbeispiel B

Passive Weichteilmobilisation

Siehe ▶ Abb. 9.29.

Aktive Techniken

Geeignet sind alle Behandlungsstrategien mit dem Ziel, eine spezifische Leistungsoptimierung zu erreichen. Die Abbildungen zeigen zwei von vielen Möglichkeiten, wie Betroffene allein üben können (▶ Abb. 9.30).

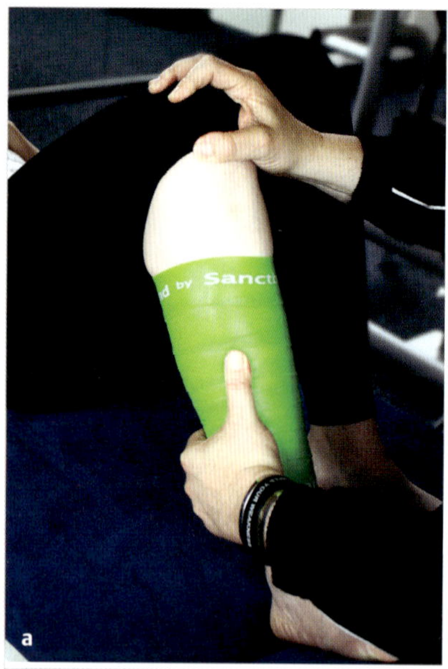

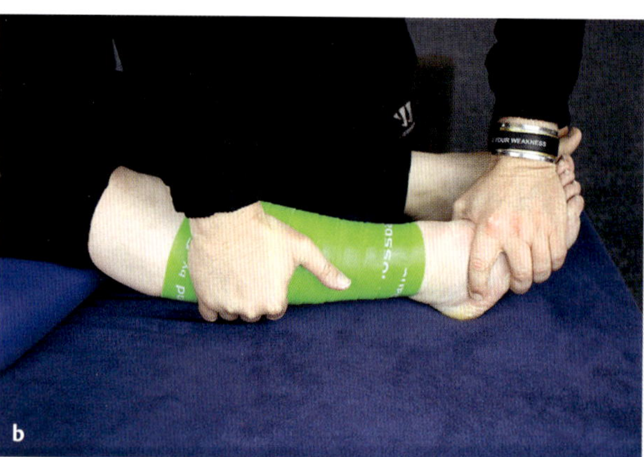

Abb. 9.29 Passive Weichteilmobilisation entlang der Margo anterior tibiae nach lateral.
a Daumentechnik: Der Daumen des Therapeuten schiebt aufsteigend von distal nach proximal das Gewebe entlang der Schienbeinkante nach lateral.
b Flächige Technik: Bei fixiertem Fuß verschiebt der Therapeut das Gewebe seitlich der Schienbeinkante mit seinem Handballen nach dorsolateral. Bei dieser Technik arbeitet der Therapeut entlang der gesamten Schienbeinkante von proximal nach distal.

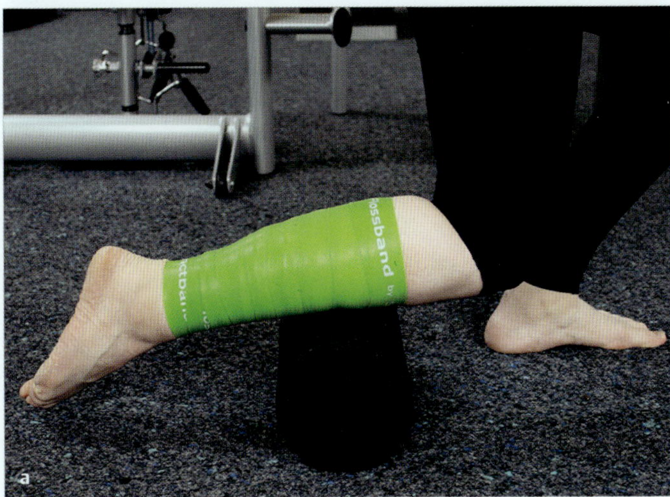

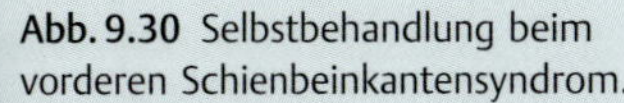

Abb. 9.30 Selbstbehandlung beim vorderen Schienbeinkantensyndrom.

a Selbstbehandlung mit der Faszienrolle. Die Belastung sollte schmerzadaptiert erfolgen. Bei Bedarf hält sich der Patient seitlich oder vorne fest oder er stützt sich ab.

b Automobilisation mit Flossband und Super Loop. In Schrittstellung schiebt man das Knie über den Fuß nach ventral, um die Separation der Weichteile von der Margo anterior zu verstärken. Der äußere Zügel ist stärker gespannt. Das Superloop kann in unterschiedlichen Höhen angelegt werden.

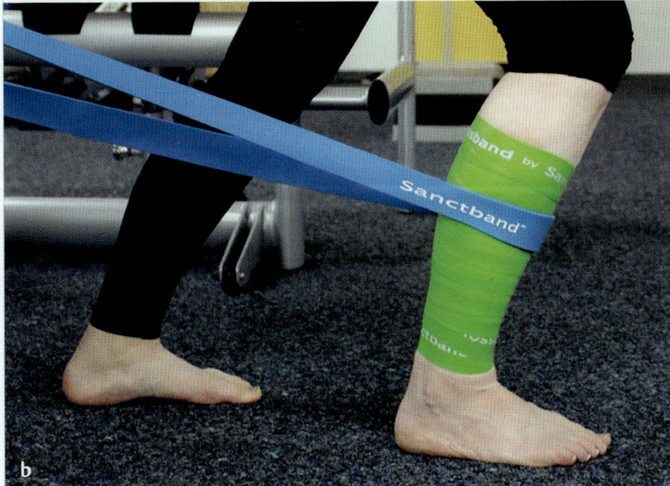

9.3.4 Fascia lata, Tractus iliotibialis (▸ Abb. 9.31)

Distaler Anteil des Tractus iliotibialis

Indikation. Laterale Knieschmerzen (DD: Außenmeniskusläsion), Läuferknie, Krampfneigung des M. tensor fascia latae, schnelle Ermüdbarkeit, Krepitation Knieregion, Gangbildstörungen.

Referenzbewegungen.

- Einbeinstand
- Einbeinkniebeuge
- die individuell schmerzhafte Bewegung

Bandmaterial.

- blaubeere, pflaume, grau
- breite und schmale Bänder

Bandanlage. Der Patient steht in leichter Grätschschrittstellung. Man beginnt mit der Bandanlage unterhalb des Kniegelenks. Von da aus folgen unter Aussparung der Kniescheibe zirkulär aufsteigende Touren mit gehaltener Dehnung des Flossbandes. Seitlich über dem Kniegelenk wird der Zug auf das Band verstärkt (Fascial Thrust).

Bevorzugte Behandlungstechniken. Zunächst können die Restriktionen mit dem angelegten Flossband manuelle gelöst werden. In Bauchlage können myofasziale Weichteiltechniken mit flektiertem Knie und Rotationskomponente angewendet

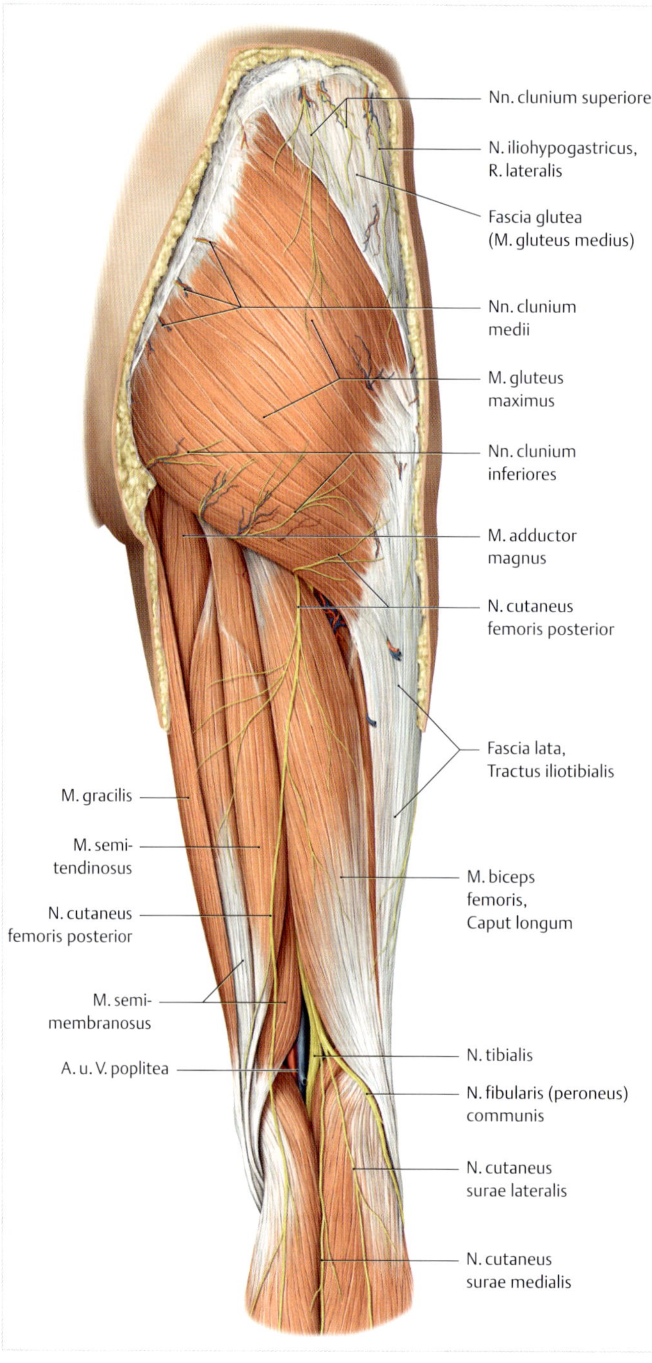

Abb. 9.31 Oberschenkelrückseite nach Entfernung der oberflächlichen Faszien.

werden; Muskeldehntechniken (PIR, passives Dehnen, ...); aktive Bewegungen wie Squats, Split Squats, Lunges, Long Step, seitliche Ausfallschritte, reaktive Übungssequenzen wie Schritt- und Sprungfolgen, ...

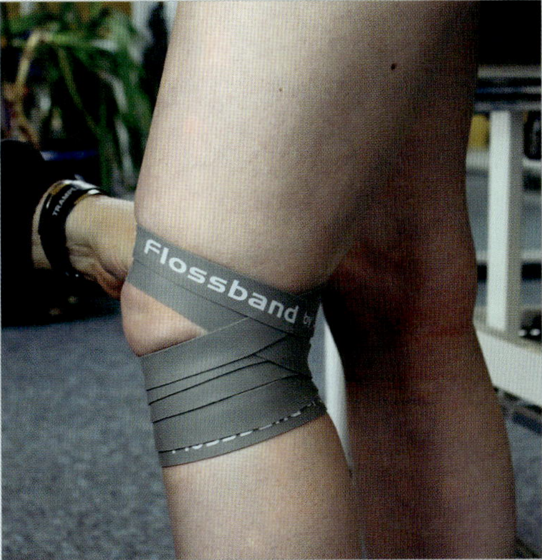

Abb. 9.32 Easy Flossing des Oberschenkels, Fascia lata und Tractus iliotibialis, distaler Anteil.

Mittlerer und proximaler Anteil des Tractus iliotibialis

Indikation. Lateraler Belastungsschmerz, Schmerzen um den Trochanter major, Krampfneigung, Schwächegefühl, schnelle Ermüdbarkeit, Gangbildabweichungen (Duchenne-Hinken, Trendelenburg-Zeichen)

Referenzbewegungen.

- Stemmschritt
- eingesprungener Einbeinstand
- lokale Druckdolenz

Bandmaterial.

- blaubeere, pflaume, grau
- breite, vorwiegend lange Bänder

Bandanlage. Die Basis legt man proximal des Kniegelenks eine Handbreit unterhalb der Stelle mit der größten Restriktion. Die Anlagerichtung ergibt sich aus dem Befund. Über der Restriktion kann bei Bedarf der Zug des Bandes verstärkt werden (Fascial Thrust).

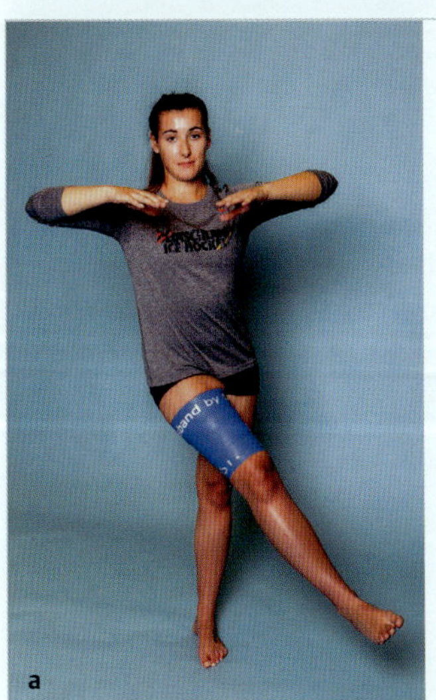

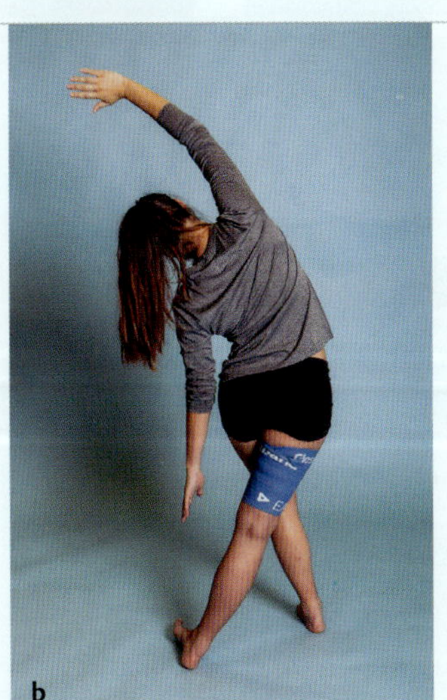

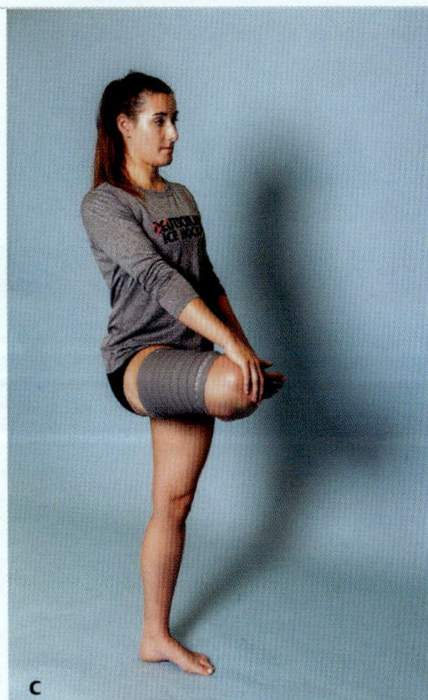

Abb. 9.33 Übungsbeispiele bei Affektionen des seitlichen Oberschenkels.
a Beinschwung in Adduktion und Außenrotation.
b Dehnung des Tractus iliotibialis mit dem Flossband.
c Bei einer Außenrotation des Hüftgelenks in 90° Flexion mit dem Flossband lösen sich Restriktionen im Bereich des Tractus iliotibialis.

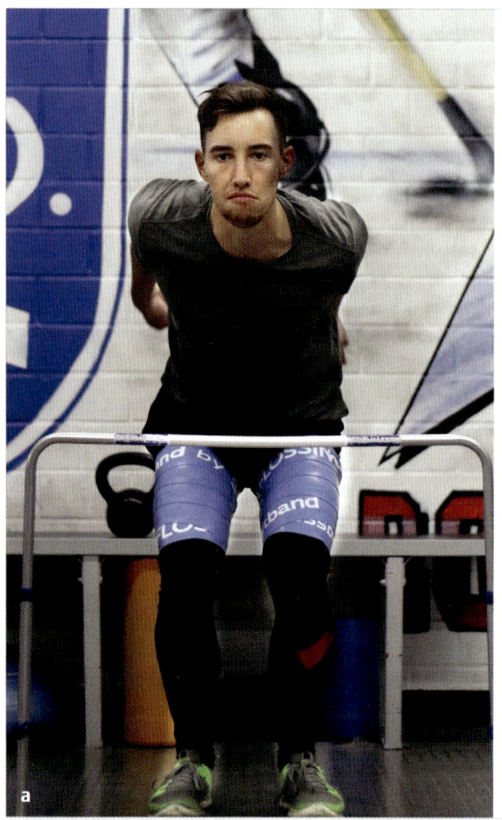

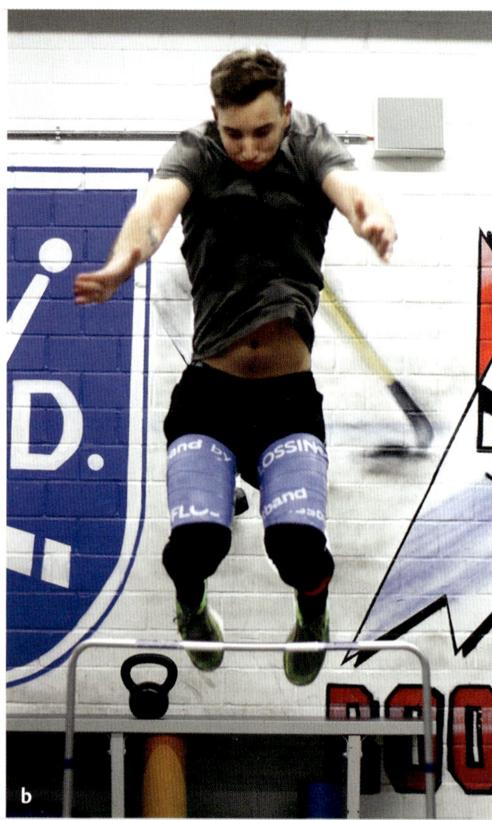

Abb. 9.34 Hürdensprung mit beidseits geflossten Oberschenkeln zur Verbesserung der Kraftgeneration („Movement Development").
a Vordehnung/Schwungphase.
b Sprungphase, die Beinachsen müssen parallel bleiben.

Hinweis

Je weiter proximal sich die stärksten Restriktionen befinden, umso mehr muss bei der Bandanlage darauf geachtet werden, die medialen Anteile des Oberschenkels nicht schmerzhalt zu komprimieren.

Bevorzugte Behandlungstechniken. Übungen wie Beinschwünge, Dehnung und Mobilisation (▶ Abb. 9.33a–▶ Abb. 9.33c). Einen guten Effekt haben Squats, Long Steps mit Füßen auf einer Linie und Rumpfgegenrotation, Side Steps, reaktive Schritt- und Sprungsequenzen (▶ Abb. 9.34).

9.3.5 Subtuberale Anlage

Indikation. Ansatztendinosen, erhöhte Anfälligkeit für Muskel- und Sehnenverletzungen, Vernarbungen/Restriktionen durch alte Verletzungen, Überlastungsbeschwerden, Krämpfe, Muskelschwäche/ Leistungseinbußen bei Sportlern, Prävention und Rehabilitation von Hamstring-Injuries.

Referenzbewegung. Aktiver SLR (Straight Leg Rais)-Test mit fixiertem Oberschenkel auf der Gegenseite im Seitenvergleich (▶ Abb. 9.35).

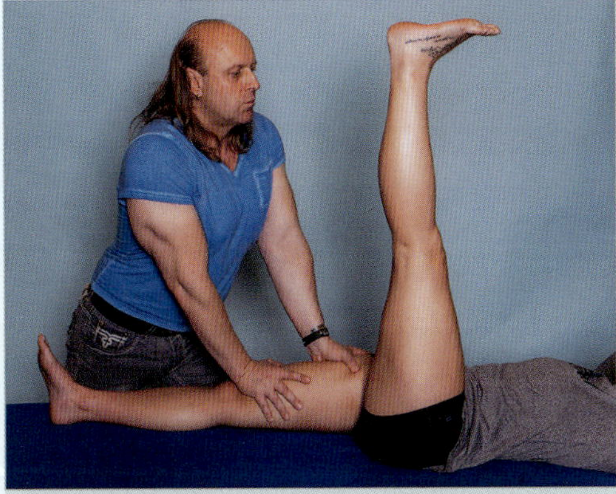

Abb. 9.35 Test zur Belastbarkeit der subtuberalen Strukturen.

> **Hinweis**
>
> Das Bein muss auf Zuruf so schnell und weit wie möglich mit gestrecktem Knie angehoben werden. Passives Dehnen verleitet zu einer falschen Schmerzinterpretation, weil ab einem gewissen Punkt immer ein Dehnschmerz auftritt.

Bandmaterial.

- blaubeere, pflaume, grau
- normale Bandlänge

Bandanlage. Die Basis liegt mittig am Oberschenkel, die Anlagerichtung ergibt sich aus dem Befund. Dorsal erfolgt die Zugverstärkung (Fascial Thrust). Der Tuber ischiadicum muss in jedem Fall mit eingeflosst werden (▶ Abb. 9.36).

Bevorzugte Behandlungstechniken. Dehnung der dorsalen Strukturen im Stand, Hürdensitz, Schwungbewegungen des Beins, Good Mornings, Squats und Deep Squats. Spezielle Übungen wie Kruse Hamstring Exercise (▶ Abb. 9.37), Nordic Hamstring Squat mit Superloop (▶ Abb. 9.38).

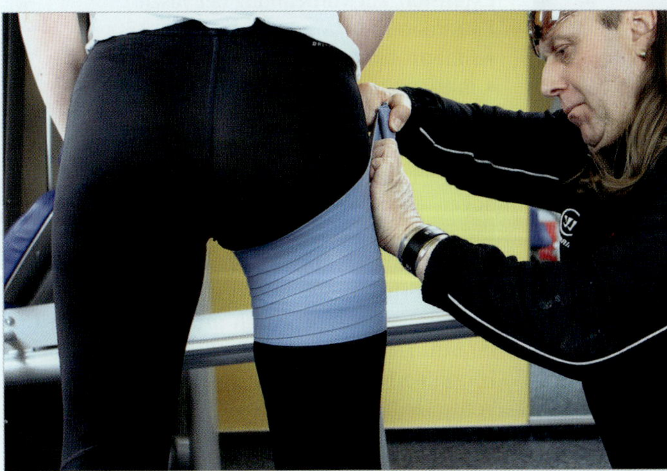

Abb. 9.36 Bandanlage für subtuberale Beschwerden (Beschreibung siehe Text).

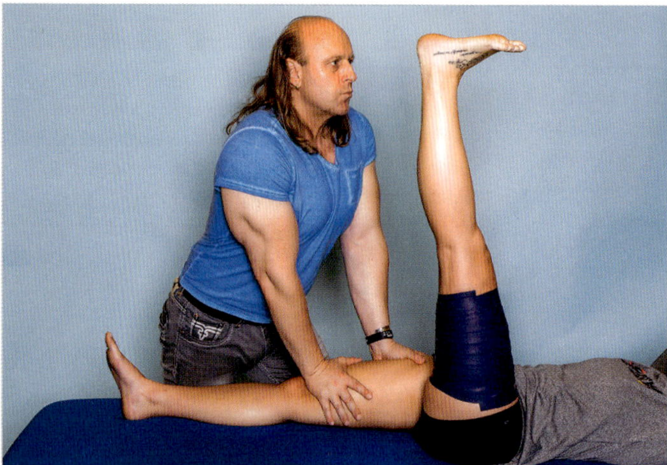

Abb. 9.37 Kruse Hamstring Exercise: Bei fixiertem Oberschenkel der Gegenseite wird das betroffene Bein geflosst ca. 6–10-mal gestreckt maximal schnell und maximal weit angehoben. Dabei sollen die nicht-kontraktilen und kontraktilen ansatznahen Strukturen der dorsalen Kette mobilisiert werden. Diese Übung ist v. a. bei posttraumatischen und chronischen therapieresistenten Beschwerden eine äußerst wirksame Alternative zu herkömmlichen Dehnübungen.

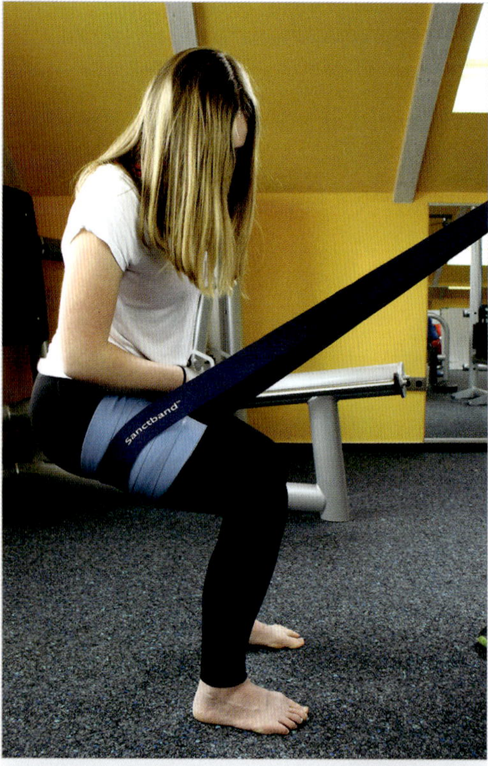

Abb. 9.38 Squat mit dem Superloop. Bei dieser Übungsvariante wirkt neben der Kompression zusätzlich eine Distraktion der nicht kontraktilen Strukturen. Wichtig ist dabei, dass der Tuber hinten und das Becken nach vorn gekippt bleibt. Das betroffene Bein wird hierbei mehr belastet.

9.3.6 Unterarm (Fascia antebrachii, Septum intermusculare mediale und laterale)

Indikation. Schmerzhafte und nicht schmerzhafte Einschränkungen von Pro- und Supination des Unterarms sowie von Dorsalextension und Palmarflexion, Schmerzen beim Stützen.

Referenzbewegung. Pro- und Supination im Seitenvergleich, Handgelenksbeweglichkeit bei submaximaler Vorpositionierung des Ellenbogens (in Extension, zur Vordehnung der Faszie).

Bandmaterial.

- limette, blaubeere, pflaume
- mittlere Breite und schmal

Bandanlage. Die Anlage des Flossbandes erfolgt im Sitz oder Stand. Der Patient stützt seinen im Ellenbogen extendierten Arm gegen den Therapeuten. Die Bandanlage beginnt unmittelbar proximal des Handgelenks (▶ Abb. 9.39a). Die erste Tour dient der Fixierung des Bandendes. Die weiteren zirkulären Touren werden nach proximal um den Unterarm gelegt. Dabei hält der Therapeut einen kontinuierlichen Zug von ca. 50 %, den er auf der Ventralseite auf 70 % erhöht (Fascial Thrust). Die Bandanlage endet unterhalb des Ellenbogens (▶ Abb. 9.39b).

Bevorzugte Behandlungstechniken. Passive und assistive Mobilisation, active unloaded und active loaded.

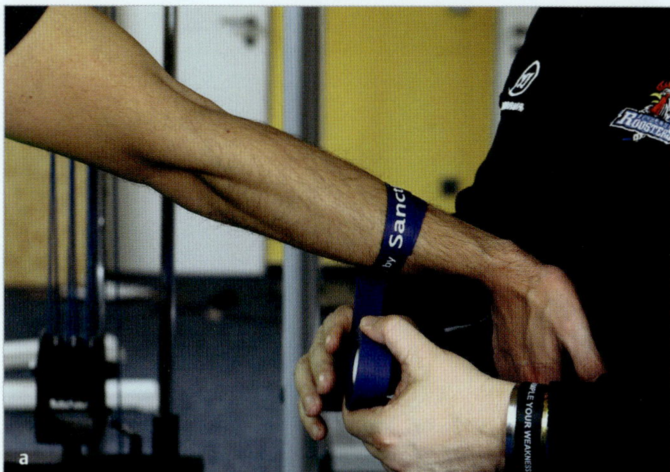

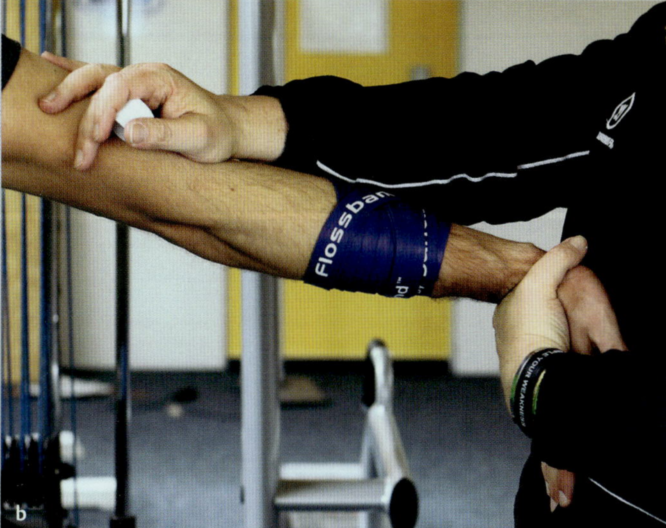

Abb. 9.39 Easy Flossing der Fascia antebrachii.

a Die Basis legt man proximal des Handgelenks. Ellenbogen und Handgelenk sind extendiert, um eine gute Vorspannung zu erhalten. Bei jeder Tour in Richtung des Ellenbogens wird der Zug auf der Ventralseite des Unterarms erhöht (Fascial Thrust), um eine optimale Vorspannung über der Fascia antebrachii zu erzeugen.

b Die letzten Touren auf der Ventralseite des Unterarms kreuzen sich über dem Bereich mit der größten Restriktion.

Hinweis

In welcher Richtung das Flossband angelegt wird, hängt von der Einschränkung der Bewegung ab. Ist die Pronation eingeschränkt, legt man das Band wie in ▶ Abb. 9.39 gezeigt im Sinne einer Außenrotation bei voreingestellter Supination an. Ist dagegen die Supination das Problem, erfolgt die Bandanlage ausgehend von der Pronation mit Handgelenksflexion im Sinne einer Innenrotation. Dabei verstärkt man den Zug auf der Dorsalseite des Unterarms.

Prinzipiell gilt aber wie bei allen anderen beschriebenen Techniken: Erst ein Retest der problematischen Bewegung zeigt, ob der Einsatz des Flossbandes effektiv war. Ist keine Veränderung festzustellen, sollte man immer auch versuchen, das Flossband in umgekehrter Richtung (im Sinne einer Innen- statt einer Außenrotation bzw. andersherum) anzulegen, da man nie sicher sagen kann, in welcher (Un-)Ordnung sich das Bindegewebe bzw. die faszialen Strukturen befinden!

Fallbeispiel B

Behandlungsbeispiele

Mobilisation
Handgelenk und Unterarm werden mit dem angelegten Flossband passiv mobilisiert. Auch Gelenkmobilisationen und Manipulationen sind möglich.

Weichteiltechnik
Bei hartnäckigen Restriktionen hat sich folgendes Vorgehen bewährt (▶ Abb. 9.40): Der sitzende Patient legt seinen Unterarm in Supinationsstellung auf die Behandlungsliege. Der Therapeut kann dann optimal mit seinem Thenar Kompression auf die Weichteile des Unterarms ausüben und gleichzeitig das Handgelenk im Sinne einer Dorsalextension bewegen. Auch diese Technik ist als Manipulation möglich. Alternativ kann eine Manipulation der Weichteile im Sinne einer Behandlung von Ein- oder Entfaltdistorsionen der Membrana interossea erfolgen (Behandlungsansatz nach dem Fazien-Distorsions-Modell nach Stephen Typaldos) (EFDMA 2014).

Active unloaded
Der Patient sitzt an der Behandlungsbank, stellt seinen Unterarm senkrecht auf und dreht ihn wechselnd in Pro- und Supination, während der Therapeut die Weichteile manuell bearbeitet. Dabei kann er die Bewegungen des Patienten unterstützen („Mitnahmeeffekt") oder entgegen der Bewegung des Patienten arbeiten (Fascial Thrust).

Active loaded
Bei den belastenden Übungsformen wählt man alltagsnahe oder sportartspezifische Aktivitäten aus, bei denen der Patient die problematischen Bewegungen mit dem Flossband unter Kontrolle der Bewegungskoordination und -genauigkeit ausführt. Hilfreich können dabei Hilfsmittel (Kleingeräte) und Tempo- bzw. Belastungsvariationen sein. Werfen und Fangen eines Basketballs z. B. belasten das Handgelenk stärker als das Werfen eines Volleyballs. Ebenso können Stützaktivitäten mit mehr oder weniger Belastung durch geschickte Wahl der Ausgangsstellung bzw. Variation der Unterstützungsfläche (stabil, labil) erfolgen.

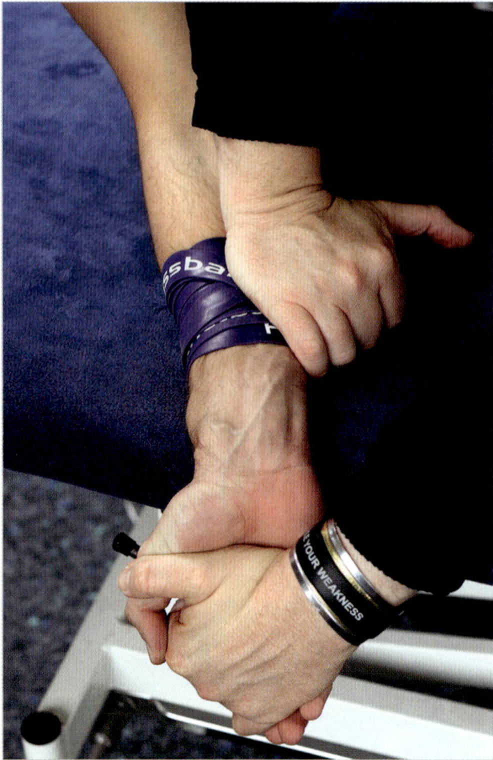

Abb. 9.40 Manuelle Weichteiltechniken in Vordehnung (Erläuterung im Text).

9.3.7 Epicondylitis

Indikation. Mediale und laterale Epicondylitiden mit Ruhe-/Belastungsschmerz, insbesondere chronifizierte Beschwerden.

Referenzbewegungen.

- schmerzhafte Handgelenksbewegungen gegen Widerstand (Patient gibt seine Beschwerden in der Regel individuell an)
- lokale Druckdolenz

Bandmaterial.

- limette, blaubeere, pflaume
- schmale und breite Bänder

Bandanlage. Basis am proximalen Unterarm (inklusive Muskelbauch des M. brachialis), abhängig vom Befund mit interner oder externer Rotation über den Ellenbogen bis Mitte Oberarm, „Fascial Thrust" im Bereich der Schmerzlokalisation.

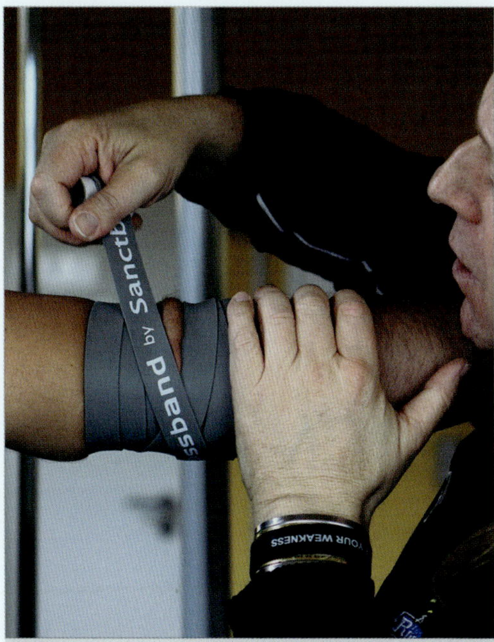

Abb. 9.41 Bei der Bandanlage für die Epicondylitis kreuzen sich die Touren über dem Schmerzpunkt.

Bevorzugte Behandlungstechniken. Weichteilmobilisation mit dem Flossband, Querdehnungen, Recoil-Techniken, Aktivitäten von Hand und gesamtem Arm mit und ohne Widerstand, Alltagsbewegungen.

9.3.8 Fascia brachii (tiefe Oberarmfaszie, ventraler Anteil)

Indikation. Affektionen des M. biceps brachii, insbes. Tendinosen der langen Bizepssehne, schmerzhafte Bewegungseinschränkungen der Schulter (Painful arc, endgradige Bewegungseinschränkung), verminderte Rekrutierbarkeit nach Verletzungen des M. biceps brachii, postoperativ (Naht nach Rotatorenmanschettenruptur, Dekompression, etc.)

Referenzbewegung. Individuell schmerzauslösende Bewegung, Dehnung des M. biceps brachii, Caput longum.

Bandmaterial.

- blaubeere, pflaume
- mittlere Breite und schmal

Bandanlage. Die Bandanlage beginnt proximal des Ellenbogens. Der Patient stützt seinen Arm leicht gegen den angespannten Bauch des Therapeuten. Optimal ist dabei eine Einstellung des Armes in Außenrotation der Schulter und Supination des Unterarms bei Dorsalextension im Handgelenk, um eine maximale Vordehnung der Strukturen zu erreichen. Die lange Bizepssehne ist hierbei noch nicht maximal gespannt (▸ Abb. 9.42a). Die weitere Anlage des Flossbands erfolgt mit einer Verstärkung des Zugs (Fascial Thrust) auf der Ventralseite des Oberarms (▸ Abb. 9.42b.). So entwickeln sich beim Bewegen des Armes starke Scherkräfte.

Bevorzugte Behandlungstechniken. Senkung des Muskel- und Faszientonus, passive Mobilisation, Muskeldehnung.

Fallbeispiel **B**

Zunächst wird der Arm nach der Bandanlage mehrmals passiv in Flexion und Extension des Ellenbogens bewegt. Anschließend dehnt man den M. biceps brachii mit angelegtem Flossband quer zum Faserverlauf. Die nachfolgende Dehnung (▸ Abb. 9.42c) der langen Bizepssehne bringt das Caput longum des M. biceps brachii unter Spannung und löst wahrscheinlich Crosslinks (Adhäsiolyse), die die Längsdehnung des Muskels behindern oder für bewegungsabhängige Schmerzen verantwortlich sind. Es kommt zu einer Separation der interfaszialen Etagen, die Flüssigkeit in EZM wird dynamisiert (Schwammeffekt). Schließlich sollten auch aktive Bewegungen mit angelegtem Flossband erfolgen, z. B. (Liege-)Stützvarianten, Überkopf-Aktivitäten, Hantelübungen etc.

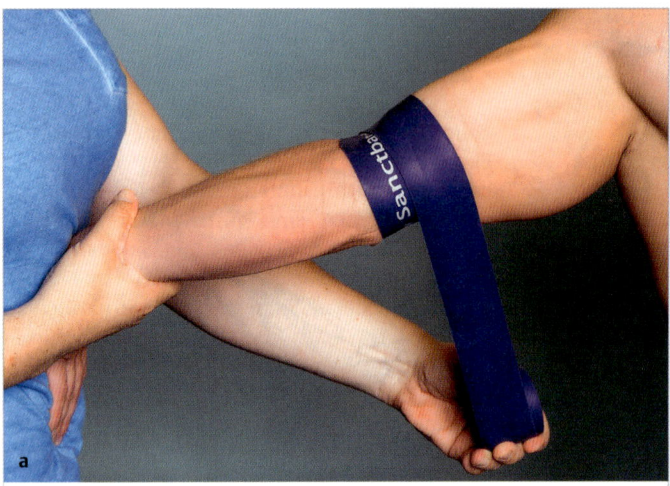

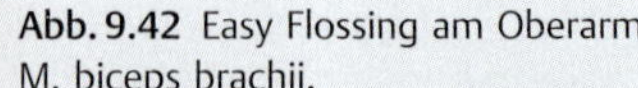

Abb. 9.42 Easy Flossing am Oberarm, M. biceps brachii.

- **a** Die Basis legt man proximal des Ellenbogens. Der Patient stützt seinen Arm im Idealfall außenrotiert und supiniert mit der Handfläche gegen den Therapeuten. Hier erfolgt die Bandanlage im Sinne einer Innenrotation.
- **b** Fertige Bandanlage. Der Zug wurde ventral über den Muskelbäuchen des M. biceps brachii verstärkt, um die Wirkung der Anlage zu verstärken.
- **c** Dehnung des M. biceps brachii, Caput longum mit angelegtem Flossband.

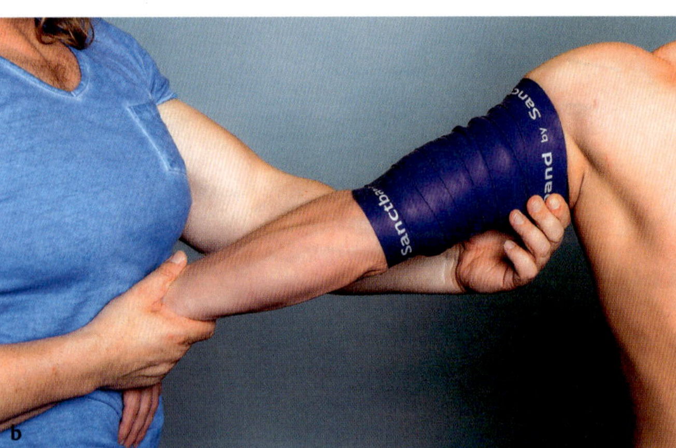

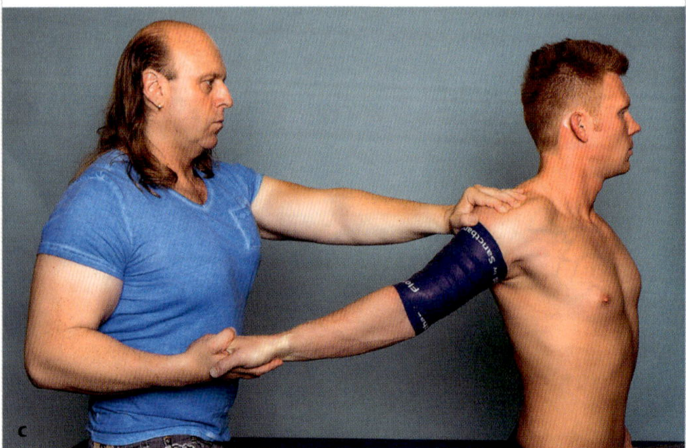

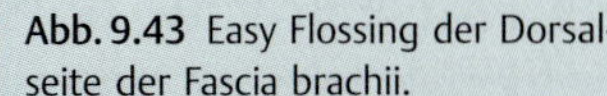

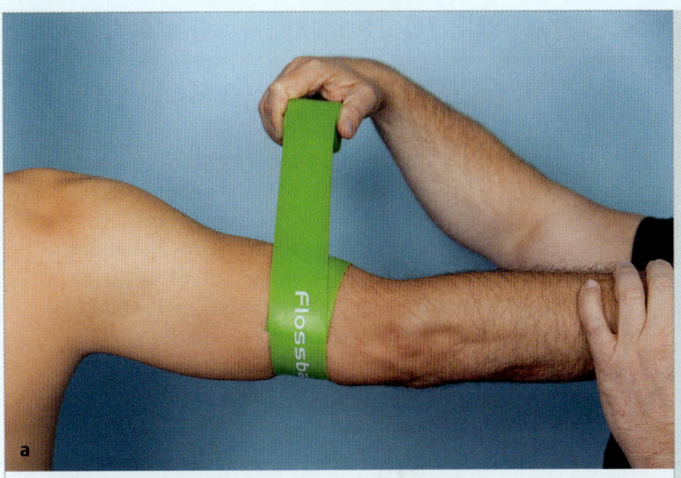

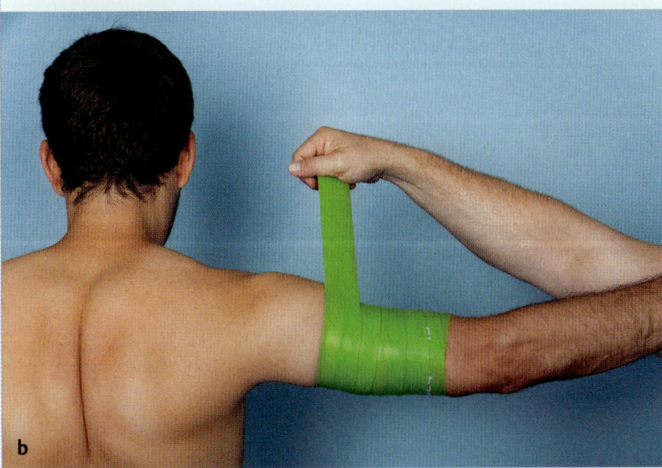

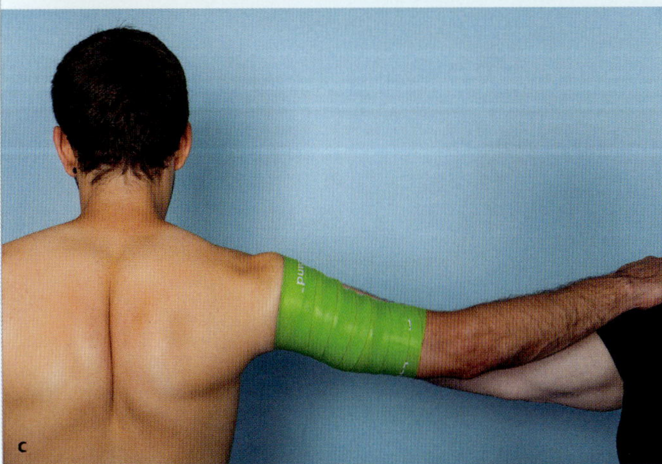

Abb. 9.43 Easy Flossing der Dorsalseite der Fascia brachii.

- **a** Die Basis der Bandanlage für die Behandlung der Dorsalseite der Fascia brachii legt man um den distalen Oberarm. Hier erfolgt die Bandanlage im Sinne einer Innenrotation.
- **b** Bei jeder Tour um den Oberarm verstärkt man auf der Dorsalseite den Zug (Fascial Thrust).
- **c** Fertige Bandanlage. Die Hand des Patienten lag während der Bandanlage auf der Schulter des Therapeuten.

9.3.9 Fascia brachii, dorsaler Aspekt (M. triceps brachii)

Schmerzen im dorsalen Oberarm sind relativ selten. Meist treten sie nach Prellungen oder Überlastungen auf, wenn der Betroffene eine ungewohnte Aktivität zu häufig und mit zu hoher Intensität ausübt, z. B. im Zusammenhang mit dem Training sportartspezifischer Bewegungsabläufe bei Überkopfsportarten.

Indikation. Schmerzen im dorsalen Oberarm, z. B. nach Überlastung oder posttraumatisch.

Referenzbewegungen. Stützaktivität oder Dehnung beim Nackengriff.

Bandmaterial.

- limette, blaubeere
- mittlere Breite und schmal

Bandanlage. Der Unterarm liegt auf der Schulter des Therapeuten, der seitlich vom Patienten steht. Die Basis legt man proximal des Ellenbogens und führt die Touren bis unterhalb der Achsel (▶ Abb. 9.43). Die Behandlungsrichtung ergibt sich aus dem Tastbefund („Tissue listening").

Bevorzugte Behandlungstechniken. Mobilisation, aktive Bewegungen (▶ Abb. 9.44).

Progression. Komplexe Bewegungen mit Alltags- und Sportbezug. Besonders eignen sich reaktive Übungen, bei denen sich der Behandelte gegen die Wand abstützt oder einen (Medizin-)Ball auf Schulterhöhe gegen die Wand prellt oder über Kopf wirft und fängt.

9.3.10 Thorax

Indikationen.

- (endgradige) Bewegungseinschränkungen der Schulter mit und ohne Schmerzen (nach Heilung bzw. Behandlung der ursächlichen Pathologie)
- CTG-Problematiken, Beschwerden ventral (sternocostale Gelenke, Synchondrosen)
- verstärkte Kyphosierung der BWS, haltungsbedingte Schmerzen im unteren Rücken
- Atemprobleme (Inspiration und Exspiration), Reizhusten, chronisch obstruktive Lungenerkrankungen (COPD = chronic obstructive pulmonary disease), chronisches Asthma (wenn der Patient dies toleriert)
- Verspannung der Interkostalmuskulatur, Interkostalneuralgien
- Z. n. Rippenprellungen und -frakturen (postakut)
- Pleuraschwarten (nach Pneumothorax, Lungen- und Rippenfellentzündungen, Tuberkulose, Entfernung von Bülowdrainagen etc.)

Referenzbewegungen.

- Rumpfflexion bei schmerzhaften Irritationen
- beidseitige Schultergelenksflexion
- BWS-Bewegungen aktiv und passiv im Seitenvergleich, isoliert sowie Kombinationsbewegungen
- für die übrigen Indikationen ergibt sich die Behandlungsindikation aus der Anamnese bzw. den Symptomen des Patienten

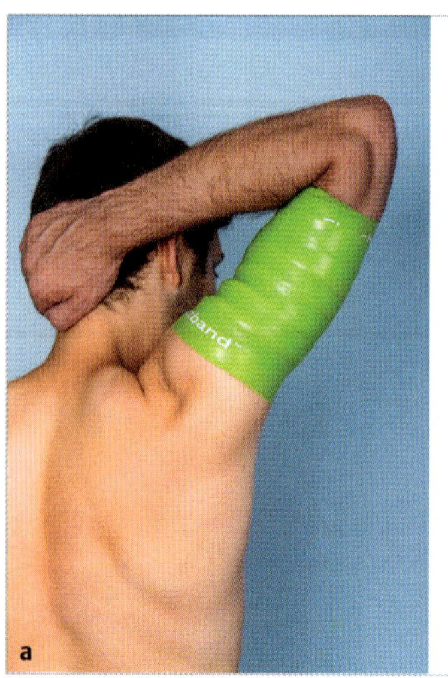

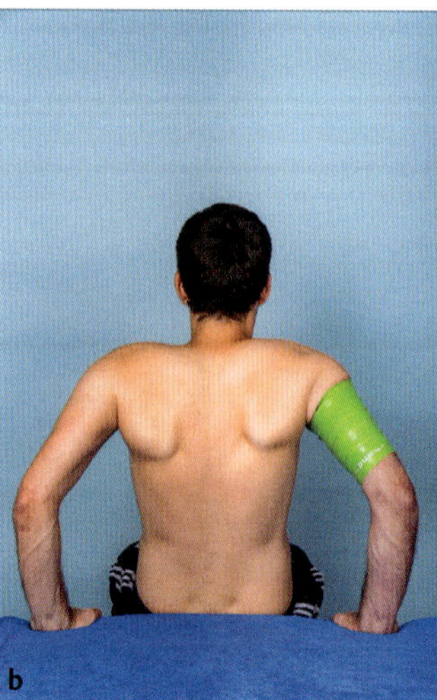

Abb. 9.44 Behandlungsbeispiele bei Affektionen des M. triceps brachii oder der dorsalen Anteile der Fascia brachii.
a Dehnung des M. triceps und der Fascia brachii mit angelegtem Flossband.
b Dips an der Bankkante mit angelegtem Flossband.

Hinweis

Die Bewegungen sollen vom Patienten aktiv und vom Therapeuten passiv mit fixiertem Becken ausgeführt werden.

Bandmaterial.

- limette, blaubeere, pflaume
- mittlere Breite und breit, normale Länge und extra lang

Obere Thoraxanlage. Der Patient steht oder sitzt auf der Bankkante. Die Bandanlage beginnt bei abduzierten Armen etwas unterhalb der stärksten Restriktion. Wichtig ist, genau diesen Bereich von dorsal vollständig zu flossen ohne ventral empfindliche Strukturen zu sehr zu komprimieren. Der Zug wird während der Bandanlage bei Bedarf erhöht (Fascial Thrust). Bei der im Beispiel gezeigten oberen Anlage haben wir mit dem langen Band auch die Schultern mitgeflosst, um eine größere Wirkung ventral zu erzielen (▶ Abb. 9.45).

Hinweis

Die Bandanlage spart immer die freien Rippen, bei Frauen die Brust und bei Männern die Mamillen aus. Patienten sollten sich bei dieser Bandanlage vorher die Achselbehaarung entfernen.

Bei allen Thoraxapplikationen ist es wichtig, über die Atmung den intrinsischen Faktor zu nutzen, um einen maximalen Effekt zu erzielen!

Fallbeispiel

Mit dem angelegten Flossband kann der Therapeut die Skapula des Patienten gegenüber dem Thorax in allen Ebenen mobilisieren. So können sehr effektiv Adhäsionen und Crosslinks gelöst werden. Bei Aktivitäten mit angelegtem Flossband sollte der Therapeut auf eine korrekte Koordination und endgradige Bewegungsausführung achten. Bei Schmerzen im Schultergelenk oder in periartikulären Strukturen kann der Therapeut mit manuellen Techniken in den Bewegungsablauf eingreifen. Sehr sinnvoll sind auch der Einsatz von Kleingeräten wie Kurzhanteln, Kettlebells, Suspensions, Theraband, Pezziball etc. sowie die Ausführung alltagsnaher, sportartspezifischer und reaktiver Übungsformen (Stützaktivitäten, Überkopfbewegungen, Fangen von Bällen etc.), um die gesamte Funktion der Schultergürtel- und oberen Rumpfmuskulatur abzubilden.

Untere Thoraxanlage (Diaphragmaebene und mittlerer Thorax). Die Bandanlage erfolgt im Sitz auf der Bankkante, auf einem Hocker oder im Stand. Die Basis legt man ca. eine Handbreit über dem epigastrischen Winkel an die seitliche Rumpfwand. Die zirkulären Touren erfolgen mit ca. 50 % Vordehnung deutlich überlappend im Bereich der unteren Thoraxapertur (▶ Abb. 9.46). Bei Frauen darf kein Brustgewebe eingebunden werden! Die Rumpfeinstellung erfolgt entsprechend der bestehenden Einschränkung in die freie Richtung (way

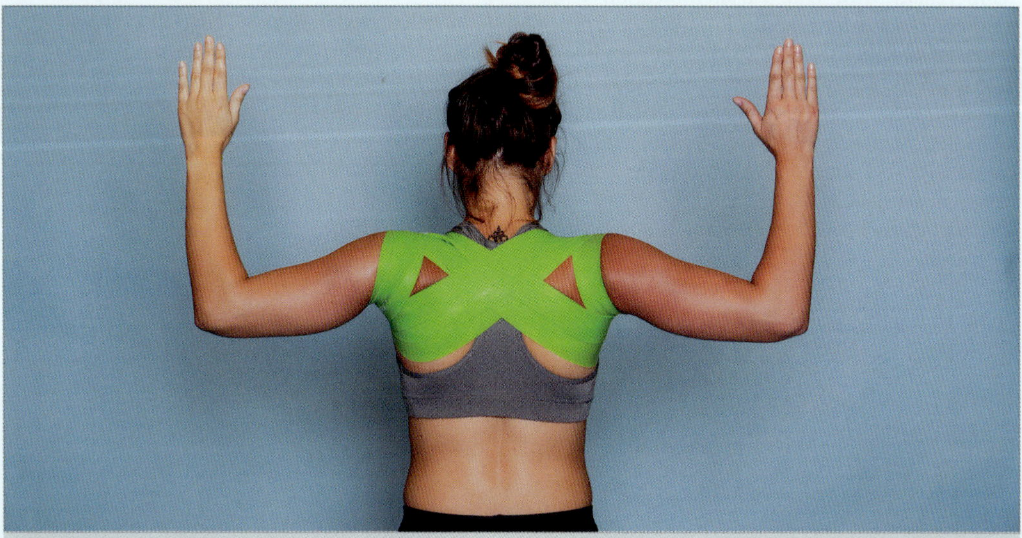

Abb. 9.45 Obere Thoraxanlage mit Kreuzungspunkt interskapulär (BWS).

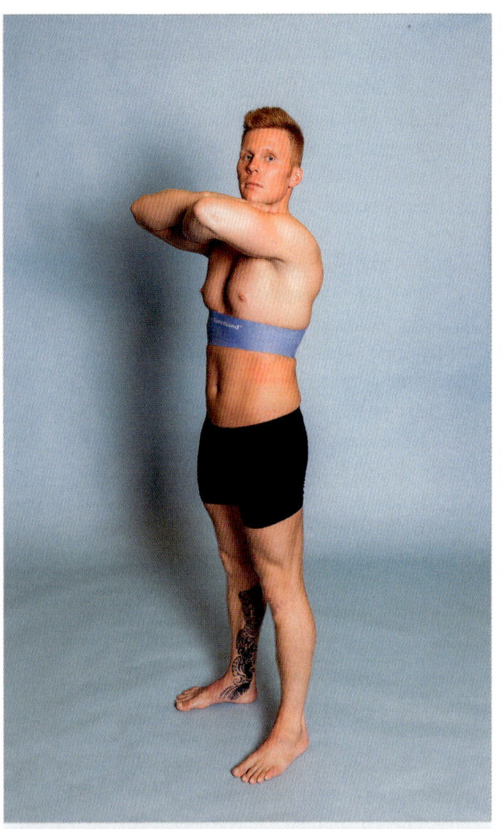

Abb. 9.46 Bei der Bandanlage auf Diaphragmenebene bleibt das Band unterhalb der Brust (Frauen) bzw. der Mamillen (Männer).

of ease). Ist die Inspiration erschwert oder schmerzhaft, wird eine Ausatemposition eingenommen (leichte Flexion des Rumpfes) und umgekehrt. Ist die Extension der Wirbelsäule im Bereich des unteren Rückens schmerzhaft oder eingeschränkt, erfolgt die Bandanlage ebenfalls in Flexion. Betrifft die Störung die Flexion, erfolgt die Bandanlage in Extension, wobei die Elevation der Arme bei der Bandanlage die Effektivität der Applikation und anschließenden Behandlung erhöht.

Hinweis

Je nachdem wo der Akzent der Behandlung liegt, kann die Bandanlage etwas weiter kranial oder kaudal erfolgen. In jedem Fall muss die Bandanlage das Brustgewebe (bei Frauen) bzw. die Mamillen (auch bei Männern) aussparen.

Fallbeispiel

Der Patient kann mit dem angelegten Flossband Rumpfbewegungen in alle drei Richtungen machen. Es ist sinnvoll, die Bewegungen des Rumpfes mit Aktivitäten der Arme, z. B. am Rollenzug oder mit Kurzhanteln, und mit einer bewussten Atmung zu verbinden. Unbelastete Aktivitäten sind geeignet, die Mobilität des unteren Rückens zu verbessern. Eine geeignete Übung ist die rhythmische Mobilisation durch den dynamischen Wechsel von Rechts- und Linksrotation des Rumpfes, wobei der Patient stabil auf einem Therapiehocker oder der Therapieliege sitzt.
Der Therapeut kann die Bewegung mit seinen Händen führen und so gewährleisten, dass die Wirbelsäule des Patienten optimal aufgerichtet bleibt, um das Rotationsvermögen der Brustwirbelsäule voll auszuschöpfen.

Eine hervorragende Übung für Behandlung von atem- und bewegungsabhängigen Schmerzen der unteren Brustwirbelsäule ist die Mobilisation mit dem großen Gymnastikball (▸ Abb. 9.47a, ▸ Abb. 9.47b). Durch das Aufstützen der Arme auf den Ball aktiviert der Patient die ventrale Muskelschlinge exzentrisch. Bei gleichzeitiger Fixierung von faszialen Anteilen der ventralen Muskelschlinge mit dem Flossband erfolgt eine optimale Separation der interfaszialen Etagen in den myofaszialen Schichten der oberen Bauchwand (▸ Abb. 9.47c) sowie des Diaphragmas.

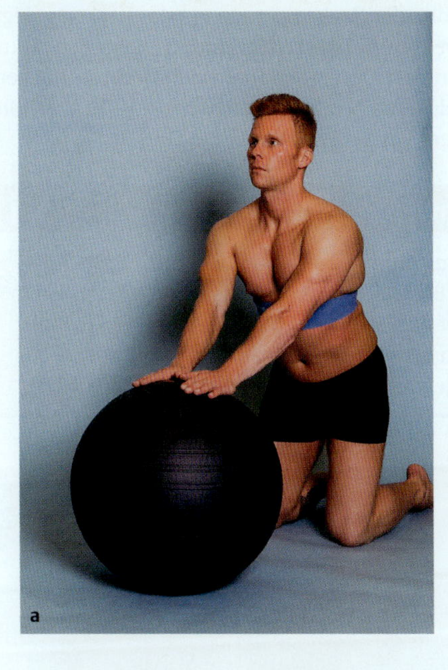

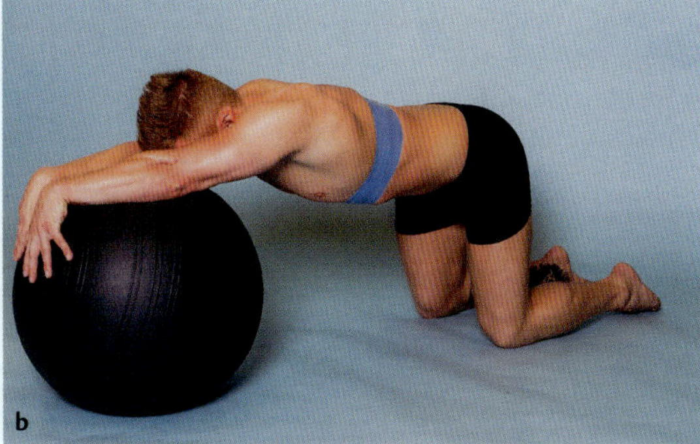

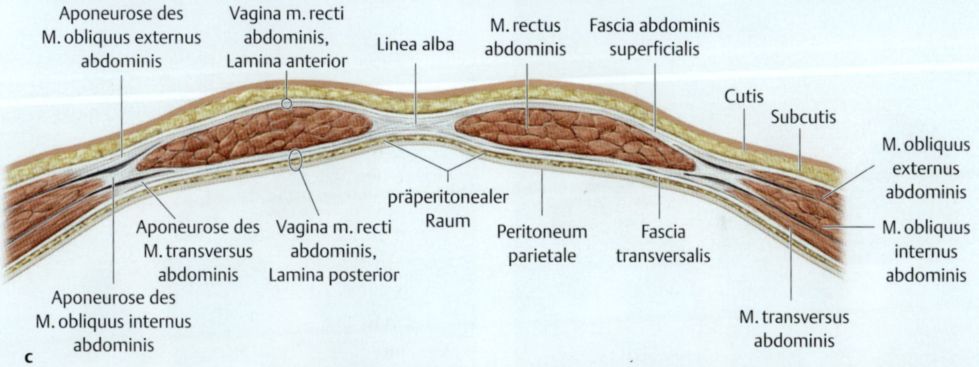

Abb. 9.47 Übung zur Aufrichtung/Extension der BWS mit dem großen Gymnastikball.
a ASTE: Kniestand vor dem Ball mit aufgestützten Händen.
b ESTE: Bei maximaler Streckung des Rumpfes erfolgt eine tiefe Inspiration.
c Die ventralen myofaszialen Schichten der oberen Bauchwand.

Hinweis

Bei Beschwerden des unteren Rückens ist die Ursache häufig nicht allein die eingeschränkte Mobilität der Wirbelsäule oder der dorsalen Strukturen. Sehr oft leiden Patienten unter Verspannungen des Zwerchfells oder der Ansätze der Bauchmuskulatur im Bereich der unteren Rippen. Brügger sprach vor Jahren von der sternosymphysalen Belastungshaltung und wies auf die Bedeutung exzentrischer Aktivität für eine Spannungsregulierung hin. Heute wissen wir dank der Fortschritte in der Faszienforschung, welche Bedeutung die Spannung in den gesamten faszialen Hüllstrukturen für die störungsfreie Koordination der Muskelaktivität und die Bewegungsökonomie hat.

9.3.11 Applikationen am Becken (LWS/Pelvis)

Indikation.

- Iliolumbale Schmerzzustände (bewegungsabhängig und in Ruhe)
- eingeschränkte Mobilität der Lendenwirbelsäule
- Schmerzausstrahlung ins Bein bei Rumpfflexion

Referenzbewegung. Rumpfbeuge (▸ Abb. 9.48), beurteilt wird der Finger-Boden-Abstand.

Bandmaterial.

- blaubeere, pflaume, grau
- normale Breite und breit, extra lang

Bandanlage. Für die Pelvis-Anlage wird die Basis auf Höhe der Beckenkämme um das Becken gelegt. Die weitere Anlage erfolgt mit 50 %igem Zug zirkulär um den Unterbauch und den unteren Rücken. Dorsal kann bei Bedarf der Zug auf 70 % erhöht werden (Fascial Thrust).

Hinweis i

Bei großem Abdomen und/oder geringem Tonus der Bauchdecke ist die korrekte Anlage schwierig oder nicht möglich. Wickelt sich das Flossband vom unteren Rand her auf, empfiehlt es sich, die folgenden Anlagen etwas höher zu beginnen.

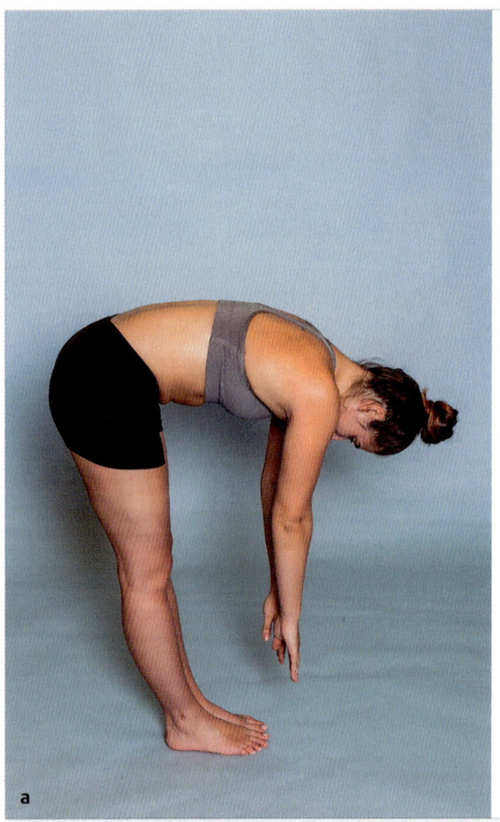

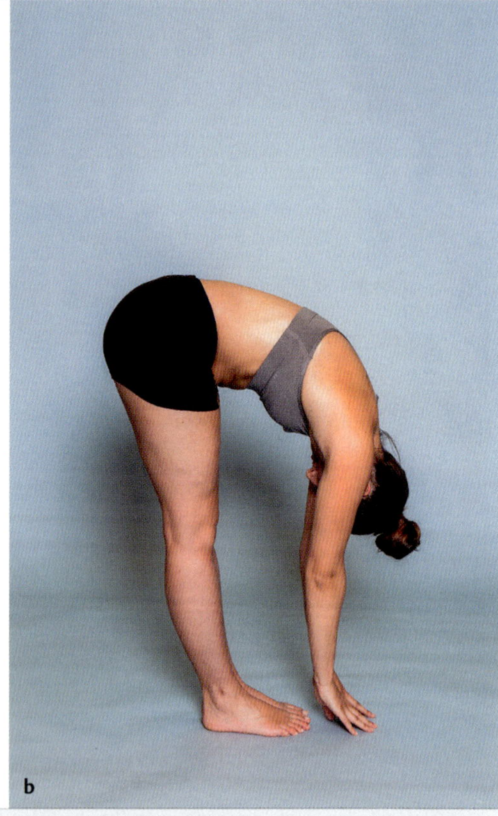

Abb. 9.48 Testbewegungen beim Easy Flossing der Beckenregion und des unteren Rückens (Pelvis, Fascia lata dorsalis).
a Pretest Rumpfbeuge. Gemessen wird der Finger-Boden-Abstand.
b Beim Retest zeigt sich die Wirkung der Behandlung. Die Fingerspitzen berühren problemlos den Boden.

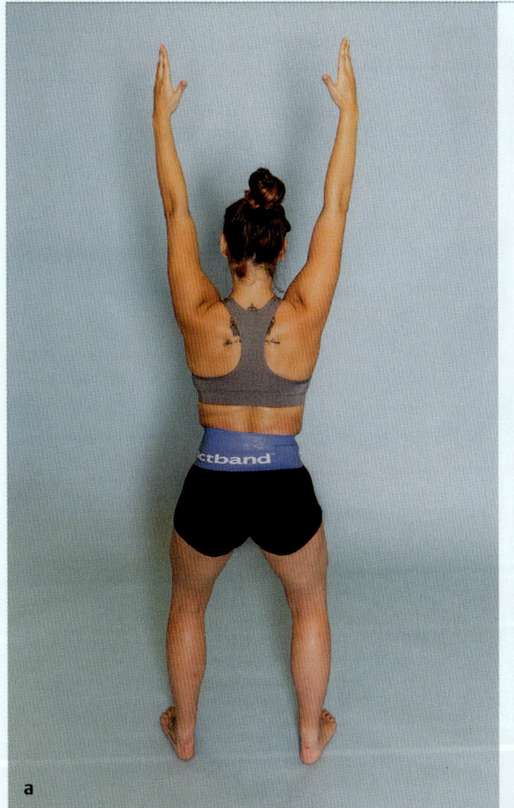

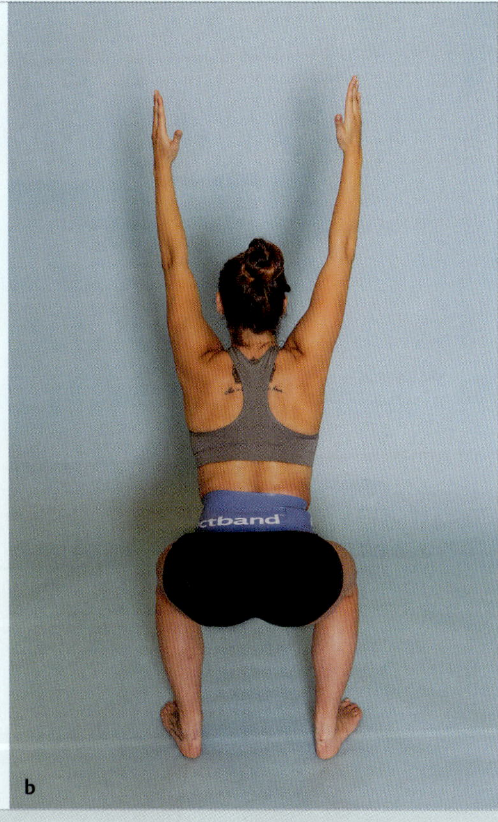

Abb. 9.49 Overhead Squat zur Mobilisation des unteren Rückens.
a In der Ausgangsstellung werden beide Arme im Schultergelenk maximal flektiert, der Thorax ist maximal aufgerichtet.
b Während der tiefen Kniebeuge bleiben die Arme in Elevation, um die Wirkung auf die Faszien zu erhöhen.

Bevorzugte Behandlungstechniken. Aktive mobilisierende Übungen der Lendenwirbelsäule und Übungen mit Wirkung auf die umgebenden Faszien (▶ Abb. 9.49). Der Therapeut muss gegebenenfalls das Flossband fixieren, um den korrekten Sitz des Bandes zu gewährleisten. Gelegentlich rollt sich das Band von unten her auf (siehe Anmerkung oben).

Hinweis

Über die Wirkung des Flossens bei den Overhead Squats können wir nur spekulieren, auch wenn wir in zahlreichen Behandlungen die verblüffende Wirkung der Maßnahme beobachten konnten (▶ Abb. 9.48). Möglicherweise erhöht sich die Mobilität der Lendenwirbelsäule bezüglich der Flexion aufgrund einer mechanischen Beeinflussung der Übergangsregion der Fascia thoracolumbalis zur Sehne des M. latissimus dorsi (▶ Abb. 9.50). Werden die Arme während der Ausführung der Kniebeuge aktiv in Elevation gehalten, muss sich die Übergangsregion anpassen, weil Ursprung und Ansatz des M. latissimus sich mit zunehmender Hüftgelenksflexion voneinander entfernen, selbst wenn die LWS aktiv stabilisiert wird. Das Flossband unterstützt die Wirkung, weil es aufgrund der zirkulären Kompression von außen die Subkutanfaszie und Anteile der tiefen Rückenfaszie (▶ Abb. 9.51) fixiert. Außerdem ziehen die myofaszialen Strukturen der Gesäßregion die kranial sich anschließenden Faszienelemente nach kaudal.

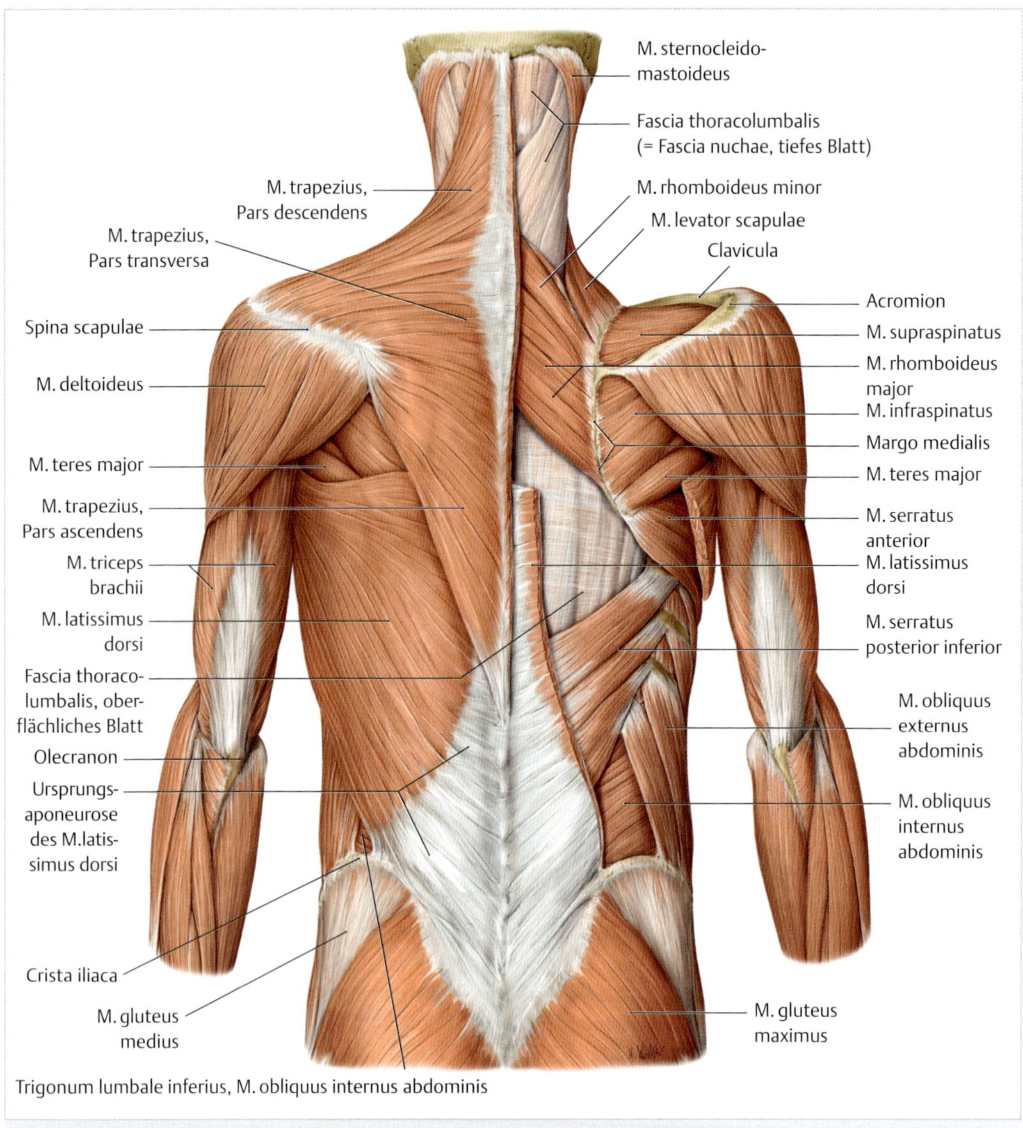

Abb. 9.50 Rückenmuskeln im Überblick und Fascia thoracolumbalis.

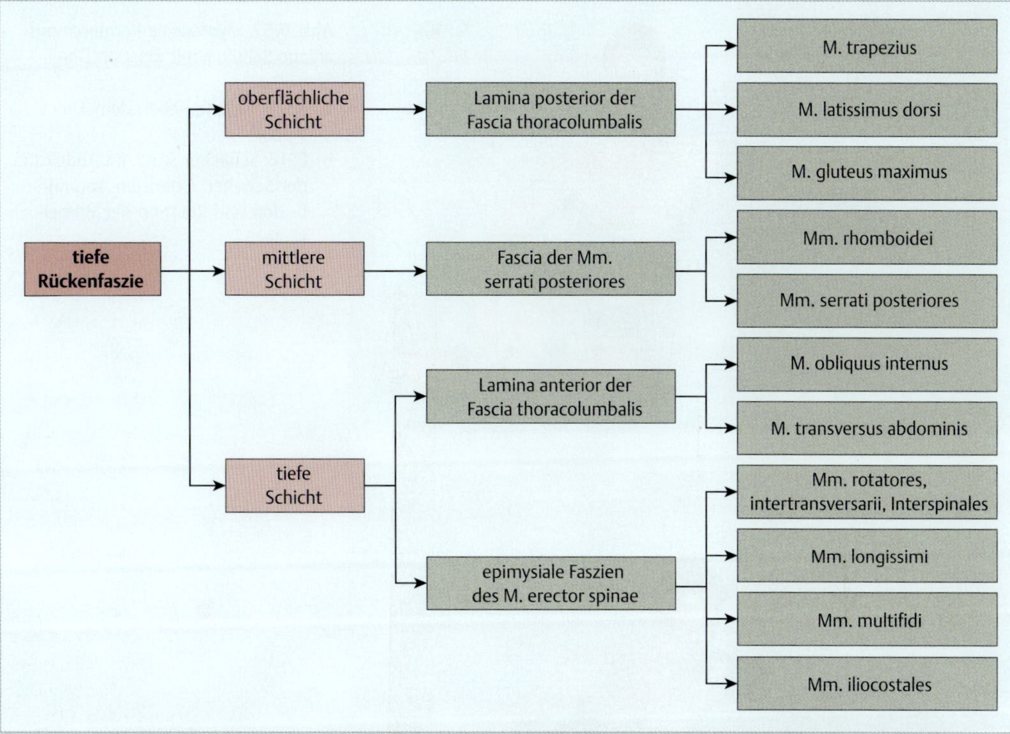

Abb. 9.51 Aufbau der tiefen Rückenfaszie (nach Stecco 2016).

9.3.12 Myofasziale Kombinationsanlage Schulter mit Relation Diaphragma

Indikation. Persistierende Schulterbeschwerden wenn herkömmliche Maßnahmen erfolglos geblieben sind.

Referenzbewegung. Die individuelle, schmerzauslösende Bewegung/Aktion.

Bandmaterial.

- blaubeere, pflaume
- normale Breite und breit, für den Thorax extra lang

Bandanlage. Untere Thoraxanlage (s. Kap. 9.3.10) und Schulterapplikation (s. Kap. 9.2.1).

Fallbeispiel B

Siehe ▶ Abb. 9.52. Nachdem beide Regionen individuell vorbehandelt wurden, erfolgt unmittelbar nacheinander die Applikation der Flossbänder. Im Anschluss macht der Patient funktionelle Bewegungsübungen. In diesem Fall sitzt er seitlich neben dem Therapieball. Seinen Unterarm der betroffenen Seite legt er auf den Ball (▶ Abb. 9.52a). Dann rollt er den Ball mit dem gestreckten Arm zur Seite und folgt der Bewegung mit dem Oberkörper („Exzentrik"). In der Endstellung stützt er sein Körpergewicht mit der betroffenen Extremität auf dem Ball ab (▶ Abb. 9.52b). Eine tiefe Flankenatmung verstärkt die intrinsischen Kräfte und löst myofasziale Restriktionen. Bei dieser Übung werden Punctum fixum und Punctum mobile gegenüber der üblichen Bewegung (Abduktion im Schultergelenk) umgekehrt. Gelöst werden die myofaszialen Strukturen der seitlichen Rumpfwand und der Schulter (u. a. der Mm. subscapularis, serratus posterior, latissimus dorsi und pectoralis major).

Übungen mit Geräten wie Zugapparat, Kettlebell, Gewichten, Widerstandsbändern, Tubes etc. ergänzen das Behandlungsspektrum.

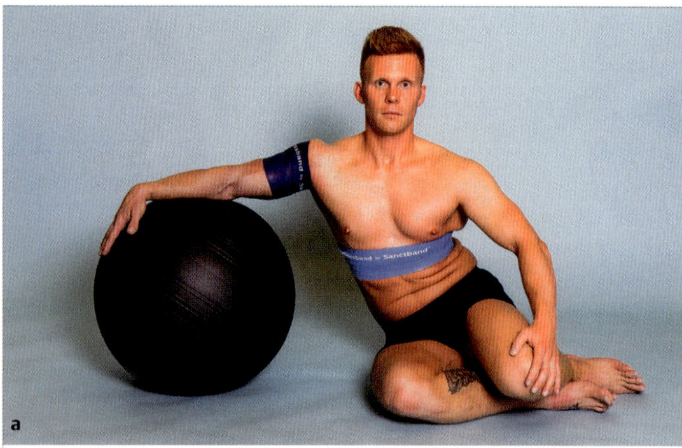

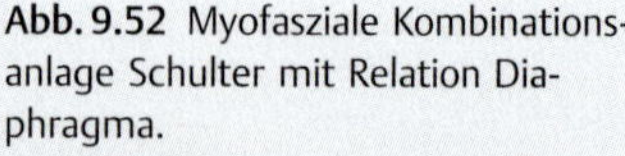

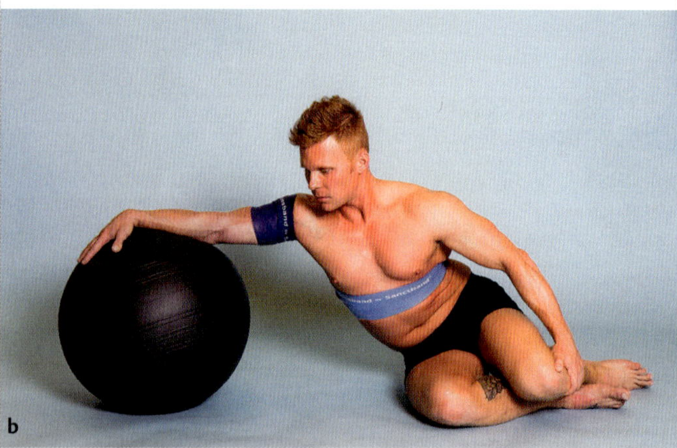

Abb. 9.52 Myofasziale Kombinationsanlage Schulter mit Relation Diaphragma.
a ASTE: Seitsitz neben dem Therapieball.
b ESTE: Seitlicher Stütz mit Abduktion der Schulter; Extension, Lateralflexion und Rotation der Wirbelsäule.

9.3.13 Kombinationsanlage Oberschenkel mit Relation zum Becken (Aufdehnung der Leistenregion)

Indikation.

- belastungsabhängige Beschwerden im Unterbauch/in der Bauchmuskulatur und dem ventralen Oberschenkel
- Zerrung (Distorsion) der Bauchmuskulatur, des M. quadriceps femoris, der Adduktorengruppe
- Leistenbeschwerden

Referenzbewegungen.

- Anspannung der verletzten Muskulatur gegen Widerstand (Isometrie)
- dynamische Aktivierung durch schnelles Anheben des gestreckten Beines im Seitenvergleich
- Dehnung der betroffenen Muskelanteile
- Ausfallschritt nach hinten (Reverse Lunge)

Bandmaterial.

- blaubeere, pflaume, grau
- normale Breite und Länge, extra lang

Bandanlage. Zunächst Muskelanlage am Oberschenkel (s. Kap. 9.4.1), danach Applikation am Becken (S. 140) (▸ Abb. 9.53a). Beide Bandanlagen erfolgen unmittelbar nacheinander. Der Patient steht bei der Bandanlage, der Therapeut erhöht in beiden Fällen den Zug ventral und verstärkt somit den Fascial Thrust auf die ventralen faszialen Strukturen.

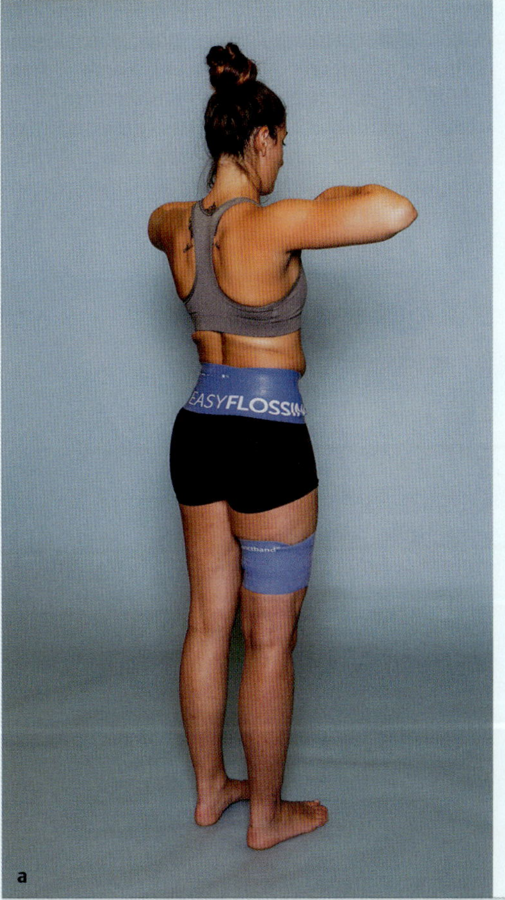

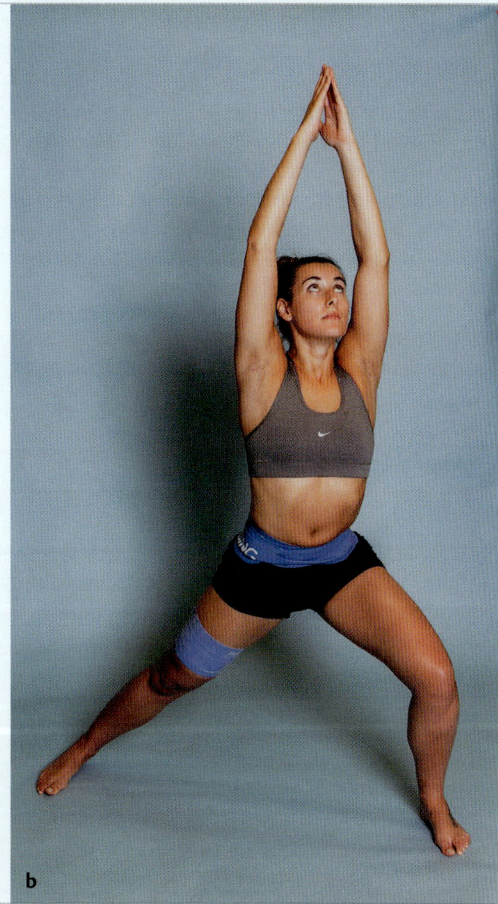

Abb. 9.53 Kombinationsanlage.
a Demonstration der Bandanlage von schräg hinten.
b Seitlicher Ausfallschritt mit maximaler Aufrichtung der Wirbelsäule und Dehnung der ventralen myofaszialen Kette (ähnlich der Position „Krieger I" beim Yoga). Mit einem weiten Ausfallschritt nach schräg vorne werden gleichzeitig beide Arme angehoben.

Fallbeispiel B

Zunächst wärmt sich der Patient mit unspezifischen Übungen auf. Im Anschluss erfolgt das Flossing der betroffenen Strukturen. Mit Weichteiltechniken und passiven Bewegungen des Rumpfes bei angelegtem Flossband mobilisiert man die faszialen Etagen und dynamisiert die Flüssigkeit in der EZM. Anschließend folgen mit angelegten Flossbändern wiederholt Ausfallschritte des nicht geflossten Beines nach seitlich vorne bei gleichzeitiger Elevation der Arme (▸ Abb. 9.53b).

Durch die Anlage der Flossbänder kombiniert mit der BWS-Aufrichtung und beidseitigen Elevation der Arme verstärkt sich der Effekt auf die faszialen Strukturen dazwischen, weil die ineinander übergehenden Faszien von Bauch und Oberschenkel an den Ankerpunkten im Bereich der Bandanlage fixiert werden. Durch das seitlich versetzte Aufsetzen des vorderen Fußes ergibt sich im Hüftgelenk des betroffenen Beines eine Kombination aus Extension, Abduktion und Außenrotation des Hüftgelenks (sofern man das Drehen des hinteren Fußes gegenüber der Unterlage zulässt). So wirkt diese Technik auch auf die Adduktorengruppe des betroffenen Beines. Grundsätzlich ist auf eine endgradige Bewegungsausführung zu achten.

9.4 Muskuläre Anlage (Sponge-Techniken)

Die muskulären Anlagen dienen in erster Linie der Regeneration. Sie beschleunigen den Stoffwechsel („Speed-up" der EZM), unterstützen den schnelleren Abbau und Abtransport von Metaboliten sowie eine bessere Zufuhr von Nährstoffen (Refill) und lösen in Verbindung mit Bewegungen gegebenenfalls auch Adhäsionen (Adhäsiolyse).

Hinweis

Die hier genannten Indikationen sowie Angaben zum Bandmaterial und zur Bandanlage gelten grundsätzlich für jede Muskelanlage.

Indikation. Bewegungsabhängige Schmerzen, Zustand nach Muskelverletzungen, Subfailure „Injuries", Muskelzerrungen, Muskelschmerzen, Muskelschwere („Soreness") und Müdigkeit („Fatique"), nach Wettkämpfen und anstrengenden Belastungen etc.

Referenzbewegungen.

- Isometrie
- klinisch manifestieren sich flächige Schmerzen im Muskelbauch bei maximaler Anspannung
- Tonuserhöhung im Muskelbauch

Bandmaterial.

- alle Farben
- normale Länge und Breite, extra lang

Hinweis

Bei Athleten richtet sich die Wahl der Bandstärke immer nach der Densität der Muskulatur.

Bandanlage. Die Applikation erfolgt zirkulär von distal nach proximal über den Muskelbauch. Gibt es lokale Problematiken, kann dort der Zug des Bandes lokal auf 70 % verstärkt werden (Fascial Thrust). Das Flossband wird in neutraler Stellung der angrenzenden Gelenke oder bei leichter Vordehnung der Muskulatur angelegt. Die Richtung der Bandanlage ergibt sich aus dem Befund.

Bevorzugte Behandlungstechniken. Weichteiltechniken werden eher im Sinne einer den Lymphabfluss unterstützenden Art und Weise durchgeführt (Streichungen, Schöpf- und Pumpgriffe in Abflussrichtung). Aktive und passive Bewegungen dienen der Dynamisierung der Flüssigkeiten, Muskeldehnungen unterstützen die Adhäsiolyse, Koordinationsaufgaben verbessern die Rekrutierbarkeit der Muskulatur.

9.4.1 Oberschenkel

Referenzbewegung.

- Squat, Deep squat (Quadriceps)
- Deep side lunge (Adduktoren)
- Standwaage (ischiocrurale Muskulatur)

Bandmaterial.

- blaubeere, pflaume, grau
- normale Breite und breit, normale Länge und extra lang

M. quadriceps femoris

Bandanlage. Das Flossband wird oberhalb der Patella angelegt und mit 50 %igem Zug um den Oberschenkel nach proximal geführt. Bei Bedarf erhöht man den Zug um etwa 20 % (Fascial Thrust) über der gewünschten Region, um die Wirkung der Bandanlage zu verstärken. Die Richtung der Bandanlage ergibt sich aus dem Befund („Tissue Listening"). Die Anlage erfolgt am besten im Stehen (▸ Abb. 9.54). Durch Zugverstärkung (Fascial Thrust) betont man die Wirkung der Anlage über der zu behandelnden Muskulatur.

Bevorzugte Behandlungstechniken. Sehr hilfreich für die Regeneration ist die manuelle Behandlung des Oberschenkels. Der Therapeut schiebt seine Hände parallel zum Faserverlauf ähnlich wie bei der Manuellen Lymphdrainage nach kranial (▸ Abb. 9.54). Der Patient sollte im Anschluss beim nächsten Flossing-Durchgang das Bein auch aktiv bewegen, zunächst unbelastet und schließlich belastet. Dafür eignen sich funktionelle Übungen moderater Intensität (Squats, Squat Lunges, Ausfallschritte, Minitrampolin etc.)

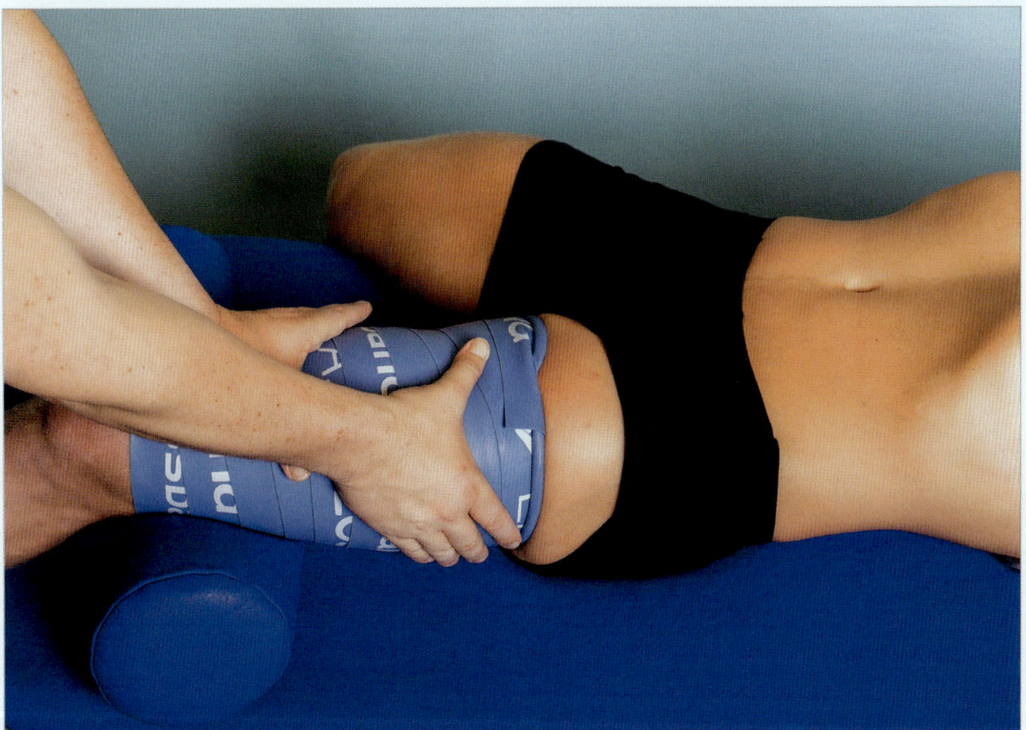

Abb. 9.54 Easy Flossing am Oberschenkel, Weichteiltechnik am M. quadriceps femoris.

Hinweis

Hat der Patient einen kräftigen oder langen Oberschenkel, verwendet man zwei Bänder derselben Farbe. Alternativ kann auch ein längeres oder ein extra breites Flossband verwendet werden.

Fallbeispiel

Ein Beispiel für eine funktionelle Dehnung zeigt ▶ Abb. 9.55. Diese kann man nach entsprechender Anleitung gut selbst zu Hause durchführen – mit oder ohne Flossband.

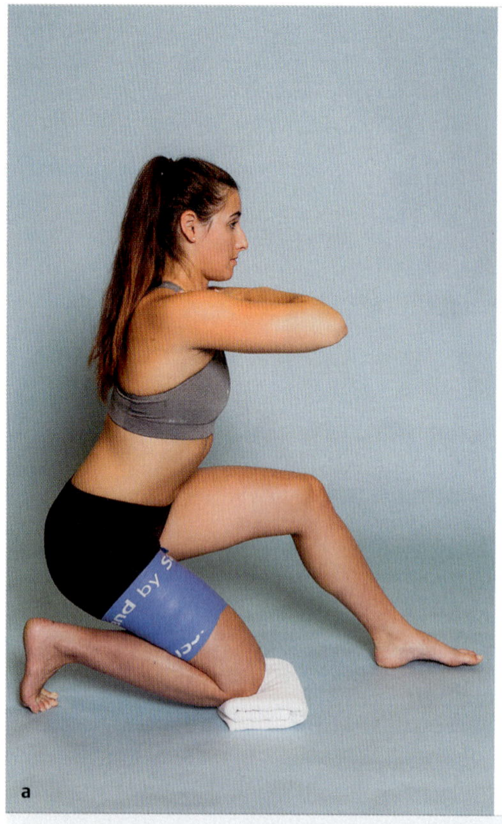

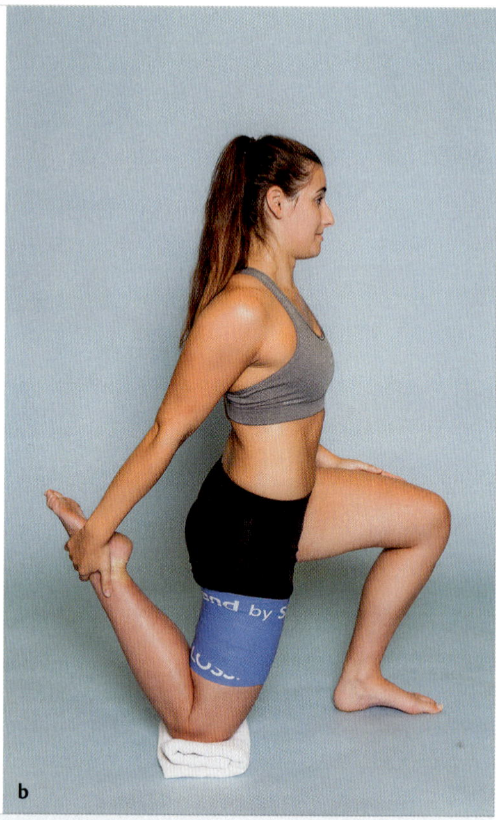

Abb. 9.55 Dehnung des M. quadriceps femoris im Einbein-Kniestand.
a ASTE: Einseitiger Fersensitz, unter dem Knie am Boden liegt ein Polster.
b ESTE: Dehnung des M. quadriceps durch die Annäherung der Ferse an das Gesäß. Das angestellte Bein und die Anspannung der Bauchmuskulatur verhindern weiterlaufende Bewegungen.

Adduktoren

> **Hinweis**
>
> Bei ansatznahen Beschwerden muss die Bandanlage in Leistennähe vorsichtig erfolgen. Klemmt man Haut oder Gewebe mit dem Band ein, verringert dies die Aussicht auf eine erfolgreiche Behandlung.

Bandanlage. Beim Flossen der Adduktorengruppe orientiert man sich bei der Anlage daran, welche Muskelanteile man behandeln möchte. Die Anlage des Flossbandes erfolgt in der Regel im leicht gegrätschten Stand oder in Schrittstellung von distal nach proximal (▶ Abb. 9.56). Die Richtung der Applikation (intrern/extern) richtet sich nach dem Befund. Nach der ersten Tour wird der Zug auf das Band erhöht. Medial verstärkt man den Zug (Fascial Thrust), um die Wirkung auf die betroffenen Muskelanteile zu verstärken.

Das Bein wird so geflosst, dass der gesamte zu behandelnde Anteil der Muskulatur unter Vorspannung kommt. Man benötigt hier möglicherweise mehrere Bänder oder man wählt ein breites oder längeres Flossband.

> **Hinweis**
>
> Hat man nur zwei Bänder unterschiedlicher Stärke zur Verfügung, wird das stärkere Band über den Bereich gespannt, in dem der Patient die größten Schmerzen hat oder den man bei der Untersuchung als den Hauptort einer Störung/ Verletzung identifiziert hat.

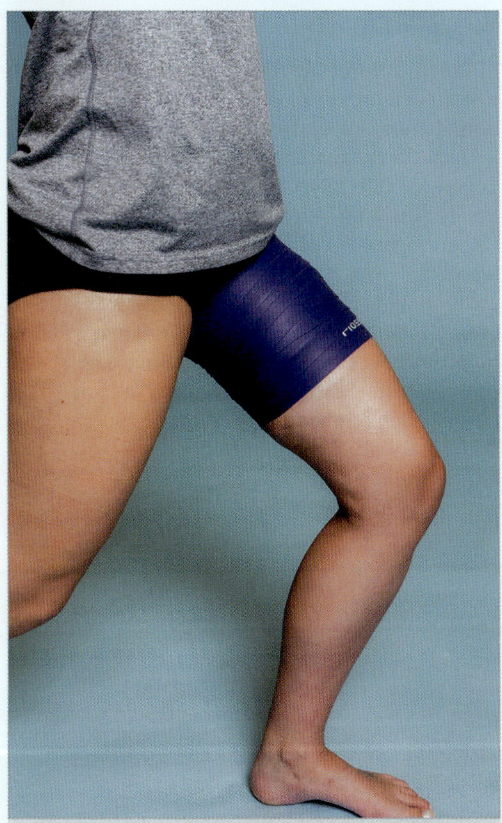

Abb. 9.56 Easy Flossing am Oberschenkel, Bandanlage für die proximalen Anteile der Adduktoren.

Bevorzugte Behandlungstechniken. Prinzipiell sind im Bereich der Adduktoren nach entsprechender Vorbereitung alle Behandlungsstrategien möglich. Narbig veränderte Muskelanteile und solche Bereiche, in denen rezidivierend Beschwerden auftreten, werden mit Querdehnungen effektiv gelöst. Dies betrifft auch die zugehörigen Faszien.

Progression. Aktive Bewegungsübungen mit angelegtem Flossband verbessern Koordination und Kraft und die Rekrutierung der Muskulatur („Corrective Exercises", siehe Fallbeispiel). Der „Refill" nach Abnahme des Flossbandes führt zu einer verbesserten Durchblutung, der Schwammeffekt begünstigt den Abtransport von Mediatoren und senkt die lokale Irritierbarkeit (s. Kap. 4.2).

Fallbeispiel **B**

Mit dieser Bewegungsfolge (▶ Abb. 9.57) aktiviert man die gesamte Adduktorengruppe. Gleichzeitig trainiert man Gleichgewicht und Koordination.

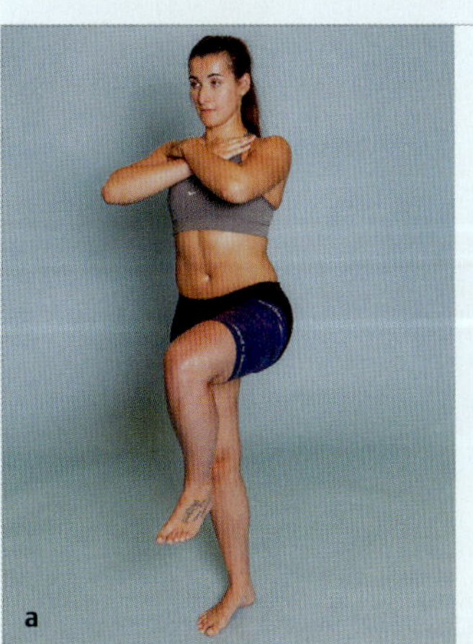

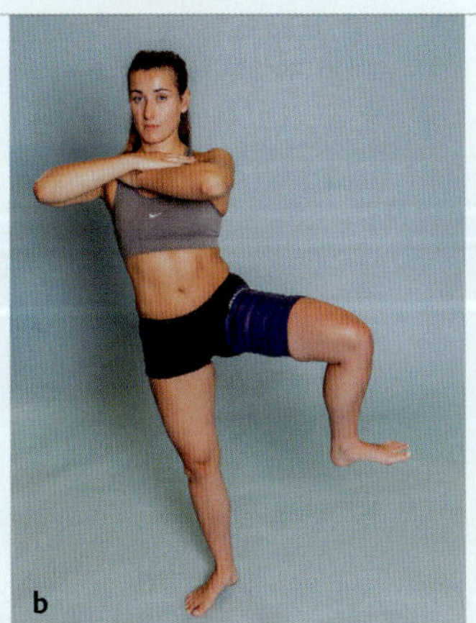

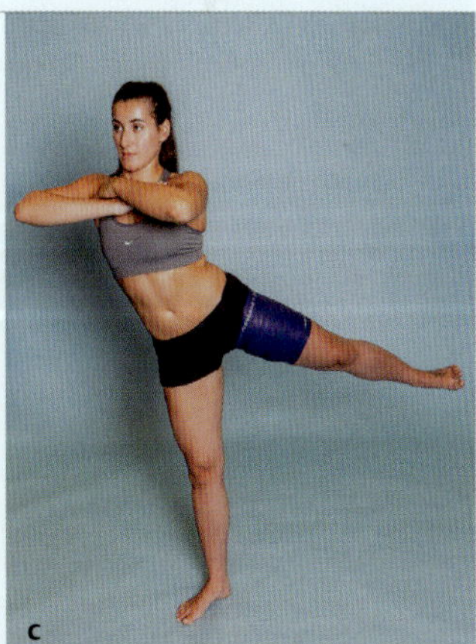

Abb. 9.57 Aktive Dynamisierung der gesamten Adduktoren.

- **a** ASTE: Im Stand wird das betroffene Bein bis 90° Hüftflexion angehoben. Das Kniegelenk wird ebenfalls 90° gebeugt.
- **b** Es folgt eine horizontale Abduktion.
- **c** Aus der horizontalen Abduktion wird das Hüftgelenk extendiert und außenrotiert, das Kniegelenk wird dabei ebenfalls extendiert.

Ischiokrurale Muskulatur

Bandanlage. Beim Flossen der ischiokruralen Muskulatur erhöht man die Vordehnung des Bandes dorsal wenn dies erforderlich ist. Ansonsten ähnelt die Anlage der der anderen Muskeln des Oberschenkels. Wichtig ist die Einfassung der Muskelbäuche. Auch hier bestimmt der Befund die Richtung der Bandanlage.

Bevorzugte Behandlungstechniken. Zur Regeneration wendet man entstauende Techniken im Liegen an. Für die Behandlung von Restriktionen sind manuelle Weichteiltechniken und dynamische Übungen geeignet. Zu Kraft und Koordination trainiert man mit alltagsnahen und sportartspezifischen Übungen (Standwaage ▶ Abb. 9.58). Diese sind auch zur Prävention von Verletzungen geeignet.

9.4.2 Arm

Auch am Arm erfolgt die Applikation immer von distal nach proximal. Die Richtung ergibt sich aus dem Befund. Wichtig bei der Muskelanlage am Arm ist die Aussparung der Gelenke (Hand-, Ellenbogen-, Schultergelenk). Die zu behandelnde Muskulatur muss im Bereich der „roten Anteile" (Muskelbauch) immer vollständig vom Band eingefasst werden.

Indikation. Schmerzhafte Affektionen der Muskulatur, Zustand nach Überlastung, Prellungen etc.

Referenzbewegung. Patient demonstriert die schmerzhafte Bewegung oder zeigt mit den Fingern auf den schmerzhaften Bereich.

Bandmaterial.

- limette, blaubeere, pflaume
- normale Länge extra lang, mittlere Breite

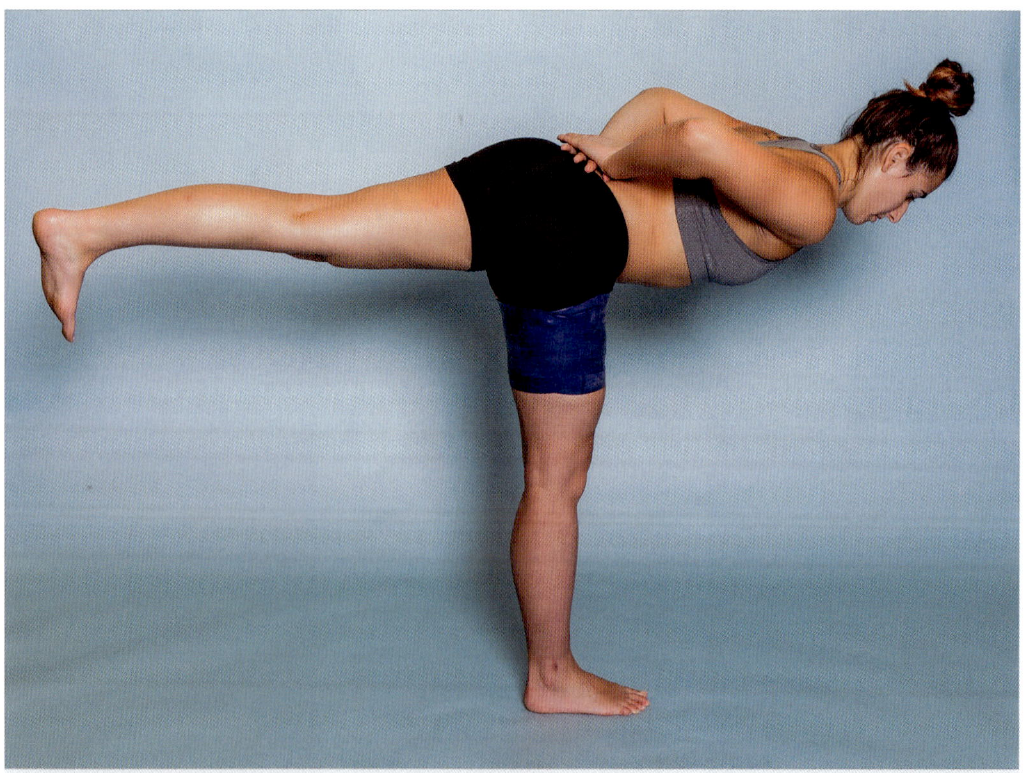

Abb. 9.58 Bei der Standwaage werden die dorsalen Anteile des Oberschenkels exzentrisch verlängert. In Kombination mit dem Flossband lösen sich Adhäsionen. Die Viskoelastizität im Bereich der interfaszialen Etagen und ligamentären Gleitlager wird verbessert.

Hinweis

Verwendet man zwei Bänder unterschiedlicher Stärke an unterschiedlichen Stellen, beginnt man immer distal mit der Bandanlage, egal ob das stärkere Band distal oder proximal angelegt wird. Das erste Band wird handgelenksnah am Unterarm angelegt und fasst sämtliche Muskeln des Unterarms ein. Verntral erfolgt eine Zugverstärkung (Fascial Thrust). Das zweite Band wickelt man unmittelbar proximal vom Ellbogen um den Oberarm. Auch hier ist eine Zugverstärkung ventral möglich.

Fallbeispiel

Der Arm stützt seitlich neben dem Körper auf die Behandlungsliege. Durch die Einstellung in Extension sind die ventralen Strukturen gedehnt (▶ Abb. 9.59). Es folgt eine isometrische Anspannung im Sinne einer Stützaktivität. Durch den Wechsel von Anspannung und Entspannung („isometrisches Pumpen") wird der Rückfluss gefördert, die Flüssigkeiten in der EZM werden dynamisiert.

Hinweis

Der Ellenbogen muss bei der Bandanlage fixiert werden, damit die Vorspannung nicht verloren geht. Die eingestellte Position des Handgelenks bei der Bandanlage sollte nicht endgradig erfolgen, um den Bewegungsspielraum in beiden Richtungen für die Übungsbehandlung mit angelegtem Flossband zu erhalten.

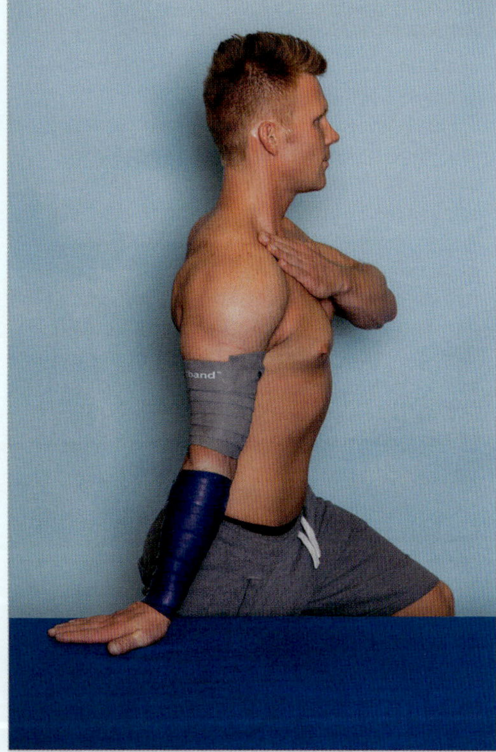

Abb. 9.59 Easy Flossing des Armes mit zwei Bändern zur Regeneration nach extensiven Trainingseinheiten („isometrisches Pumpen").

9.5 Posttraumatische Anlage

Easy Flossing unmittelbar nach einer frischen Sportverletzung erfordert vom Behandler eine große Sicherheit hinsichtlich der Untersuchung und Beurteilung der stattgefundenen Verletzung. Im (Leistungs-)Sport kann eine Behandlung mit dem Flossband sinnvoll sein, wenn es darum geht, sofort nach dem Trauma den Heilungsprozess einzuleiten bzw. das Ausmaß des Schadens klein zu halten, bis die exakte Diagnose gestellt ist und die weitere medizinische Behandlung erfolgt. Zielsetzung ist die Förderung der Wundheilung.

> **Hinweis**
>
> Schürfwunden und offene Wunden stellen eine bedingte Kontraindikation dar!
>
> Keinesfalls sollte Flossing eingesetzt werden, um mögliche Symptome einer frischen Verletzung zu kaschieren und dem Athleten die Fortsetzung des Wettkampfes zu ermöglichen. Das Risiko von weiteren Schäden wäre dabei viel zu groß, weil durch Easy Flossing die Schmerztoleranz deutlich herabgesetzt wird (s. Kap. 4.4.5). Allerdings sind im Leistungssport, insbesondere beim Eishockey, wo ich die Mannschaft der Iserlohn Roosters betreue, die Grenzen oft fließend, weil bei den Auswirkungen eines Traumas auch die physische Verfassung und Konstitution des Athleten eine Rolle spielt. Auf Schürfwunden kann vor der Anlage des Flossbandes eine Kompresse aufgelegt werden.

Indikation. Akute (Sport-)Verletzungen wie Distorsionstrauma, Bandläsionen etc.
Referenzbewegung. Sportartspezifische bzw. dem Trauma entsprechende Schnelldiagnostik, akute Symptomatik.
Bandmaterial.
- limette
- normale Länge

Vorpositionierung. Hochlagern.
Bandanlage. Das Flossband wir unter gleichbleibendem Zug (30 %) langsam zirkulär von distal nach proximal um die hoch gelagerte Extremität gewickelt. Dabei werden die verletzten Strukturen komplett umhüllt.
Behandlung. Wiederholte Bandanlage im Sinne einer Kompression in Kombination mit den üblichen Methoden gemäß der POLICE-Regel (Bleakley et al. 2012). Bei Schmerzfreiheit bzw. moderaten Schmerzen und nach dem Ausschluss schwerwie-

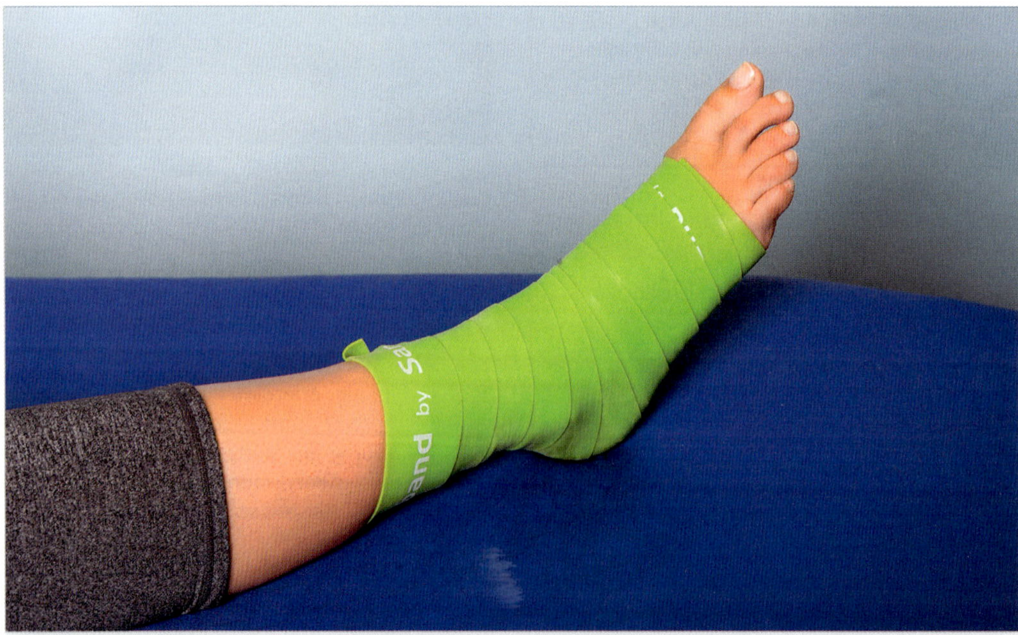

Abb. 9.60 Easy Flossing, Posttraumatische Anlage am Sprunggelenk. Das Flossband wird unmittelbar nach der Verletzung und nach Ausschluss möglicher Kontraindikationen (Schürfwunden, offene Wunden) mit gleichmäßigem Zug langsam zirkulär von distal nach proximal angelegt. Dabei soll der gesamte Verletzungsbereich umhüllt werden. Ziel ist eine Förderung der Wundheilung durch Eindämmen der Einblutung und Minderung der Schwellungsneigung. Die Anlage verbleibt jeweils nur ca. 2 min und wird in kurzen Zeitabständen acht- bis zehnmal wiederholt.

gender Verletzungen (Frakturen, Organverletzungen) ist eine vorsichtige Mobilisation mit angelegtem Flossband im Rahmen der physiologischen Gelenkbeweglichkeit möglich.

▸ **POLICE-Regel.** POLICE steht für: Pause, Optimal Load (optimale, der Verletzung angepasste Belastung), Ice (Eis), Compression (Kompression) und Elevation (erhöhte Lagerung). Die POLICE-Regel löste die früher gültige PECH-Regel ab, bei der grundsätzlich jegliche Belastung ausgeschlossen wurde.

Hinweis

Das Flossband bleibt nur relativ kurz angelegt (max. 120 Sekunden), dafür wird die Anlage oft wiederholt (acht- bis zehnmal). Wenn es keine Parästhesien oder vermehrt Schmerzen gibt, kann das Band schließlich längere Zeit bis zur Weiterbehandlung angelegt bleiben.

9.6 Lymphanlage

9.6.1 Kontraindikationen

Prinzipiell gelten für die Ödembehandlung mit dem Flossband dieselben Kontraindikationen wie für die anderen Behandlungstechniken mit dem Flossband auch (vgl. Kap. 5.3).

Indikation. Posttraumatische/postoperative Ödeme, chronisches Lymphödem (Stadien 0–II), Lipödem und Phlebödem, superfizielle Flüssigkeitsansammlungen zur Unterstützung des Lymphabflusses.

Bandmaterial.

- limette (Lipödem), blaubeere (Lymphödem mit hoher eiweißpflichtiger Last)
- Bandlänge normal oder extra lang
- Prinzipiell kommen bei der Ödembehandlung nur die Flossbänder mit der geringsten Zugstärke (Limette) zum Einsatz. Beim Phlebödem muss außerdem auf den Zustand der Haut und der Gefäße geachtet werden. Lediglich beim Lymphödem mit hoher eiweißpflichtiger Last verwendet man die nächststärkeren Flossbänder (blaubeere).

Vorpositionierung. Geeignete Lagerung für Lymphdrainage (in der Regel erhöht).

Behandlung. Zunächst behandelt man die Extremität mit den Grundgriffen. Anschließend flosst man jeden Abschnitt von Bein oder Arm von distal nach proximal, bevor man die Extremität mit Schöpfgriffen behandelt. Auch Pumpgriffe sowie stehende Kreise können mit dem angelegten Band gemacht werden, d. h. die Lymphdrainage wird mit angelegtem Flossband gemacht und das Flossen gegebenenfalls mehrmals für jeden Abschnitt wiederholt. Nach Abnahme des Bandes muss der Patient das Bein bzw. den Arm aktiv bewegen.

Hinweis

- Bei Lymphödemen darf der Zug des Flossbandes um 50–75 % verstärkt werden. Bei Lipödemen bis maximal 50 %. Prinzipiell wird die Zugstärke individuell angepasst.
- Eiweißfibrosen lassen sich gut mit Flossen auflösen.
- Bei Bedarf verwendet man zwei oder mehr Flossbänder der gleichen Stärke. Proximal darf der Zug bei der Anlage des Bandes nicht stärker als distal sein.
- Optimal ist es, die behandelte Extremität während der Lymphdrainage mehrmals zu flossen.
- Sehr langsame Abnahme der Flossbänder!

10 Fallbeispiele

10.1 Fußballspieler mit Sprunggelenksdistorsion

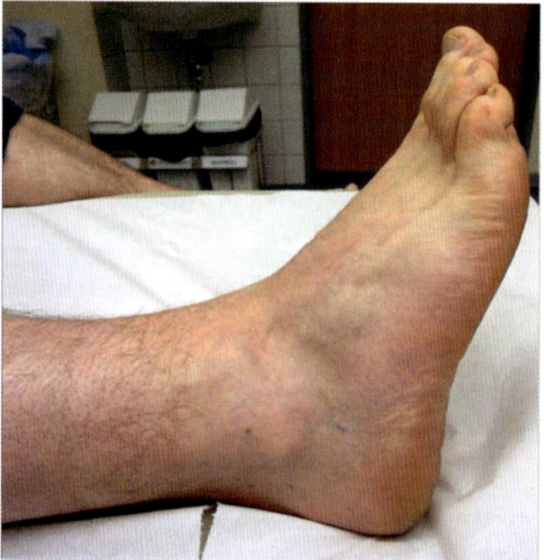

Abb. 10.1 Bei einer Distorsion des Sprunggelenks (Inversionstrauma) kommt es häufig zu einer Ruptur der Außenbänder. Liegen keine Kontraindikationen vor (siehe Text), kann unmittelbar nach der Verletzung die Behandlung mit dem Flossband durchgeführt werden. Ziel des Flossens ist, optimale Voraussetzungen für die Wundheilung zu schaffen (aus Goronzy 2017).

Ein Fußballer hat sich ohne Gegnereinwirkung Mitte der zweiten Halbzeit ein Inversionstrauma zugezogen. Physiotherapeut und Arzt rennen auf den Platz und müssen schnell entscheiden, was zu tun ist.

Prozedere unmittelbar nach der Verletzung.

1. Gehaltener Druck auf schmerzhafte Stelle (Continuum Distorsion), dann testen ob Spieler belasten kann.
2. Spieler testet, ob er auftreten und abrollen kann. Falls nicht: raus an den Spielfeldrand.
3. Stutzen raus, Kompression mit grünem Flossband (▶ Abb. 9.60).
4. Safetys nach Bandabnahme: Drucktest, Klopftest, Belastung.
5. Nach Frakturausschluss erneutes Flossen, Hochlagerung und schmerzfreie Muskelpumpe (maximal 8–10 min, bis erwartetes Blutungsende).
6. Erneuter Test: Druckpunkte, Belastbarkeit, aktives Bewegungsausmaß, Schwellung (Zunahme?).
7. Weitergeleitet für erweiterte Diagnostik und ärztliche Therapie/Physiotherapie.

10.2 Männlicher Patient nach Polytrauma

Anamnese. Georg A, männlicher Patient, 51 Jahre. Vor über 10 Jahren schwerer Motorradunfall mit multiplen Frakturen und inneren Verletzungen (u. a. Serienfraktur der Rippen 4–7, Bülaudrainage bei Pneumothorax, Klavikula- und Skapulafraktur, Akromioklavikalargelenk-Abriss bzw. Schultereckgelenksprengung, Abscherung des Trochanter major, offene Oberschenkelschaftfraktur, Fersenbeinfraktur, Weber-B-Fraktur rechts, Weber-C-Fraktur links, Handgelenksfraktur, Unterarmfraktur rechts, HWS-Distorsion mit nachwgewiesenen Weichteilläsionen, posttraumatisch Herzstillstand, dreimalige Reanimation, vier Tage Koma nach Schädel-Hirn-Trauma, 14 Tage Amnesie, in der Folge Beinvenenthrombosen bds.

Befund. Der Patient klagt auch Jahre nach dem schweren Unfall noch über wiederkehrende Gelenkbeschwerden, die ihn bei seiner Arbeit und beim Sport behindern. Die meisten Beschwerden hat er im Bereich von Schulter- und Handgelenk. Er lässt sich aus diesem Grund in unregelmäßigen Abständen mit dem Flossband behandeln, was sowohl die Schmerzen vermindert als auch die Beweglichkeit im Rahmen der immer noch bestehenden Einschränkungen verbessert. Insgesamt fühlt er sich nach der Therapie mit dem Flossband beweglicher und leistungsfähiger.

Die noch bestehenden Probleme wegen der Bülaudrainage behandeln wir mit Thoraxapplikationen (s. Kap. 9.3.10). Die Beschwerden im Bereich der Sprunggelenke werden ebenfalls in der weiter oben (s. Kap. 9.1.3) beschriebenen Art und Weise therapiert. Hier zeigen wir exemplarisch Behandlungsbeispiele für Schulter- und Handgelenk. Daneben trainiert der Patient regelmäßig an Geräten und ist auch sonst im Rahmen seiner Möglichkeiten sportlich aktiv (Beruf Fitnesstrainer).

10.2.1 Behandlung der Schulter

Patient bereitet sich individuell vor (aufwärmen, aerobe Ausdauer etc.). Dann folgt die Behandlung mit dem Flossband, hier zur Verbesserung der endgradigen Schulterbeweglichkeit und Koordination (Movement Development). Georg legt seinen Arm auf meine Schulter, sodass ich ihn in optimaler Vorpositionierung flossen kann. Das Band lege ich nach der Tastuntersuchung im Sinne einer Innenrotation an, ventral verstärke ich den Zug auf 70 %. Der geflosste Arm bleibt auf meiner Schulter liegen. Mit der linken Hand drehe ich die geflossten Strukturen im Sinne einer Außenrotation nach dorsal. Mit meiner rechten Hand mobilisiere ich gegensinnig (Strain-Counterstrain) die gelenknahen ventralen myofaszialen Strukturen (insbes. Mm. pectoralis major und minor mit Faszien) (► Abb. 10.2). Bei dieser Technik erwarte ich eine Adhäsiolyse und nachfolgend eine Dynamisierung des behandelten Areals im Sinne einer Neustrukturierung des Gewebes durch die verbesserte Mobilität und Perfusion. Zur Sicherung des Behandlungsergebnisses wiederhole ich die Anlage mehrmals und lasse Georg aktive Bewegungen mit dem Arm ausführen. Nach der Therapie ist die Beweglichkeit der Schulter deutlich besser.

10.2.2 Behandlung des Handgelenks

Bei der Behandlung der Hand liegt mein Fokus auf der Verbesserung der Dorsalextension. Wegen der eingeschränkten Mobilität hat Georg Schwierigkeiten bei Stützaktivitäten. Bei der Ausübung seines Berufs als Fitnesstrainer merkt er dies v. a. bei Push-Ups (Liegestützen).

Nachdem ich Georg das Handgelenk geflosst habe, stützt er sich mit der betroffenen Hand auf der Behandlungsliege ab. Während ich mit einem Gabelgriff das Handgelenk fixiere, verlagert Georg seinen Schwerpunkt so, dass der Druck auf die stützende Hand zunimmt und vom Unterarm aus wechselnd eine Dorsalextension und Palmarflexion nahe der Barriere stattfinden (► Abb. 10.3a).

Im Anschluss steigere ich die Intensität, indem ich passiv bei gehaltener Fixation der Handwurzel das Handgelenk weiter in Dorsalextension bringe (► Abb. 10.3b). Zuletzt macht Georg die spezifische Übung, bei der sich sonst seine Beschwerden am deutlichsten manifestieren („Referenzbewegung“) (► Abb. 10.3c). Zufrieden stellt er fest, dass er dabei nach der Behandlung nahezu schmerzfrei ist. Nach der Behandlung setzt er sein Training an den Geräten individuell fort.

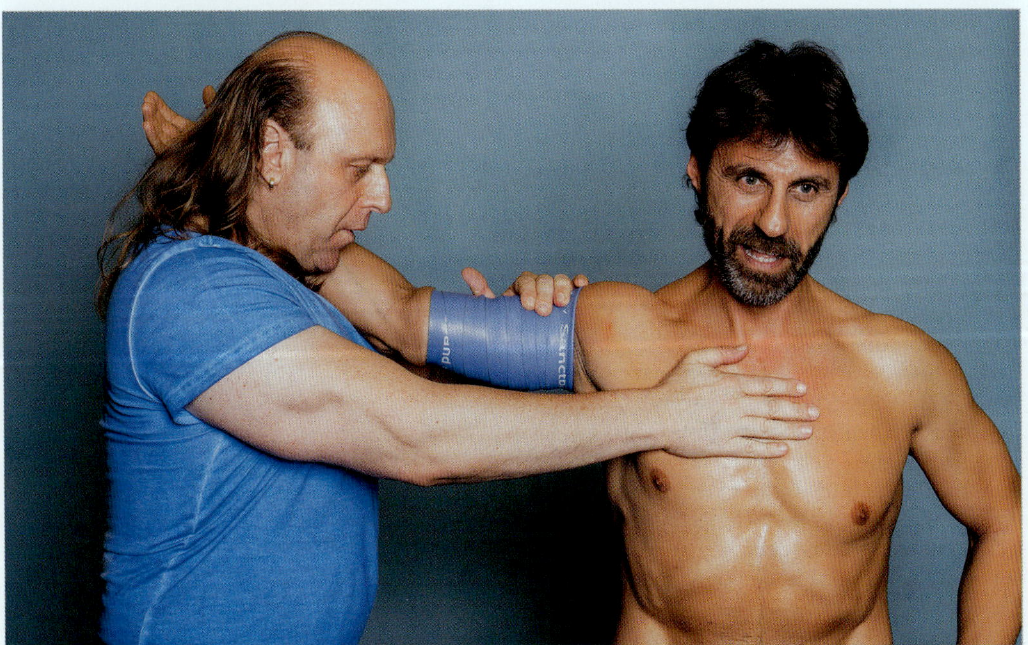

Abb. 10.2 Schulterbehandlung bei Georg A. Myofasziale Dehnung der ventralen myofaszialen Strukturen (Erlklärung im Text).

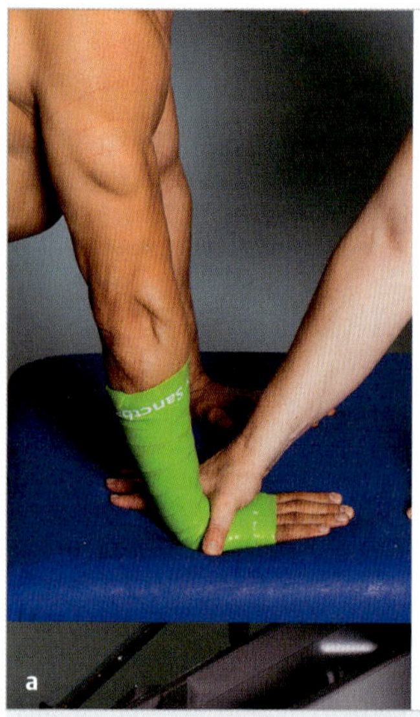

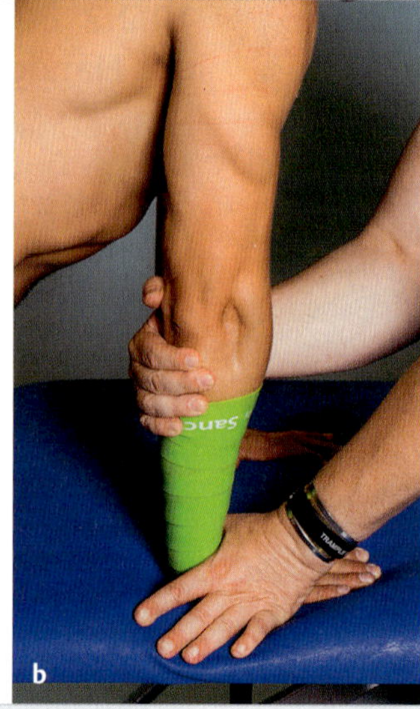

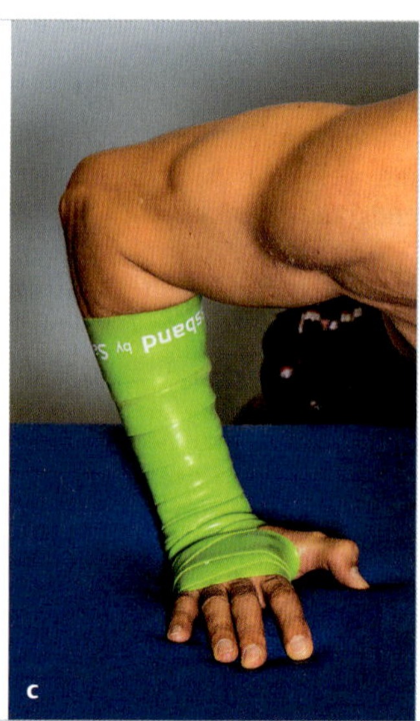

Abb. 10.3 Behandlung des Handgelenks von Georg A.
a Aktive Dorsalextension mit Drehpunktumkehr und manueller Fixation der Handwurzel.
b Passive Technik zur Verbesserung der Dorsalextension.
c Push-Up mit angelegtem Flossband.

10.3 Patientin mit Wadenschmerzen

Anamnese. Die Patientin klagt über belastungsabhängige Schmerzen in der linken Wade. Sie kann den Schmerzpunkt genau lokalisieren.

Ich entscheide mich für eine kombinierte Anlage mit einem grünen Flossband mittlerer Breite (myofasziale Anlage) in Kombination mit einem schmalen grauen Flossband, das ich über Kreuz über dem Schmerzpunkt appliziere.

Bandmaterial.

- grün, normale Länge und
- grau, schmal

Bandanlage. Bei der myofaszialen Anlage ist die Wade leicht vorgedehnt (▸ Abb. 10.4a). Dorsalseitig erhöhe ich den Zug (Fascial Thrust). Das zweite Band wird über dem Schmerzpunkt angelegt (▸ Abb. 10.4b), ebenfalls mit einer stärkeren Dehnung über der Wade. Der Schmerzpunkt befindet sich unmittelbar unter dem Kreuzungspunkt der auf- und absteigenden Touren (▸ Abb. 10.4c).

Prozedere. Nach der manuellen Behandlung der Wade mit den beiden angelegten Bändern werden diese abgewickelt. Im Anschluss wird das grüne Band erneut angelegt (Muskelanlage) und die Wade erneut behandelt. Mit flächiger Kompression der Muskelbäuche wird das Gewebe abgehoben (▸ Abb. 10.4d), wodurch es zu einer Separation der interfaszialen Etagen kommt. Mit gehaltener Separation erfolgt eine Rotation der Weichteile bei fixierten ossären Strukturen (▸ Abb. 10.4e). Bei dieser Technik kommt es zu einer optimalen Adhäsiolyse und Tonusreduktion der Wadenmuskulatur. Die Flüssigkeitsströme werden dynamisiert.

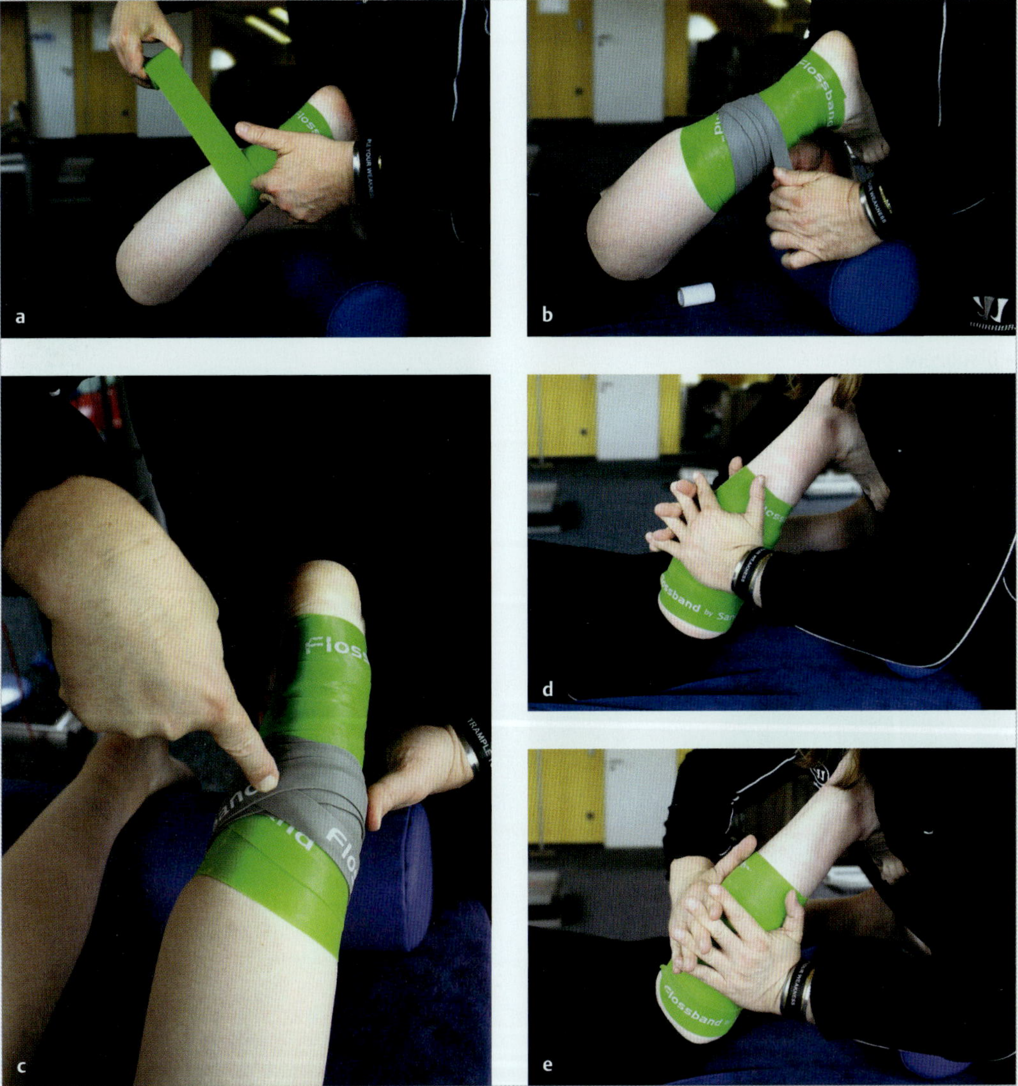

Abb. 10.4 Easy Flossing bei Wadenschmerzen (Loco tipico).

- **a** Myofasziale Anlage in Vordehnung der Wade (Fuß in Plantarflexion gegen den „Therapiebauch" des Therapeuten gestützt.
- **b** Ein zweites, schmales Flossband wird zur Akzentuierung über das Basisflossband angelegt. Die Touren überkreuzen sich über dem Schmerzpunkt („Cross-over"-Anlage).
- **c** Der Hauptschmerzpunkt befindet sich genau unter dem Kreuzungspunkt der auf- und absteigenden Touren des zweiten Flossbandes.
- **d** Separation der interfaszialen Etagen.
- **e** Separierende Translation durch Rotation der Weichteile bei gleichzeitig fixiertem Unterschenkel. Mit dem Sternum halte ich den Fuß. Im Kniegelenk kann der Unterschenkel nicht ausweichen, wenn eine leichte axiale Kompression ausgeübt wird.

10.4 Behandlungsbeispiele aus dem Leistungssport

10.4.1 Single Leg Squat

Vorgeschichte. Überlastungssyndrom linkes Kniegelenk, Hypertonus Adduktoren rechts.

Behandlungsziele. Schmerzreduktion, Gelenkstabilisation, maximale Ansteuerung der Muskulatur (Movement Development), optimale Kraftgenerierung.

Bandmaterial.

- blaubeere, pflaume
- mittlere Breite oder breit, normale Länge oder extra lang

Bandanlage. Die Bandanlage erfolgt unmittelbar vor der Übung im Stand (▶ Abb. 10.5a). Bei dieser Variante der Kniegelenksanlage wird der Schwerpunkt auf die Stabilisation und Ansteuerung der Muskulatur gelegt. Die Kniescheibe wird großzügig ausgespart („Open kneecap").

Übungsausführung. Der Sportler macht eine einbeinige Kniebeuge auf einer instabilen Unterlage. Dies fordert ein Höchstmaß an Konzentration (▶ Abb. 10.5b). Gefordert ist eine maximale Kraftgeneration bei gleichzeitiger Stabilisation.

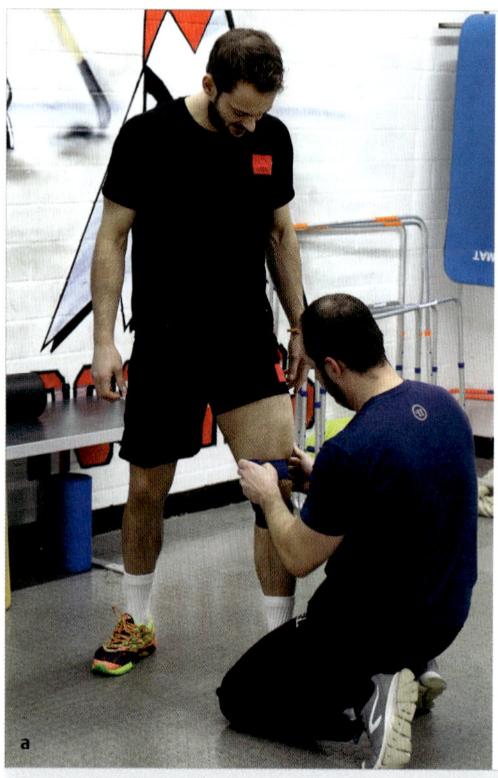

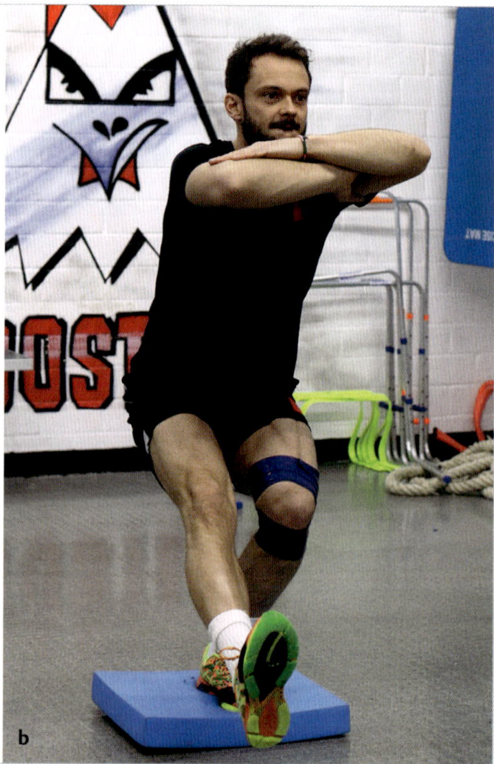

Abb. 10.5 Single Leg Squat.
a Anlage des Flossbandes („Open kneecap").
b Single Leg Squat mit angelegtem Flossband.

10.4.2 Deep Side Lunge

Anschließend flossen wir zusätzlich die Adduktoren des rechten Beins (▸ Abb. 10.6a). Das linke Kniegelenk bleibt geflosst, um bei der folgenden Übung den Effekt der Gelenkanlage zu erhöhen. Bei dem Deep Side Lunge, einem tiefen, weiten Ausfallschritt dehnt der Athlet seine Adduktoren rechts (▸ Abb. 10.6b). Wiederholt geht er aus der Grätsche links tief nach unten, um den Tonus der rechten Adduktoren herabzusetzen. Dabei achtet er auf die Beinachse seines linken, gewichttragenden Beines.

10.4.3 Kettlebell-Squat mit Kombinationsanlage

Bei dieser Übung (▸ Abb. 10.7) muss der Sportler seine Schulter und obere BWS maximal stabilisieren, um ein Ausweichen des Arms aus der optimalen Belastungslinie zu verhindern. Die tiefe Kniebeuge erhöht den Effekt der Übung einerseits wegen der zusätzlichen Bewegungsaufgabe, andererseits weil durch die Applikation am Thorax und die Spannung der dorsalen myofaszialen Strukturen eine höhere Kraftgeneration erforderlich ist.

Indikation. Movement Development, Mobilisation von Rippen und BWS, Stabilisation/Kräftigung von Schulter und BWS.

Bandmaterial.

- blaubeere und pflaume
- mittlere Breite
- für den Thorax breit
- normale Länge und extra lang (Thorax)

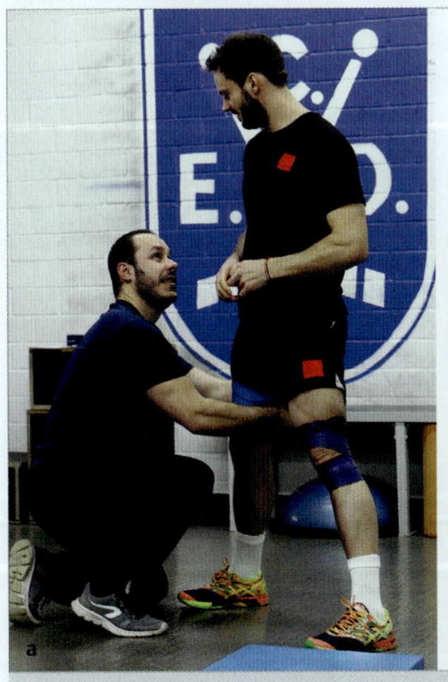

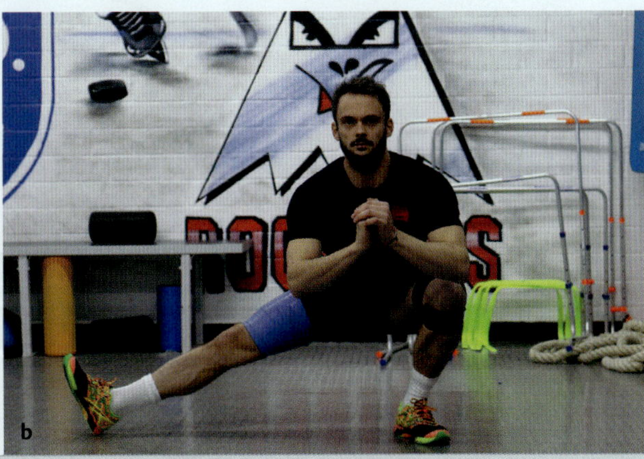

Abb. 10.6 Detonisierung der Adduktoren rechts.
a Applikation des Flossbandes am rechten Oberschenkel. Medial wird der Zug erhöht (Fascial Thrust).
b Tiefer seitlicher Ausfallschritt (Deep Side Lunge).

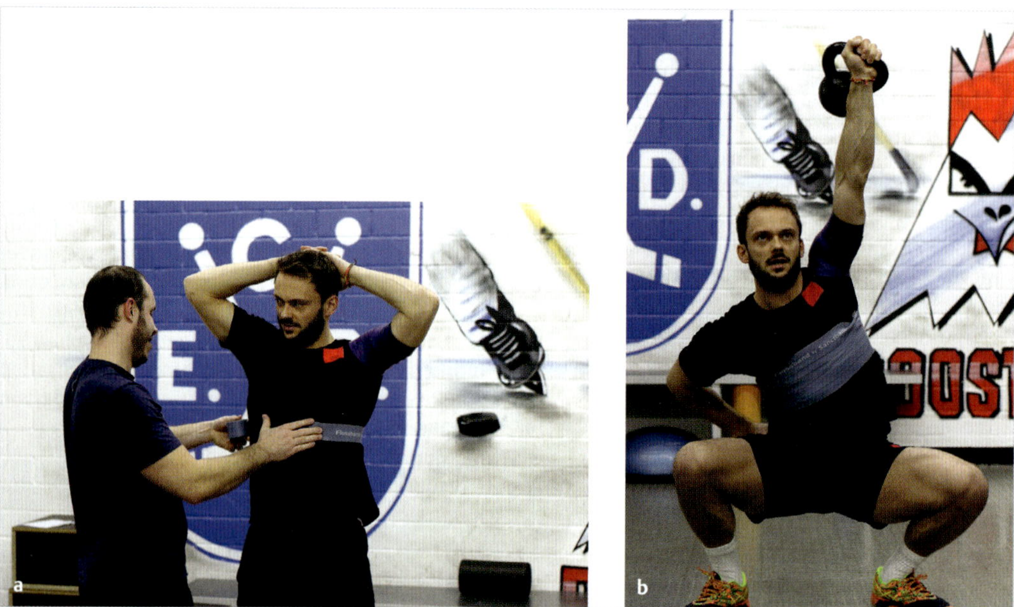

Abb. 10.7 Kettlebell-Übung mit Kombinationsanlage.
a Bandapplikation am mittleren Thorax. Die linke Schulter wurde bereits geflosst.
b Kettlebell-Squat mit Kombinationsanlage Schulter und mittlerer Thorax.

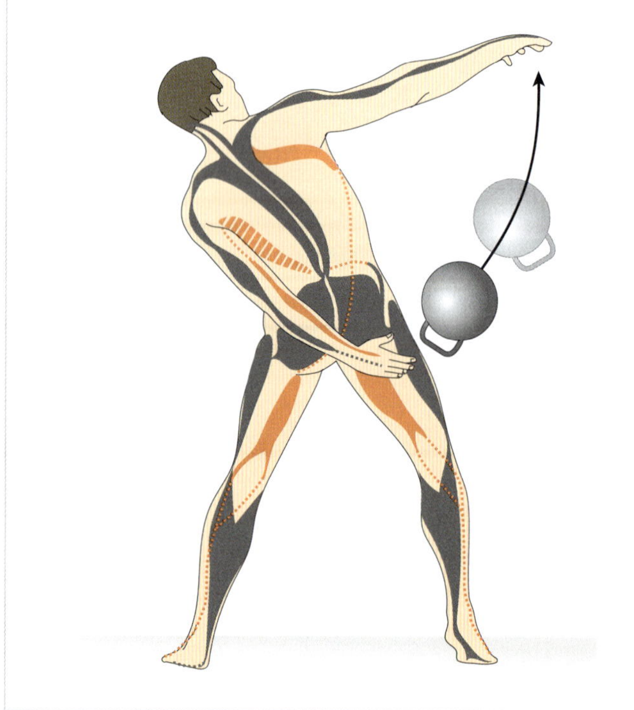

Abb. 10.8 Muskelschlingen bei Seitwärtsneigung und Drehung am Beispiel einer Gymnastik mit Rundgewicht (Tittel 1981).

Bandanlage. Zunächst erfolgt die Bandanlage an der Schulter. Anschließend wird der mittlere Thorax geflosst. Hierbei steht der Sportler vor dem Therapeuten und hebt beide Arme hoch, um eine optimale Bandanlage zu gewährleisten. Das T-Shirt behält er an, weil er wegen der hohen Trainingsintensität schwitzt (▶ Abb. 10.7a).

Hinweis i

Verwendet man das Flossband im Training, ist es oft besser, T-Shirts oder Trainingshosen anzubehalten. Schwitzen die Sportler stark, hält das Flossband oft weniger gut. Der gewünschte Effekt der Technik wäre dann geringer, weil das Band auf der Körperoberfläche verrutschen kann.

Hinweis i

Übungen mit der Kugelhantel (engl.: kettlebell) sind nicht erst seit heute bekannt. Tittel (1981) zeigte schon vor Jahrzehnten in seiner „Beschreibenden und funktionellen Anatomie des Menschen" eindrücklich die komplexe Beanspruchung beim Training mit dem „Rundgewicht" (▶ Abb. 10.8).

10.4.4 Walking Dumbell Lunges

Bei dieser Übung ist das Ziel, die Glutaealmuskulatur und den M. quadriceps optimal anzusteuern. Für Eishockeyspieler ist dies wichtig, um den tiefen Körperschwerpunkt bei der Ausübung der Sportart zu stabilisieren.

Bandmaterial.

- blaubeere
- mittlere Breite oder breit, normale Länge oder extra lang

Bandanlage. Hier erfolgte eine beidseitige Applikation am Oberschenkel (Muskeltechnik) mit dem Ziel, eine optimale Bewegungsentwicklung (Movement Development) zu unterstützen.

Übungsausführung. Der Sportler hält zwei Kurzhanteln (engl: dumbell) und nähert sich dem Kasten mit einem tiefen Ausfallschritt (Deep Lunge) (▶ Abb. 10.9a). Dann stellt er seinen linken Fuß vollständig auf den Kasten (▶ Abb. 10.9b) und steigt auf diesen hinauf (Aufsteiger). Dabei nimmt er das sich abdrückende rechte Bein weiter mit in die Bewegung und stoppt diese erst, wenn es bis in Hüfthöhe angehoben ist (▶ Abb. 10.9c). Mit dieser Übungsausführung erreicht man eine optimale Extension des linken Standbeins. Danach folgen der kontrollierte Abstieg rückwärts (Exzentrik) und schließlich die Übungsreihe mit umgekehrter Beinarbeit.

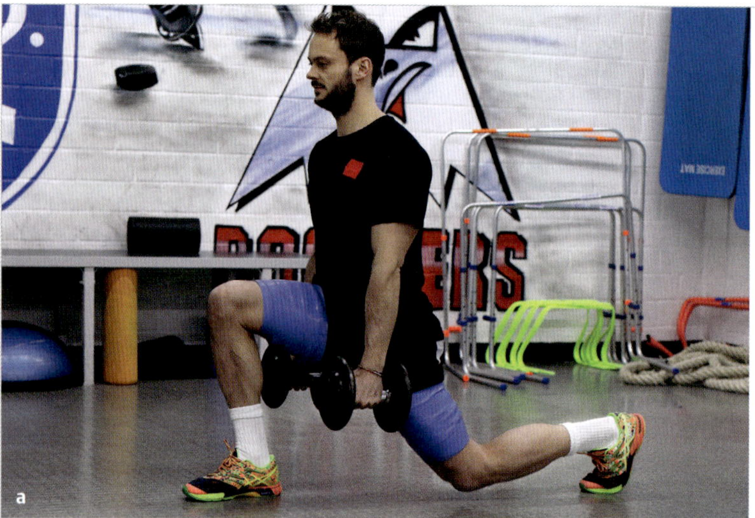

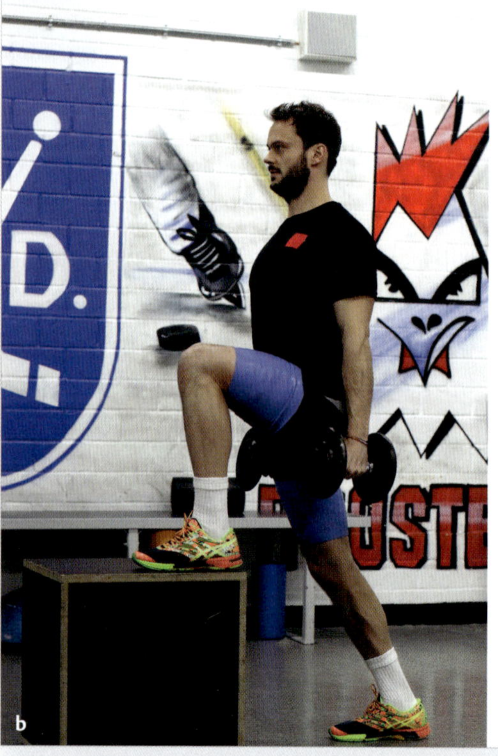

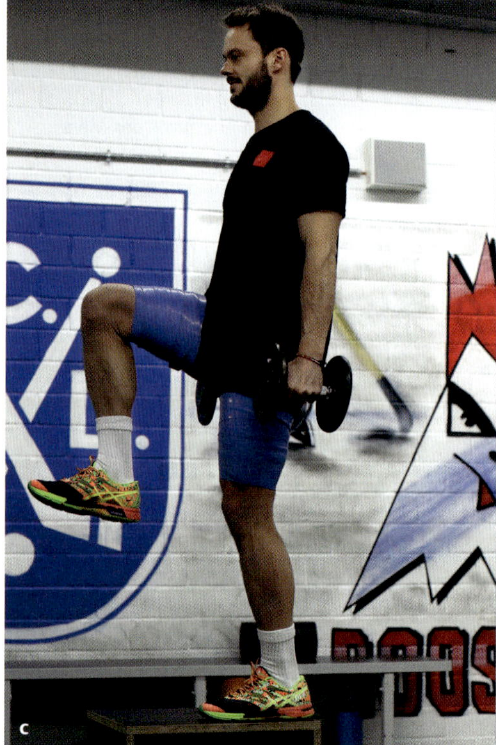

Abb. 10.9 Walking Dumbell Lunges.

a Tiefer Ausfallschritt mit Zusatzgewicht auf dem Weg zum Kasten.

b Das linke Bein setzt auf dem Kasten auf. Der Fuß steht dabei vollständig auf dem Kasten.

c ESTE: Einbeinstand auf dem Kasten mit angehobenem kontralateralem Bein.

11 Ausbildung Easy Flossing

Die Ausbildung zum Easy Flossing Therapeuten erfolgt in Kursen der Easy Flossing Academy (https://www.easyflossing.academy/). Angeboten werden die Kurse in Deutschland, Belgien, den Niederlanden, Österreich, Spanien, Serbien und der Schweiz. Geplant ist die Ausweitung des Angebots in weiteren europäischen Ländern wie England und Frankreich, aber auch in Chile, Mexiko und Peru. Darüber hinaus unterrichte ich regelmäßig in Malaysia und Indien sowie in anderen asiatischen Ländern (Japan, Taiwan, Thailand, Singapur, Südkorea) und Südafrika.

Teilnehmer an Easy Flossing Kursen erhalten zu Beginn des Kurses ein Set mit vier Flossbändern in den Farben limette, blaubeere, pflaume und grau. Dies entspricht den vier Stärken, die eine differenzierte Anwendung der Technik für unterschiedliche Patienten und Indikationen ermöglichen. Mit dem Bandmaterial können Kursteilnehmer nach erfolgreicher Teilnahme sofort in ihrer täglichen Arbeit mit dem Flossen beginnen.

11.1 Zielgruppe

Easy Flossing eignet sich aufgrund seiner vielfältigen Wirkung sowohl für junge, aktive Menschen als auch für alte und kranke Personen (siehe Kap. 5.1). Daher richten sich unsere Kurse auch nicht ausschließlich an Physiotherapeuten, Heilpraktiker und Ärzte, sondern auch an Fitness- und Athletiktrainer, Personaltrainer, Diplom-Sportlehrer, Sportwissenschaftler und Kinesiologen.

11.2 Kursinhalte

Damit die Kursteilnehmer die Technik gefahrlos anwenden können, werden ihnen in den Kursen der Easy Flossing Academy die erforderlichen Grundlagen und Techniken vermittelt (▶ Tab. 11.1). Gegenwärtig erarbeiten wir ein gestuftes Kurssystem (▶ Tab. 11.2), um der komplexen Theorie und den zahlreichen Einsatzmöglichkeiten der Flossbänder gerecht zu werden. Die Kurse bauen aufeinander auf, können ab Level 3 aber auch individuell gebucht werden, sofern die Teilnehmer die Kurslevel 1 und 2 absolviert haben.

Tab. 11.1 Kursinhalte allgemein.

Theorie	Praxis
Wirkungsweise	Erarbeiten der verschiedenen Bandanlagen
Indikationen und Kontraindikationen	Behandlungsdemonstration
Materialkunde	Flossing in der Sportphysiotherapie
indikationsbezogene Auswahl des geeigneten Bandes	Flossing in Lymphologie und Neurologie
Flossing und FDM	Kombination mit anderen therapeutischen Techniken und viele Tricks für die tägliche Arbeit

Tab. 11.2 Inhalte des gestuften Kurssystems.

Level	Inhalte
1	• Anatomie und Physiologie des Bindegewebes und des myofaszialen Systems • Einleitung in die myofasziale Kompressionstechnik • Wirkungsweisen, Indikationen und Kontraindikationen • Anwendungsgebiete • Praxis: verschiedene Applikationsformen
2	• Vertiefung der Inhalte von Level I • erweiterte Anlagen, Crossovertechniken und Doppelanlagen • Testung der Anlagerichtung • „Hands-off – Hands-on"-Test • Aktivierung mit Easy Flossing
3	• Einleitung, Einweisung in die Lymphologie • Anatomie und Physiologie des lymphatischen Systems • Erkennen der vier verschiedenen Lymphödeme • Lymphanlage und Entstauungstechniken • Indikationen – Kontraindikationen
4	• typische Krankheitsbilder unter Berücksichtigung der Zielgruppe (Physiotherapeuten, Personaltrainer oder vergleichbar, Coaches) • Indikationen in Bezug auf Beschwerden, Anatomie und Physiologie • Praxis: indikationsbezogene Anwendungsbeispiele mit Easy Flossing
5	• funktionelle Rehabilitation • sensomotorisches Training in Kombinationen mit Easy Flossing • funktionelles Training (Begriffsklärung, Grundsätze) • Behandlungsalgorithmen • Stabilisationen mit Easy-Flossing-Bändern
6	• Easy Flossing und Athletiktraining • Sprint – Sprung – Schnelligkeit – Flexibilität • Langhantel-/Kurzhanteltechniken mit Stabilisation • Einsatz von Loops, Superloops und Tubes

11.3 Literatur

Askling CM, Nilsson J, Thorstensson A. A new hamstring test to complement the common clinical examination before return to sport after injury. Knee Surg Sports Traumatol Arthrosc 2010 Dec;18(12):1798–1803

Athenstaedt A. Das pyroelektrische Verhalten und das permanente elektrische Moment von menschlichem und tierischem Sehnengewebe. Zeitschrift für Zellforschung. 1967; 81: 62–73

Biesenbach S. Myofasciale Schmerzsyndrome. http://www.dgmsm-ev.de/uploads/media/Thema_Myofasziale_Schmerzsyndrome__01.pdf (21.09.2016)

Bierhaus A. Das Geheimnis des Alterns. UGB Forum 6/04; 296–299

Bleakley CM, Glasgow P, MacAuley DC. PRICE needs updating, should we call the POLICE? Br J Sports Med March 2012; 46(4): 220–221

Böhni U, Lauper M, Locher HA. Manuelle Medizin 1. Stuttgart: Thieme; 2015

Cook CJ, Kilduff LP, Beaven CM. Improving Strength and Power in Traines Athletes with 3 Weeks of Occlusion Training. IJSPP: 2014; 9, 166–172. http://dx.doi.org/10.1123/ijspp.2013-0018

Dermietzel R, Meier C, Zoidl G. „Aschenputtel" unter den Zellkontakten: Elektrische Synapse. NEUROrubin 2003, 35–39. http://www.ruhr-uni-bochum.de/neurorubin/pdf/beitrag8.pdf (17.05.2017)

Deutsche Gesellschaft für Wundheilung und Wundbehandlung e.V. Handout Ernährung und Wundbehandlung. Gießen 2012

Diemer F. Krafttraining mit abgebundener Extremität. physiopraxis 7–8/15, 36–39

Driller MW, Overmayer RG. The effects of tissue flossing on ankle range of motion and jump performance. Physical therapy in Sport, 2016.12.004

European Fascial Distortion Model Association (Hrsg.). Das Fasziendistorsionsmodell (FDM) nach Stephen Typaldos D.O. Die Typaldos-Methode. 3. Auflage. Wien: EFDMA, 2014

Fakler B, Fahlke C. Grundlagen zellulärer Erregbarkeit. In: Schmidt RF, Lang F, Thews G. Physiologie des Menschen mit Pathophysiologie. 29., vollständig neu bearbeitete und aktualisierte Auflage. Heidelberg: Springer 2005, 56–83

Fischer L, Peuker ET. Lehrbuch integrative Schmerztherapie. Stuttgart: Thieme; 2011

Freiwald J, Baumgart C, Kühnemann M, Hoppe MW. Foam-Rolling in sport and therapy – Potential benefits and risks. Part 1 – Definitions, anatomy, physiology, and biomechanics. Sports Orthop Traumatol. 2016; 32: 258–266

Goronzy J, Rammelt S. Traumatische und degenerative Sehnenveränderungen an Sprunggelenk und Fuß. Orthopädie und Unfallchirurgie up2date 2017; 12(02): 203–219

Hartmann L. Handbook of Osteopathic Technique. 3 rd ed. Springer-Science + Business Media, B.V. 1997

Herpertz U. Die häufigsten Beinödeme. Differenzierung zwischen Phlebödem, Lymphödem und Lipödem. Phlebologie 2001; 30: 48–52

Honoré E, Martins JR, Penton D, Patel A, Demolombe S. The Piezo Mechanosensitive Ion Channels: May the Force Be with You! Rev Physiol Biochem Pharmacol 2015;169:25–41

Hüter-Becker A, Dölken M (Hrsg.). Physiotherapie in der Orthopädie. 3. vollst. überarb. u. erw. Aufl. Stuttgart: Thieme; 2015

Kia T. Sensibles Spinnennetz. Was auf das Fasziensystem wirkt. Physiopraxis 10/2015; 38–41

Kjaer M. Role of extracellular matrix in adaptation of tendon and skeletal muscle to mechanical loading. Physiol Rev 2004; 84 (2): 649–698

Kruse S, Nair S, Prashant M. Changes in Functional Outcome and Biomechanical Measures by Easyflossing Technique coupled with Manipulation With Movement in Lateral Epicondylitis. 2016, unveröffentlicht

Mueller MJ, Maluf KS. Tissue adaptation to physical stress: a proposed "Physical Stress Theory" to guide physical therapist practice, education, and research. Phys Ther 2002 Apr;82(4): 383–403

Myers TW. Anatomy Trains. 2. Aufl. München: Urban Fischer/Elsevier, 2010

Myers TW. Anatomy trains. Myofasziale Leitbahnen für Manual- und Bewegungstherapeuten. 3. Aufl. München: Urban & Fischer in Elsevier; 2015

Myers T, Earls J. Faszien-Release zur Verbesserung der Körperhaltung. München: riva; 2015

Nagel M. Fasziendistorsionsmodell. Ein medizinisches Konzept – Praxiswissen kompakt. Stuttgart: Haug; 2016

Nagrale AV, Herd CR, Ganvir S, Ramteke G. Cyriax Physiotherapy versus Phonophoresis with Supervised Exercise in Subjects with Lateral Epicondylalgia: A Randomized Clinical Trial. J Man Manip Ther 2009; 17(3): 171–178

Nair S, Kruse S, Kumar S, Prashant M. Effectiveness of Easy Flossing Technique in the Management of Pain and Inflammation in Lateral Epicondylitis – A Randomized Controlled Pilot Study. 2015; unveröffentlicht

Paoletti S. Faszien. Anatomie, Strukturen, Techniken, spezielle Osteopathie. 1. Aufl. München, Jena: Urban und Fischer; 2001

Panjabi MM. A hypothesis of chronic back pain: ligament sufailure injuries lead to muscle control dysfunction. EurSpineJ (2006) 15: 668–676

Physiolexikon. Physiotherapie von A-Z. Stuttgart: Thieme; 2010

Pogatzki-Zahn E, Van Aken HK, Zahn P. Postoperative Schmerztherapie: Pathophysiologie, Pharmakologie und Therapie. Stuttgart: Thieme; 2007

Prometheus: Schulte, Erik; Schumacher, Udo; Schünke, Michael; Voll, Markus; Wesker, Karl (2007): Allgemeine Anatomie und Bewegungssystem. 182 Tabellen. 2., überarb. und erw. Aufl. Stuttgart: Thieme (Prometheus: LernAtlas der Anatomie/Michael Schünke, 1)

Raguzzoni M, Campa F, Servadei S, Cortesi M, Gatta G, Piras A. Kann Kompressionsbekleidung im Schwimmsport zur schnelleren Regeneration (nach dem Wettkampf) beitragen? https://www.arenawaterinstinct.com/de_de/powerskin-compression/article/ 23.05.2017

Reeves ND, Narici MV, Maganaris CN. Myotendinous plasticity to ageing and resistance exercise in humans. Exp Physiol 2006; 91 (3):483–498

Reichert B. (Hrsg.) Massage-Therapie. Stuttgart: Thieme; 2015

Roman M, Chaudhry H, Bukiet B, Stecco A, Findley TW. Mathematical analysis of the flow of hyaluronic acid around fascia during manual therapy motions. J Am Osteopath Assoc 2013 Aug;113(8):600–610. doi: 10.7556/jaoa.2013021

Sato A, Schmidt RF. Somatosympathetic Reflexes: afferent fibers, central pathways, discharge characteristics. Physiological reviews; 53 (1973): 916–947

Schleip, R. "Fascial plasticity – a new neurobiological explanation: Part 1." Journal of Bodywork and movement therapies 7.1 (2003): 11–19

Schleip R. Die Bedeutung der Faszien in der manuellen Therapie. Deutsche Zeitschrift für Ostheopathie, (1) 2004: 10–16

Schleip R. Fascia as a Sensory Organ. A Target of Myofascial Manipulation. In: Dalton E. Dynamic Body: Exploring Form Expending function. Oklahoma City, OK: Freedom from Pain Institute; 2011, S. 96–123

Schleip R, Müller DG. Training principles for fascial connective tissues. Scientific foundation and suggested practical applications. J Bodyw Mov Ther 2013, 17 (1):103–115

Schleip R. Mechanotransduktion: von der zellulären Ebene bis zum ganzen Körper. Osteopathische Medizin 3/2016 (17); 16–21

Schünke M: Funktionelle Anatomie – Topographie und Funktion des Bewegungssystems. Stuttgart: Thieme; 2000

Starrett K. Cordoza (2014): Werde ein geschmeidiger Leopard. Die sportliche Leistung verbessern, Verletzungen vermeiden und Schmerzen lindern. München: riva

Stecco C. Atlas des menschlichen Fasziensystems. München: Elsevier; 2016

Tittel K. Beschreibende und funktionelle Anatomie des Menschen. 9. Auflage. München: Gustav Fischer; 1981

Trepel M. Neuroanatomie. Struktur und Funktion; [Online-Zugang + interaktive Extras]. 4., neu bearb. Aufl. München, Jena: Elsevier, Urban & Fischer (StudentConsult); 2008

Van den Berg F (Hrsg.). Angewandte Physiologie Band 1. Das Bindegewebe des Bewegungsapparates verstehen und beeinflussen. 3. überarb. Aufl. Stuttgart: Thieme; 2011

Van den Berg F (Hrsg.). Angewandte Physiologie Band 3. Therapie, Training, Tests. 2. Aufl. Stuttgart: Thieme; 2007

Van den Berg F (Hrsg.). Angewandte Physiologie Band 4. Schmerzen verstehen und beeinflussen. 2., überarbeitete und erweiterte Auflage. Stuttgart: Thieme; 2016

Van den Berg F, Wulf D (Hrsg.). Angewandte Physiologie Band 6. Alterungsprozesse und das Alter verstehen. Stuttgart: Thieme; 2008

Viswas R, Ramachandran R, Anantkumar PK. Comparison of Effec tiveness of Supervised Exercise Program and Cyriax Physiotherapy in Patients with Tennis Elbow Lateral Epicondylitis): A Randomized Clinical Trial. The Scientific World Journal Volume 2012, Article ID 939645, 8 pages, doi:10.1100/2012/939645

Vojta V, Peters A. Das Vojta-Prinzip. Muskelspiele in Reflexbewegungen und motorischer Ontogenese. Erster korrigierter Nachdruck der 2. überarb. Auflage. Berlin: Springer, 1997

Wittlinger H et al. Manuelle Lymphdrainage nach Dr. Vodder. Stuttgart: Thieme; 2009

Yamanaka T, Farley RS, Caputo JL. Occlusion Training Increases Muscular Strength in Division IA Football Players. J Strength Cond Res: 2012 Sep; 26(9), 2523–2529. doi: 10.1519/ JSC.0b013e31823f2b0e

Zimmer J. Sub-Failure Injuries. The CrossFitJournal. October 2010

www.biologie-online.eu/physiologie/ (22.02.2017)

www.deutschlandfunkkultur.de/faszien-geheimnisvolles-bindeglied-zwischen-knochen-und.976.de.html?dram:article_id=308820 (12-07.2017)

Sachverzeichnis